Frank Bittmann (Hg.)

Körperschule

Das Programm für die Gesundheit

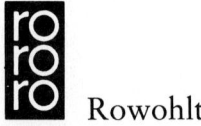

Rowohlt

Originalausgabe
Redaktion Sven Brouwers, Katrin Helmstedt

Veröffentlicht im Rowohlt Taschenbuch Verlag GmbH,
Reinbek bei Hamburg, April 1995
Copyright © 1995 by Rowohlt Taschenbuch Verlag GmbH,
Reinbek bei Hamburg
Fotos Achim Lehmann
Grafik Peter Amelung
Umschlaggestaltung Peter Wippermann
(Foto: Eberhard Weckenmann)
Satz Sabon PostScript, QuarkXPress 3.3
Gesamtherstellung Clausen & Bosse, Leck
Printed in Germany
1690-ISBN 3 499 19432 5

Inhalt

Geleitwort

Ein Buch über die Wirbelsäulenproblematik zu schreiben ist in der letzten Zeit zu einer Mode, ja sogar Epidemie geworden. Dies ist begreiflich, da sich der Schmerz des Bewegungsapparates und besonders der Wirbelsäule zum sozioökonomischen Problem Nummer 1 in der modernen Welt entwickelte. Die Verluste gehen in die Milliarden. Aber auch das Bewußtsein der Bevölkerung diesem Problem gegenüber steigt allgemein, und heute ist man mehr motiviert, aktiv etwas für das eigene Wohlbefinden zu tun. Die Medizin ist in dieser Hinsicht noch sehr viel schuldig und hat sich mit dieser Problematik noch nicht genug befaßt, obwohl der akute aber hauptsächlich der chronische Schmerz 80–90 Prozent der Bevölkerung von Zeit zu Zeit zum Arzt oder Therapeuten führt. Beschwerden an der Wirbelsäule stehen sicherlich nach Krebs und Herzkrankheiten im Vordergrund des Interesses der Laienöffentlichkeit.

Was das Verständnis der schmerzhaften Wirbelsäulenbeschwerden betrifft, kann man in der Vergangenheit gewisse «Entwicklungsstufen» erkennen. Heutzutage denken wir weniger an die strukturellen Änderungen und die Ursache der Beschwerden, sondern an die veränderte Funktion des gesamten Bewegungssystems. In diesem Rahmen spielt dann die Muskulatur eine ganz besondere und entscheidende Rolle. In den meisten Büchern, die in der letzten Zeit erschienen sind, überlebt leider immer noch das morphologische Denken, das vorwiegend auf die Struktur bzw. Strukturänderungen orientiert ist. Das Buch von Frank Bittmann und seinen Mitarbeitern ist in dieser Hinsicht eigentlich eine Ausnahme und fast der erste Stern, zumindest in der deutschsprachigen Literatur, da es ganz konsequent Dysfunktionen und das ganzheitliche Denken berücksichtigt.

Angesichts einer wahren Flut von Büchern, die sich dieser Thematik widmen, ist dieses neue Buch wie ein Licht. Es bringt dem Leser auf verständliche Weise genügend wissenschaftliche Kenntnisse näher, ohne diese zu oberflächlich darzustellen, und zeigt den Weg in die Zukunft. Ich bin ganz sicher, daß das die Leser auch schnell erkennen werden. Ich bin auch überzeugt, daß dieses Buch bald in andere Sprachen übersetzt werden wird.

Ich wünsche dem Buch vollen Erfolg.

Vladimir Janda, Prag
27.06.1993

Vorwort

Typisch für die modernen Zivilisationskrankheiten ist, daß man sie sich im Laufe mehrerer Jahre selbst «erwirbt». Sie sind in der Regel nicht die Folge einmaliger Ereignisse, die von außen kommen (wie zum Beispiel Infektionen), sondern werden weitgehend durch das Fehlverhalten des einzelnen über lange Zeiträume hinweg verursacht.

Die Folgen von Zivilisationskrankheiten können oft nicht mehr vollständig geheilt werden. Ein Infarktherz kann zwar in bestimmten Fällen wieder leistungsfähig werden, bleibt aber vorgeschädigt und trägt lange Zeit das Risiko eines erneuten Infarktes. Stoffwechselkrankheiten – wie etwa die Zuckerkrankheit – hat man lebenslang. Die Medizin kann meist nur Symptome behandeln, Beschwerden lindern und versuchen, die Leistungsfähigkeit zu erhalten. Das ist teuer und dürfte in Zukunft zu weiteren Kostensteigerungen im Gesundheitswesen führen.

Es kommt also darauf an, Erkrankungen bereits im Vorfeld zu erkennen und ihre Entstehung zu verhindern oder wenigstens zu verzögern. Die Gesundheitsversorgung der Zukunft muß neben besseren Heilmethoden auch effektivere Möglichkeiten der Vorbeugung beinhalten. Das erfordert brauchbare Verfahren der Früherkennung, zielgerichtete Intervention und qualifizierte Fachleute.

Der Bewegungsapparat des Menschen muß einen Schwerpunkt präventiver Maßnahmen darstellen. Gerade bei der Wirbelsäule und den Gelenken verzeichneten wir in den letzten Jahrzehnten einen dramatischen Anstieg gesundheitlicher Beeinträchtigungen. Der deutsche Arzt MELLEROWICZ (1985, 12) schätzte bereits vor Jahren, daß 30 bis 40 Prozent der Patienten bundesdeutscher Praxen und Kliniken unter der *Diagnose «Bewegungsmangelkrankheit»* einzuordnen seien. Jährlich würden allein damit Kosten in Höhe von 50 bis 100 Mrd. DM verursacht. Den Löwenanteil verschlingen hierbei die Erkrankungen des Bewegungsapparates, insbesondere der Wirbelsäule. Ein Prozent der Bevölkerung in den industrialisierten Ländern ist nach MELLEROWICZ aufgrund von Wirbelsäulenschäden invalidisiert, was bei den unter 45jährigen den ersten Rang bedeutet.

Nach einer Schweizer Studie (1990) haben 60 bis 80 Prozent der in entwickelten Industriestaaten lebenden Menschen irgendwann in ihrem Leben mit Rückenschmerzen zu tun, 10 Prozent davon chronisch. Obwohl nur jeder Hundertste eindeutige Schäden aufweist, beanspruchen die relativ wenigen chronischen Erkrankungen 80 Prozent der Gelder, die für diese Diagnosegruppe ausgegeben werden.

Wirbelsäulenerkrankungen stellen heute das kostspieligste gutartige Gesundheitsproblem dar.

Für Fehlentwicklungen des Bewegungsapparates werden schon im Kindesalter entscheidende Weichen gestellt. Der Kreuzschmerz, der den Erwachsenen plagt, hat hier oft seine Wurzeln. Dort treten erste Störungen der Muskel- und Gelenkfunktionen auf, die uns jedoch nicht bewußt werden und auch zunächst keine Erkrankungen darstellen.

Ein etwas trivialer Vergleich soll verdeutlichen: Die falsch eingestellte Zündung eines Automotors stellt eine Störung der Funktion dar. Der Motor funktioniert weniger gut, ist aber trotzdem noch nicht kaputt. Durch eine Regulierung der Zündung ist der Fehler behoben, die Funktion optimiert. Geschieht dies nicht, so kann der Motor im Laufe der Zeit Schaden nehmen. Nach und nach erhöht sich der Verschleiß. Eine nicht wieder rückgängig zu machende Abnutzung führt letztlich zum frühzeitigen Ausfall. Es kommt also darauf an, funktionelle Störungen rechtzeitig zu erkennen und zu korrigieren.

Der Vergleich mit einem technischen System ist sicher problematisch. Unser Organismus kann Störungen zumindest teilweise kompensieren und sich in einem gewissen Umfang regenerieren. Störungen der Funktion gehen aber immer der eigentlichen Erkrankung voraus. Diese Funktionsstörungen rechtzeitig zu erkennen und zu korrigieren stellt eine grundsätzliche Strategie der Prophylaxe dar. Man spricht in diesem Zusammenhang von Sekundärprävention. Das Erkennen von Risikofaktoren ermöglicht gezieltes Entgegenwirken.

Vieles spricht dafür, daß die selbst verursachten Erkrankungen des Muskel-Skelett-Systems in der Zukunft weiter zunehmen werden. Jeder einzelne hat es in der Hand, im Vorfeld etwas dagegen zu tun. Die entsprechenden Angebote können dabei nicht allein von Medizinern kommen. Ärzte und Kliniken sind mit der Behandlung von Schäden ausgelastet. Für präventive Arbeit im großen Stil bleibt da kaum Zeit. Deshalb haben sich in den letzten Jahren neue Organisationsformen etabliert, die der Aufgabe besser gerecht werden. Sie bringen Spezialisten aus dem Sport- und Freizeitbereich, Physiotherapeuten, Masseure, Krankengymnasten, Psychologen und Ärzte zusammen, die im Teamwork präventive Arbeit leisten. Als Beispiel seien die Rückenschulen genannt, von denen es in Deutschland einige hundert gibt. Inzwischen haben sich entsprechende Dachorganisationen gebildet, die eine inhaltliche Qualitätssicherung anstreben. Zu diesen zählen das Forum «Gesunder Rücken – besser leben» (Wiesbaden) und der Bundesverband der Deutschen Rückenschulen (München). Aber auch inhaltlich breiter orientierte Institutionen wie der Deutsche Verband für Gesundheitssport oder medizinische Gesellschaften sind in dieser Richtung aktiv. Es ist zu erwarten, daß die Gesundheitsförderung in den nächsten Jahren einen weiteren Aufschwung erfahren wird und sich weitere Einrichtungen dieser Art etablieren werden.

Die Körperschule, die seit 1990 praktiziert wird, ist inhaltlich an die Rückenschulen angelehnt, stimmt jedoch nicht in allen Punkten mit diesen überein. Sie stützt sich auf zehn Jahre Forschungsarbeit in Potsdam und orientiert sich an der Manuellen Medizin der Prager Schule und vielen Körperkulturen.

Die Körperschule beinhaltet Früherkennung und Bewegungstraining und wendet sich an Gesunde bzw. an Personen, die erste Zeichen von Beschwerden und gestörter Funktion bei sich bemerken. Der «Ernstfall» Therapie soll vermieden, Leistungsfähigkeit gesteigert und das Wohlbefinden verbessert werden. Nicht zuletzt darf Körperschule auch Spaß machen und eine Gelegenheit bieten, in einer Gruppe gemeinsam aktiv zu sein. Viele Übungen lassen sich auch zu Hause durchführen.

Teil I: Körperschule –
allgemeinverständlich dargestellt

Körperhaltung

Körperhaltung ist das äußerlich sichtbare Ergebnis des Zusammenspiels verschiedener Funktionen unseres Organismus. Sie gibt Auskunft über die Funktionstüchtigkeit von Gelenken, Muskeln und motorischen Steuer- und Regelsystemen. Sie sagt aber auch etwas über unseren psychischen Zustand. Haltung ist abhängig vom Grad der Ermüdung und drückt Emotionen wie Freude, Trauer, Stolz oder Schmerz aus. Haltung ist auch innere Haltung: Begriffe wie «Rückgrat zeigen» oder «gebrochen sein» symbolisieren den engen Zusammenhang zwischen Körper und Geist.

Andererseits beeinflußt unsere Haltung aber auch unseren Organismus. Eine «schlechte» Haltung belastet das Muskel-Skelett-System und kann selbst Herz-Kreislauf-Funktionen oder die Atmung beeinträchtigen. Ebenfalls sind Funktionen unseres Nervensystems durch körperliche Aktivität beeinflußbar, worauf das Autogene Training oder die FELDENKRAIS-Methode («Bewußtheit durch Bewegung») aufbaut.

Viele Autoren haben Haltung unter den verschiedensten Gesichtspunkten beleuchtet. Eine vollständige Definition ist jedoch noch nicht gelungen. Wahrscheinlich kann es dies aufgrund ihrer Vielgestaltigkeit und mannigfaltigen Beziehungen nicht geben. Deshalb wollen wir wesentliche Merkmale von Haltung nennen.

Haltung gibt es in Ruhe und in der Bewegung!

Haltung ist nicht nur statisch. Jede Bewegung vollziehen wir in einer bestimmten Körperhaltung. In einigen Sportarten wie dem Turnen oder der Gymnastik wird die Haltung, in der eine Übung gezeigt wird, mitbewertet. SHERRINGTON formulierte bereits 1906 (Janda 1983, 83): «Posture follows movement like a shadow.» Es gibt also keine Bewegung ohne Haltung. Haltung begleitet Bewegung wie ein Schatten.

Haltung ist individuell!

Die Haltung im Sinne eines Ideals oder einer Norm gibt es nicht. Jeder bringt seine individuellen Voraussetzungen ein, lebt unter spezifischen Bedingungen und muß seine Haltung finden. Dabei ist nicht so sehr entscheidend, wie diese aussieht, sondern auf welche Weise sie zustande kommt. Die Harmonie der ihr zugrundeliegenden physischen und psychischen Vorgänge ist das Kriterium.

Haltung wird von vielen Faktoren beeinflußt!

Körperhaltung ist von vielen Einflußfaktoren – inneren wie äußeren – bestimmt. Die Alltagsbelastung, der wir uns aussetzen, ist ebenso entscheidend wie die Umwelt, in der wir uns bewegen. Ein schlechter Stuhl kann beispielsweise die Belastung beim Sitzen deutlich erhöhen und langfristig zu einer schädigenden Angelegenheit machen. Ein und dieselbe Belastung kann verschiedene Menschen aber ganz unterschiedlich beanspruchen. Wie jemand mit den Alltagsbelastungen fertig wird, hängt von seinen inneren Voraussetzungen ab. Hier spielen die körperliche und geistige Konstitution des einzelnen ebenso eine Rolle wie eventuelle Vorschädigungen und Risikofaktoren, die sich letztlich in einer gewissen Erkrankungsbereitschaft des Organismus äußern. Ein weiteres Kriterium ist die jeweilige psychische Situation, in der sich der einzelne befindet.

Es wirken also viele Faktoren zugleich, die sich zudem noch gegenseitig beeinflussen können. Ein Haltungsproblem läßt sich nicht lösen, indem man sich auf nur einen Wirkungsfaktor, z. B. die körperliche Fitneß, beschränkt. Eine Chance auf Erfolg ist nur dann zu erwarten, wenn möglichst viele Bedingungen des Wirkungsgefüges sinnvoll beeinflußt werden.

Welche Faktoren der Körperhaltung können wir beeinflussen?

Viele der Faktoren, von denen Körperhaltung abhängt, sind für den einzelnen nicht oder kaum beeinflußbar. Dazu zählen unsere genetische Ausstattung, der Körperbau, aber auch gesellschaftliche Normen oder das soziale Umfeld. Konzentrieren

Innere Faktoren der Körperhaltung

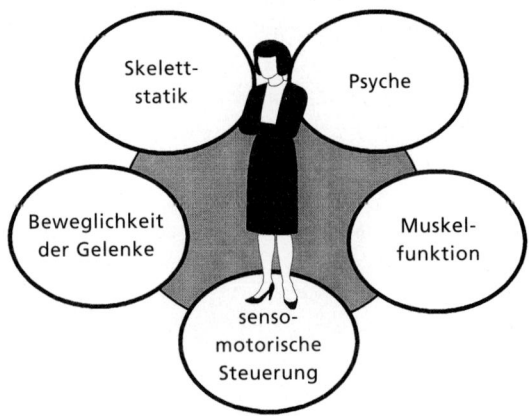

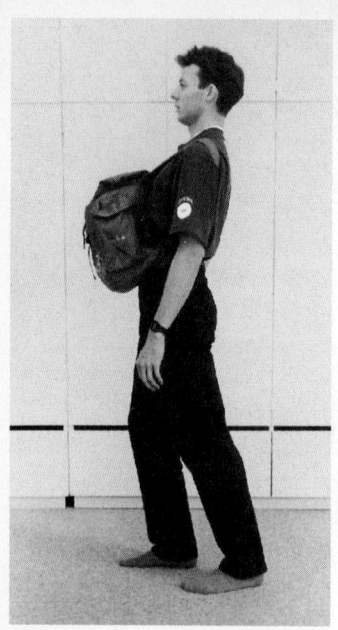

Übergewicht als ständiger «Rucksack»

wir uns deshalb auf die Faktoren, die wir gezielt beeinflussen.

Die wichtigsten *äußeren Faktoren* sind in unserer unmittelbaren Freizeit- und Arbeitswelt zu finden. Eine entscheidende Rolle spielen aber auch die Haltung und Bewegungen, die berufliche Tätigkeiten uns aufzwingen. Oft bewirken sie körperliche Einseitigkeit oder Inaktivität, beispielsweise am Zeichentisch oder im Auto.

Zu den *inneren Faktoren* zählt neben den in der Abbildung dargestellten Schwerpunkten (die nachfolgend näher erläutert werden) auch die Ernährung.

Übergewicht und gute Haltung sind z. B. kaum vereinbar. Unsere Gelenke haben mit jedem Schritt ein überhöhtes Gewicht zu tragen. Speziell die Knorpel der Gelenke, aber auch die stabileren Knochen werden belastet und Verschleißerscheinungen beschleunigt. Hinzu kommt, daß das Übergewicht in den seltensten Fällen gleichmäßig am Körper verteilt ist. Der sprichwörtliche «Wohlstandsbauch» verschiebt das Gleichgewicht des Körpers. Ein kleines Experiment kann das verdeutlichen: Legt man einen Rucksack von nur 5 kg vor dem Bauch an, so ändert sich die Haltung sofort, da die Schwerpunktlage verschoben wurde. Die Wirbelsäule tendiert zum Hohlkreuz. Die Störung wird nach einiger Zeit durch Schmerzen angezeigt.

Auch die Zusammensetzung der Nahrung spielt eine Rolle. So bestimmt zum Beispiel der Calciumgehalt zusammen mit der körperlichen Bewegung und hormonellen Faktoren die Stabilität der Knochen. Ein Calciummangel kann in höherem Alter dazu führen, daß die Tragfähigkeit der Knochen abnimmt und es zu Osteoporose kommt. An besonders belasteten Stellen – wie den Lenden- und Halswirbeln oder dem Oberschenkelhals – kann der Knochen brechen. Ist eine verminderte Knochenstabilität vorhanden, so können gute Haltung und ökonomische Bewegungen die Belastung des Skeletts vermindern und damit auch die Gefahr des Knochenbruchs.

Faktor Psyche

Körperliche und geistige Anstrengungen erzeugen Verspannungen, wenn keine Zeit für eine ausgleichende Entspannung bleibt. Innere und äußere Kennzeichen des Verspanntseins sind z. B. aufeinandergepreßte Zähne, ein verkrampfter Kiefer, zusammengekniffene Augenbrauen, schmale Augen und ein verspannter Hals-, Nacken- und Schulterbereich. Bei intensiven geistigen Anforderungen ziehen wir die Schultern unbewußt nach oben – oder den Kopf ein. Die Atmung ist flach und oft unrhythmisch, es wird nicht gründlich ausgeatmet, die Bauchdecke ist angespannt und das Zwerchfell eingepreßt. Die unzähligen Muskelkontraktionen belasten und ermüden, was wiederum Auswirkungen auf die innere und äußere Haltung hat.

Die Bezeichnungen eines Menschen als «verbisssen», «engstirnig» oder «geknickt» sind sehr anschauliche Beispiele für innere und äußere Zusammenhänge. Wir dürfen also die psychischen Komponenten nicht außer acht lassen. Wenn wir in den Muskeln locker sein wollen, so müssen wir es auch im Kopf sein.

Aber nicht nur das Entspannen spielt eine Rolle. Wohlbefinden kann ebenfalls dazu beitragen, die Haltung zu verbessern. Es richtet uns auf – in jeder Hinsicht. Die Körperschule will deshalb den Zusammenhang zwischen Psyche und Bewegung nutzen. Sie stützt sich auf bereits bewährte Konzepte – wie etwa die Psychomotorik oder die FELDENKRAIS-Methode.

Weitere wesentliche innere Faktoren sind die Körperstatik, die Beweglichkeit der Gelenke, die Muskelfunktion und die Sensomotorik.

Wie funktioniert Haltung?

Die Gesetze der Statik

Die Statik ist Voraussetzung dafür, daß ein Bauwerk stabil ist und nicht einstürzt. Stabilität ist gewährleistet, wenn das Lot des Schwerpunkts auf die Standfläche fällt. Ist dies nicht der Fall, so kippt das Bauwerk oder es sind zusätzliche Kräfte erforderlich, die es stabilisieren.

Unser Bewegungsapparat ist aus mehr als dreißig «übereinandergestapelten» Segmenten zusammengesetzt. Daraus ergeben sich ganz besondere Probleme. Solange eine Bausteinsäule in jedem ihrer Einzelteile und als Gesamtsystem statisch ausgeglichen ist, gibt es keine Störung. Ihre Höhe ist begrenzt, da mit zunehmender Zahl der Bauklötzchen die Schwankungen des Gesamtschwerpunktes wachsen,

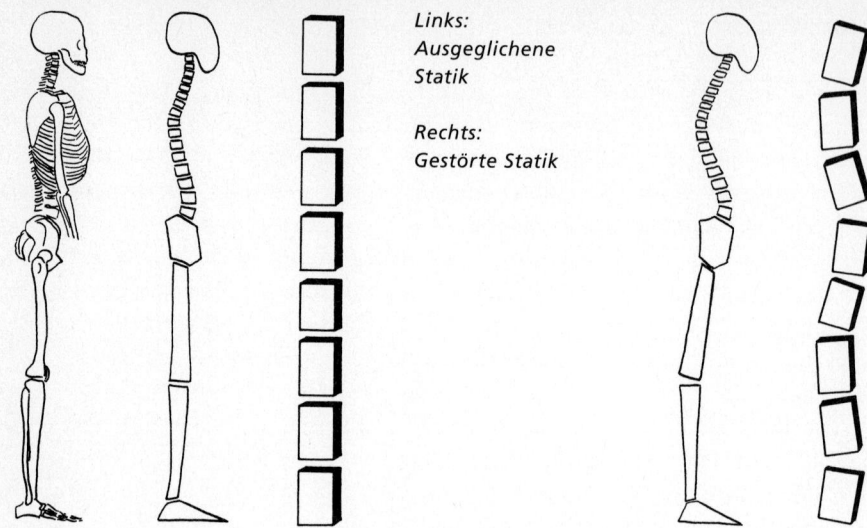

Links:
Ausgeglichene
Statik

Rechts:
Gestörte Statik

die Standfläche aber gleich bleibt. Bricht nur ein einziges Segment aus seiner Position im System aus, so bedeutet das für dessen Nachbarn eine Störung. Die Säule aus Bauklötzchen würde in sich zusammenfallen.

Die «Bausteine» unseres Skeletts sind über Gelenke beweglich miteinanderverbunden. Verändert ein Abschnitt seine Lage, müssen die Nachbarsegmente ihre Position ebenfalls ändern. Die Auslenkung eines einzigen Elementes kann so das Gesamtsystem stören. Damit dieses nicht in sich zusammenfällt, müssen vor allem die Gelenke, die vom Gesamtlot weg nach außen verschoben sind, durch Muskelkraft stabilisiert werden. Diese unnatürliche Daueranspannung belastet die Muskulatur.

Die Statik des Bewegungsapparates ist dann harmonisch, wenn der Schwerpunkt eines Bewegungssegments sein Lot möglichst auf dessen Standfläche fällen kann, zwei Beispiele sollen das verdeutlichen:

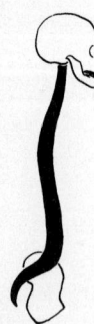

- Ein zu weit nach vorn geschobener Kopf führt dazu, daß der Schwerpunkt des Schädels sein Lot weit vor seiner Unterstützungsfläche auf dem obersten Wirbel – dem «Atlas» – fällt. Er muß nun durch die Halsmuskeln zusätzlich gehalten werden, da sich der Lastarm verlängert hat.

- Das Becken, das die Last des Oberkörpers an die unteren Extremitäten weitergibt, ist Verbindungsglied zwischen Lendenwirbelsäule und Hüftgelenksköpfen. Einer Einteilung von GUTMANN (1965, s. Abb. S. 40) zufolge liegt beim sogenannten «Normalbecken» die

Die Wirbelsäulenkrümmungen von der Seite betrachtet

Die Haltungstypen nach Staffel
von links nach rechts:
flacher, hohler und runder Rücken

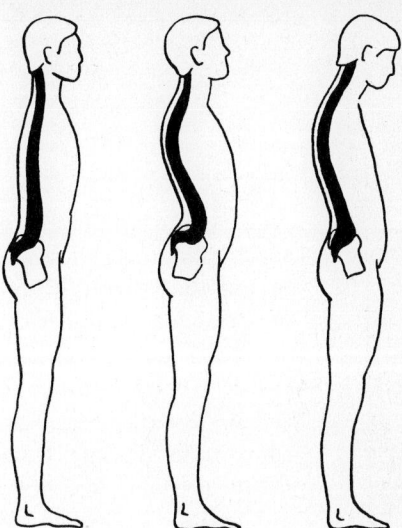

Übergangsbandscheibe zwischen Lendenwirbelsäule und Kreuzbein (bzw. Becken) senkrecht über den Hüftgelenksköpfen. Die Statik ist ausgeglichen. Bei abweichenden Beckentypen ist die Statik gestört, sie sind dadurch zusätzlich belastet und für bestimmte Erkrankungen anfälliger.

Betrachten wir die Wirbelsäule von der Seite, so folgt sie dem Ideal der genau senkrecht verlaufenden Säule nicht ganz. Das hat auch damit zu tun, daß der Brustkorb am Gesamtsystem beteiligt ist. Die Form eines doppelten «S», die wir bei der harmonisch geschwungenen Wirbelsäule finden, ermöglicht eine Federwirkung beim Gehen und Laufen. So wird vermieden, daß Stöße die Bandscheiben zu stark belasten und ungemindert bis zum Kopf weitergeleitet werden. Die Wirbelsäule muß also sowohl Federfunktion als auch Stützfunktion erfüllen. Die eine erfordert Krümmungen, während die andere nach der geraden Säule verlangt. Der harmonische Verlauf der gesunden Wirbelsäule stellt einen im wörtlichen Sinne «gesunden» Kompromiß dar. Abweichungen beeinträchtigen die eine oder die andere Funktion.

In der Realität finden wir eine große Vielfalt der Wirbelsäulenformen. STAFFEL (1889) hat vor über 100 Jahren daraus die heute noch bekannten Haltungstypen abgeleitet. Sie stellen zunächst Varianten des Normalen dar, können aber unter ungünstigen Bedingungen zum Risikofaktor werden. Der Flachrücken stört in Ruhe kaum die Statik. Er führt aber bei Bewegungen – vor allem bei Stauchungen – zu einer erhöhten Bandscheibenbelastung. Die weiter ausladenden Kurven bei Rund-, Hohl- und Hohlrundrücken bewirken demgegenüber gravierende Statikstörungen, die einer zusätzlichen Stabilisierung bedürfen, was zusätzliche Muskelarbeit bedeutet.

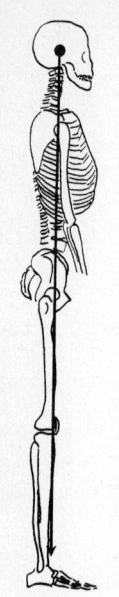

Lot und Statik von der Seite
Vom äußeren Gehörgang aus fällt das Lot bis kurz vor den Knöchel des Fußes,
wobei es – seitlich gesehen – den 7. Hals-, 12. Brust- und 5. Lendenwirbel
sowie Hüft- und Kniegelenk durchläuft.

Von einer normalen, ausgeglichenen Statik des gesamten Bewegungsapparates kann man ausgehen, wenn das Lot vom äußeren Gehörgang aus so fällt, daß es die wichtigsten tragenden Gelenke trifft, um die Knochen optimal als Stützpfeiler zu nutzen.

Bei Betrachtung des Bewegungsapparates von hinten gelten die Gesetze der Statik uneingeschränkt. Jede Seitenungleichheit ist als Störung anzusehen. Hierbei spielen Seitenabweichungen der Wirbelsäule ebenso eine Rolle wie unterschiedliche Beinlängen, Beckenschiefstellungen oder ein zur Seite geneigter Kopf.

Die Beurteilung der Statik setzt voraus, daß der betrachtete Mensch gleichmäßig belastet auf beiden gestreckten Beinen steht. Im Alltag werden wir diese Haltung kaum finden. Beim Gehen beanspruchen wir nur zu etwa 15 Prozent des Zeitablaufs (beim Laufen überhaupt nicht) beide Beine gleichzeitig. Eine gleichmäßige Lastverteilung gibt es nur für Bruchteile von Sekunden. Auch in Ruhe befinden wir uns nur selten in Symmetrie. Beim Stehen belasten wir in der Regel ein Bein stärker als das andere, das dadurch die Möglichkeit zur Erholung erhält, und selbst beim Sitzen liegen die beiden Gesäßhälften meist ungleichmäßig stark auf der Sitzfläche auf. Wir sollten also im folgenden nicht vergessen, daß Alltagsbelastungen und -haltungen vorwiegend asymmetrisch erfolgen.

Die Beweglichkeit der Gelenke beeinflußt die Statik

Ein Gelenk können wir nicht mit einem Türscharnier vergleichen. Es ist erst im Zusammenspiel mit seinen Hilfseinrichtungen, den umgebenden Muskeln und zuständigen nervalen Steuerzentralen, funktionstüchtig. Schließlich finden wir noch eine Vielzahl von kleinen «Meßinstrumenten» in Muskeln, Sehnen, Gelenkkapseln und Bändern. Diese liefern dem Nervensystem die erforderlichen Informationen über den aktuellen Zustand des Gelenks, was für die Koordination von Bewegungen und Haltung wichtig ist.

Die Körperstatik hängt mit davon ab, ob die Gelenke einen angemessenen Bewegungsspielraum haben. Dieser kann zu gering oder zu groß sein. Jeder Mensch hat seine individuelle Beweglichkeit. Sie ist also zunächst genetisch vorgegeben, durch die Konstitution mitbestimmt. So neigen kräftige Körperbautypen eher zu einer geringeren Beweglichkeit, während schlanke Gestalten zu einer erhöhten Beweglichkeit tendieren. Ausnahmen bestätigen die Regel. Auch Alter und Geschlecht spielen eine Rolle. Die so gegebenen inneren Voraussetzungen werden durch die Beanspruchung modifiziert. Gezieltes Training kann die Beweglichkeit erhöhen oder erhalten, Erkrankungen oder Inaktivität können sie vermindern. Auf falsche Belastungen reagieren Gelenke oft mit einer Blockierung, einer Beweglichkeitsverminderung, die wieder rückgängig gemacht werden kann.

Neben der allgemeinen Beweglichkeit, die alle Gelenke betrifft, können an einzelnen Gelenken Besonderheiten auftreten. So finden wir bei Artisten oft eine Überbeweglichkeit der Lendenwirbelsäule, die trainingsbedingt ist. Wie sind Über- und Unterbeweglichkeit zu bewerten?

Grundsätzlich gilt: *Stabilität geht vor Mobilität.*

Eine *konstitutionelle Unterbeweglichkeit* ist, wenn sie die Bewegungsausschläge nicht extrem beschneidet (und das ist höchst selten), eher positiv zu bewerten, denn sie wirkt stabilisierend.

Eine *lokale Unterbeweglichkeit* weist demgegenüber auf eine Störung hin. Zudem bedeutet sie meist für die ohnehin oft überbeweglichen Nachbargelenke eine erhöhte Belastung.

Problematischer ist die *Überbeweglichkeit*. Auch hier unterscheiden wir zwischen allgemeiner, konstitutionell bedingter und erworbener lokaler Hypermobilität. In jedem Fall bedeutet sie einen Verlust an Stabilität und fördert damit die Auslenkung von Segmenten aus der Gliederkette des Bewegungsapparates. Oft scheint eine allgemeine Überbeweglichkeit durch eine Schwäche der bindegewebigen Strukturen begünstigt zu werden, etwa durch verminderte Bandstabilität. Es paart sich also die Statikstörung mit einem Defizit an Halteleistungsfähigkeit. Beide Komponenten verstärken sich gegenseitig. In der Folge kann es zu Lockerungen zwischen den Bewegungssegmenten kommen. Überbeweglichkeit stellt einen Risikofaktor für die Entwicklung des Muskel-Skelett-Systems dar.

Muskuläre Balance – Voraussetzung für harmonische Statik

Körperhaltung kann nicht ohne die Funktion der Muskeln betrachtet werden. Muskeln können Kraft entwickeln, sollen sich andererseits aber auch dehnen lassen. Diese Entspannungsfähigkeit ist vor allem eine Leistung des Nervensystems. Für die Stabilisierung der Gliederkette unseres Bewegungsapparates ist es erforderlich, daß die beteiligten Muskeln sowohl im Hinblick auf ihre Kraft als auch auf Dehnbarkeit und Entspannung gut funktionieren.

«*Mastverspannung*»
der Wirbelsäule durch
Muskeln (nach MOLLIER*)*

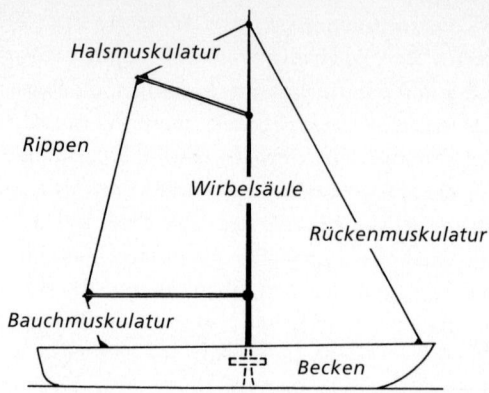

Die Wirbelsäule wird durch viele Muskeln gleichzeitig gehalten. Die Konstruktion hat Ähnlichkeiten mit der Takelage eines Schiffsmastes. Man erkennt, daß es kaum eine isolierte Aktion eines einzelnen Muskels geben kann. Die Muskelpartner sind miteinander verbunden, bilden Muskelketten. Erfüllt einer der beteiligten Muskeln seine Funktion nicht hinreichend, so weitet sich das auf die mitbeteiligten Muskeln und möglicherweise auch auf die Lage des zu stabilisierenden Segments aus.

Muskelfunktionsstörungen treten einerseits in der Form von Abschwächungen und andererseits als Verspannungen oder Verkürzungen auf. Der abgeschwächte Muskel entwickelt in Relation zu seinen Last- und Hebelverhältnissen zuwenig Kraft. Demgegenüber wirkt sich eine permanent erhöhte Kontraktionsbereitschaft als Verspannung aus. Der Muskel ist dann etwas kürzer als normal. Dabei verschiebt er möglicherweise auch das Gleichgewicht des dazugehörigen Gelenks. Wird diese Störung zum Dauerzustand, so paßt sich der Muskel baulich an die geänderten Verhältnisse an. Er wird kürzer. Gleichzeitig vermindert er seine Elastizität, ist weniger gut dehnbar.

Abschwächungen und Verspannungen/Verkürzungen treten nicht zufällig auf, sondern stehen im Zusammenhang. Häufig finden sie sich komplementär an den

Gestörte
Muskelbalance

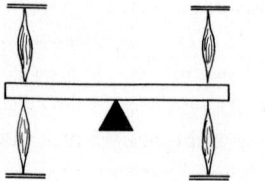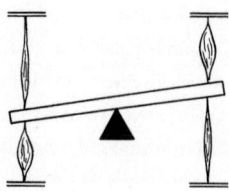

Bewegungssegmenten angeordnet, das heißt, sie bedingen sich gegenseitig. Den durch einen abgeschwächten Muskel freigegebenen Bewegungsspielraum «verbraucht» der in die entgegengesetzte Richtung ziehende Gegenspieler, der zu Verkürzung neigt. Es kommt zu einem Kippen der muskulären Balance – zur muskulären Dysbalance. Mit ihr verknüpft ist auch die Störung der Balance des beteiligten Bewegungssegments, das in unserem Beispiel vom Waagebalken dargestellt wird.

Sensomotorik – Gute Haltung ist Balance

Regelmäßig begegnet man der Auffassung, gute Körperhaltung sei in erster Linie eine Frage der Muskelkraft. Natürlich spielt die Muskelkraft eine Rolle, denn das Antrainieren eines guten «Muskelkorsetts» führt tatsächlich zur Stabilisierung der Wirbelsäule. Gerade in der Rehabilitation von Wirbelsäulenschädigungen wird dies genutzt. Sich in der Prävention auf die Kräftigung zu beschränken hieße jedoch, einseitig vorzugehen. Die anderen Wirkungsfaktoren der Körperhaltung würden außer acht gelassen. Außerdem ist die Schutzwirkung eines Muskelkorsetts nur so lange gegeben, wie dieses durch Training erhalten wird. Das wird mit zunehmendem Lebensalter immer schwieriger.

Obgleich also Muskelkraft sehr wichtig ist, hat sie nicht die ihr oft zugemessene primäre Bedeutung. Unsere Untersuchungen an Hunderten von Schulkindern bestätigen, daß Kinder mit athletischen Voraussetzungen eine nachlässige Körperhaltung aufweisen können. Sie setzen ihre gut entwickelten Muskeln nicht richtig ein! Auch bei Sportlern stellen wir fest, daß gute Athletik nicht zwingend zu einer optimalen Körperstatik führt.

Wodurch also ist die Körperhaltung bestimmt?

Worin besteht die Beziehung zwischen Haltung und Muskelkraft?

Das folgende kleine Experiment soll helfen, diese Fragen zu beantworten: Stellen Sie einen Stab (Besenstiel o. ä.), wie in der Abbildung (siehe S. 24) dargestellt, vertikal vor sich auf den Tisch. Umfassen Sie den Stab mit einer Hand ganz unten. Das Gewicht ruht dabei auf der Unterlage, der Stab wird nicht angehoben. Versuchen Sie zuerst, den Stab für 30 Sekunden genau in der Balance zu halten (ausgeglichene Statik)! Halten Sie danach den Stab 30 Sekunden in einer gleichbleibenden geneigten Position (gestörte Statik)! Wie hoch ist jeweils der Kraftaufwand?

Durch welche Leistungen wird die jeweilige Haltung realisiert?

Wir merken, daß bei ausgeglichener Statik kaum Kraftaufwand nötig ist. Die Korrektur der leichten Schwankungen erfolgt durch minimale, kurzzeitige und exakte Kontraktionen. Voraussetzung dafür ist das genaue Erspüren der aktuellen Be-

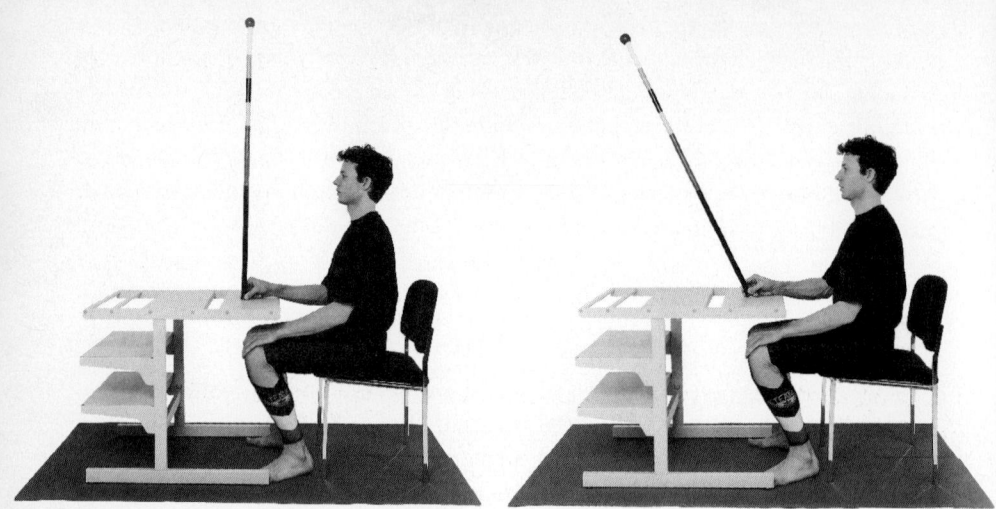

Stabexperiment; links: Statik in Balance, rechts: Statik gestört

wegung. Neigen wir den Stab, so steigt der Kraftaufwand. Gleichzeitig ist es jetzt nicht mehr so wichtig, genau zu spüren, wie sich das Gerät verhält. Es kann nur in eine Richtung fallen. Dieses einfache Beispiel läßt sich auch auf den Bewegungsapparat übertragen. Wir können beispielsweise versuchen, den eigenen Kopf in die ausgeglichene Balance zu bringen.

Unser Bausteinmodell machte bereits deutlich, daß bei «idealer Haltung» die Last der Einzelteile optimal abgestützt wird. Es entstehen keine oder nur geringe Drehmomente an den Segmentverbindungen, folglich ist kaum Haltearbeit zu verrichten. Die Säule steht ohne äußere Hilfe. Dies läßt sich jedoch nicht auf unseren Bewegungsapparat übertragen, er befindet sich in einer labilen Situation. Mehr als 30 übereinandergestapelte Segmente sind ständig möglichst nahe der Lotlinie zu halten und zu bewegen. Es kommt dabei immer wieder zu geringen Auslenkungen. Gelingt es, diese schnell und genau zu korrigieren, ist der Kraftaufwand minimal. Die Muskulatur wird kaum gefordert. Ein direkter Zusammenhang zwischen Haltung und Kraft besteht also nicht. Es kommt vielmehr darauf an, die Segmente der Gliederkette in Positionen zu halten, in denen sie die Lasten optimal abstützen.
    Daß gute Haltung mit nur geringem Kraftaufwand möglich ist, wird durch weitere Argumente gestützt:
- POLAND u. a. (1981) fanden heraus, daß die harmonische Statik mit geringerem Energieverbrauch verbunden ist als die gestörte – ein Zeichen für niedrigere muskuläre Aktivität bei guter Haltung.

- In einer Untersuchung mit 40 Sportstudenten stellten wir fest, daß die Rückenstreckermuskulatur nur mit etwa 10 % ihrer möglichen Muskelaktivität an der aufgerichteten Haltung beteiligt ist.

- Skelettmuskeln setzen sich – vereinfacht gesehen – einerseits aus schnellen, kräftigen, aber leicht ermüdbaren Fasern (FT-Fasern) sowie andererseits aus langsameren, weniger kräftigen, dafür aber ausdauernden Fasern (ST-Fasern) zusammen. In ausgeglichener Haltung mit niedrigen Anspannungsintensitäten arbeiten fast ausschließlich die langsamen Fasern. Erst bei höheren Krafteinsätzen schaltet unser Nervensystem die schnellen Fasern mehr und mehr zu. Die die Maximalkraft entscheidend bestimmenden schnellen Fasern spielen also für die Ruhehaltung kaum eine Rolle. Krafttraining zielt vor allem auf die Erhöhung der maximalen Muskelkraft und damit auf die schnellen kräftigen Fasern. Wir entwickeln demnach eine Qualität, die mit dem Zustandekommen einer ausgeglichenen Haltung kaum etwas zu tun hat.

Das Prinzip, Haltung mit geringem Kraftaufwand zu regulieren, finden wir auch beim Yoga, dem System des «Alexanders Principle» oder der Schule von FELDENKRAIS. Letzterer soll stellvertretend zitiert werden. FELDENKRAIS beschreibt in seinem Buch «Bewußtheit durch Bewegung» (1968, 127) ökonomische Bewegungen wie folgt: «Wenn sich der Körper von einer Stellung in eine andere bewegt, ..., so ist die ideale Bahn für das Skelett diejenige, die es durchmessen würde, wenn es überhaupt keine Muskeln hätte, sondern seine Knochen nur durch Bänder verbunden wären...»

Viele Argumente sprechen also dafür, daß «gute» Haltung nicht primär ein Problem der Muskelkraft ist. Was aber macht die ausgeglichene Statik aus?

Wir beobachteten bei unserem kleinen Experiment minimale Korrekturen zur Erhaltung des labilen Gleichgewichts. Die Aufgaben der Muskulatur liegen also weniger im Halten als im Balancieren.

Ausgeglichene Haltung ist Balance

Wiederholen wir unser Besenstiel-Experiment mit geschlossenen Augen, so zeigt sich, daß die Schwankungen um den Gleichgewichtspunkt herum zunehmen, der Aufwand für die Korrektur wenngleich nach wie vor bei niedrigen Intensitäten wächst. Wir erkennen daran die Bedeutung unserer Sinne für die Gleichgewichtsregulation des Stabes. Sie sind die Grundlage für eine gute Balance.

Feines Erspüren der Auslenkungen und schnelles Korrigieren bestimmen die Qualität der Balance. Was mit unserem Besenstiel noch relativ leicht geht, erfordert beim Bewegungsapparat das Zusammenspiel komplizierter Systeme. Das Gefühl für den Körper und die Bewegung wird uns nicht nur durch den Gleichgewichtssinn, das Sehen und das Hören vermittelt. Über die Muskeln, Sehnen, Gelenke und Haut erhalten wir Informationen über den aktuellen Zustand des Muskel-Skelett-Systems. Kontraktionen, Dehnungen, Gelenkbewegungen und die Lage der Körperteile zueinander werden so an das Nervensystem gemeldet. Das Zusammenspiel aller Sensoren können wir mit dem Begriff «Sensorik» bezeichnen.

Die Informationen unserer Sensoren werden zur Grundlage für die Steuerung der Korrekturbewegungen. Diese erfolgt im motorischen Nervensystem, das für den Einsatz der Muskeln zuständig ist. Dort wird entschieden, welcher Muskel zu welchem Zeitpunkt und mit welcher Intensität an einer Bewegung beteiligt wird. Da es kaum eine Bewegung gibt, die nur von einem einzigen Muskel realisiert wird, muß das motorische System entscheiden, wie die Muskeln eingesetzt werden. Dieses Problem wird gut gelöst, wenn die wirklich zuständigen Muskeln aktiviert werden und unbeteiligte in Ruhe bleiben. Es kann aber auch dazu kommen, daß Muskeln, die eigentlich nicht beteiligt sind oder nur Hilfsfunktionen für die jeweilige Bewegung ausüben, die Hauptarbeit übernehmen und den primär zuständigen Muskel ersetzen. Bewegungen werden dann unökonomisch, bedeuten einen erhöhten Aufwand und belasten den Bewegungsapparat.

Ein Beispiel soll das verdeutlichen: Um uns beim Gehen nach hinten abzudrücken, strecken wir normalerweise das Hüftgelenk. Hierzu muß der Gesäßmuskel aktiv werden. Die gleiche Bewegung kann man aber auch ausführen, indem man vor allem die rückseitige Oberschenkelmuskulatur und die Muskeln der Lendenwirbelsäule einsetzt. Dabei wird der eigentlich zuständige Gesäßmuskel ausgeschaltet. Er bleibt schlaff, beteiligt sich nicht oder zuwenig an der Bewegung. Wenn die Koordination immer auf diese unökonomische Weise erfolgt, wird der Gesäßmuskel ständig unterfordert. Er reagiert durch Abschwächung, während die nun stärker strapazierten Muskeln des Oberschenkels und des Lendenbereiches zu Verspannung neigen können.

*Unökonomische und
ökonomische Koordination
der Muskeln beim Gehen*

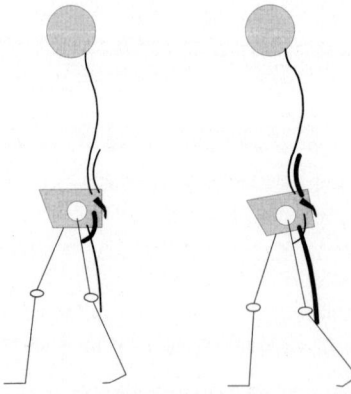

Muskelfunktionsstörungen und Bewegungssteuerung hängen also eng zusammen. Verspannungen und Abschwächungen treten nicht zufällig auf, sondern sind sehr wahrscheinlich die Folge unökonomischer muskulärer Steuerung. Wir gehen davon aus, daß falsche Bewegungsmuster erlernt werden, lange bevor es zu den ersten Beschwerden kommt. Der «falsche Gebrauch» unseres Bewegungsapparates ist die Quelle für weitere Störungen wie etwa der Muskelfunktion und letztlich auch der Statik. Dabei spielen scheinbar unbedeutende Alltagsbewegungen eine Rolle wie das Gehen, das Treppensteigen, das Hinsetzen und Aufstehen, die Art, etwas aufzuheben, die Tasse zum Mund zu führen, den Stift zu halten, und vieles mehr.

Die Bewegungsabläufe des Alltags werden zum wichtigsten Faktor der Entwicklung des Muskel-Skelett-Systems. Ihre Qualität hängt von der Funktionstüchtigkeit der Sensorik ebenso ab wie von der motorischen Steuerung durch das Nervensystem. Beide bilden eine funktionelle Einheit, was im Begriff der Sensomotorik zum Ausdruck kommt.

Stereotypien prägen Haltung

Alltägliche Bewegungen haben zwei wichtige Eigenschaften: *sie sind individuell und stabil.*

Die *Individualität* ergibt sich daraus, daß der einzelne seine eigenen und unverwechselbaren Bewegungsvarianten ausprägt. Für dieselbe Bewegungsaufgabe – zum Beispiel das Gehen – gibt es eine nahezu unendliche Vielfalt möglicher Lösungen.

Jedes Individuum entwickelt eine für sich typische. Aus diesem Grund werden wir kaum zwei Menschen mit identischem Gang finden. Jeder hat sein individuelles äußeres Bewegungsbild, sein eigenes Bewegungsmuster. Diesem liegt ein ebenso individuelles inneres Muster der muskulären Aktivierung zugrunde.

Allerdings werden wir einen Menschen auch noch nach Jahren an seinem Gang wiedererkennen können. Sein individuelles Bewegungsmuster ist stabil. Diese *Stabilität* ergibt sich daraus, daß die Bewegungs- und Aktivierungsmuster – nachdem man sie erworben und gefestigt hat – unter gleichen Bedingungen mit erstaunlicher Konstanz immer wieder gleich ablaufen. Sie werden zur Stereotypie. Die Basis dafür sind Programme, die im Gehirn gespeichert werden. Sie sind sowohl für Bewegungsabläufe als auch für die Ruhehaltung, die «angehaltene Bewegung», bestimmend.

Solche statischen und dynamischen Stereotypien erleichtern uns die Bewegungs- und Haltungsarbeit enorm, da sie weitgehend automatisch ablaufen. Wir müssen ihnen keine Aufmerksamkeit schenken und können uns anderen Dingen zuwenden.

Jeder, der Autofahren gelernt hat, kann sich erinnern, wie kompliziert es anfangs war, Gaspedal, Kupplung, Bremse, Schalthebel, Lenkrad, Rückspiegel und Verkehrssituation gleichzeitig zu beherrschen. Erst das Überführen wichtiger Standardbewegungen, z. B. der des Schaltens, in ein automatisch ablaufendes Programm, versetzt in die Lage, das Fahrzeug sicher zu beherrschen.

Wenn wir gehen, so müssen wir uns zum Glück nicht darauf konzentrieren, erst das linke Bein vor das rechte zu setzen, dann das rechte vor das linke usw. Das Gehen ist eines unserer ältesten Bewegungsprogramme. Solche Stereotypien gibt es für alle regelmäßig wiederkehrenden Verrichtungen des Alltags.

Der Vorteil der Stereotypien liegt darin, daß unser Gehirn entlastet wird. Die abgerufenen Programme laufen konstant und exakt ab. Gerade daraus ergeben sich jedoch auch Nachteile: Automatische Abläufe entlasten uns, indem wir nicht mehr gezwungen sind, uns bewußt zu kontrollieren. Das Körperbewußtsein nimmt ab. Ein gravierender Nachteil dabei ist, daß es dem Programm «egal» ist, ob es ökonomische oder unökonomische Bewegungen und Haltungen beinhaltet. Der Bewegungsablauf wird unabhängig davon gespeichert. Er muß nur oft genug wiederholt worden sein. Ein auf diese Weise geprägtes Muster bleibt über lange Zeit erhalten, auch wenn es unökonomisch ist. Betrifft dies beispielsweise einen ungünstigen Gangstereotyp, so wird diese Bewegung täglich mehrere hundert bis tausend Mal wiederholt. Die hohe Wiederholungszahl über lange Zeit hinweg kann zu Störungen und letztlich auch Schäden führen. Fehlentwicklungen des Muskel-Skelett-Systems entwickeln sich in einer Ursache-Wirkungs-Kette, an deren Anfang häufig unökonomische Bewegungsabläufe stehen.

Zusammenfassung

Oft ist es der automatisierte falsche Gebrauch unseres Bewegungsapparates, der Fehlentwicklungen hervorruft. Muskuläre Funktionsstörungen scheinen sich in deren Folge zu entwickeln. Die Sensomotorik steht damit im Mittelpunkt der Vorbeugung. Muskeln, die wir im Alltag zuwenig einsetzen, passen sich an, indem sie sich abschwächen. Dies kann die muskuläre Balance stören. Muskeln, die über das erforderliche Maß hinaus beansprucht werden, etwa für permanente Haltearbeit oder bei unökonomischen Stereotypien, können zu Verspannungen neigen. Diese Wechselbeziehung führt zur Auslenkung von Segmenten der Gliederkette – zur Störung der Statik. Unter unseren Alltagsbedingungen entwickeln sich häufig wiederkehrende typische Bilder solcher Störungen. Sie sind zu Beginn noch umkehrbar. Wenn Fehlentwicklungen also rechtzeitig erkannt werden, lassen sich Haltung und Bewegung harmonisieren. Dies muß ganzheitlich geschehen und auf den einzelnen individuell zugeschnitten sein.

Die gestörte Haltung

Die Funktionstüchtigkeit und damit Gesundheit unseres Bewegungsapparates hängt von dem harmonischen Zusammenspiel äußerer und innerer Faktoren ab. Diese Harmonie scheint unter den Bedingungen des «modernen» Lebens mehr und mehr gestört. Die natürliche Entwicklung des Bewegungsapparates wird immer früher aus dem Gleichgewicht gebracht, so daß selbst Kinder zunehmend unter Rücken- und Nackenbeschwerden leiden.

Das führt uns zu der Frage nach den Ursachen einer solchen Fehlentwicklung, nach den Bedingungen, unter denen wir uns bewegen und die uns bestimmen. Wenn wir wissen, wie Störungen entstehen, können wir sie an der Ursache packen. Sich nur mit den Symptomen zu beschäftigen kann auf lange Sicht nicht genügen.

Ursachen für die gestörte Haltung

Der Mensch stellt in seiner heutigen Erscheinungsform das Ergebnis einer Millionen Jahre während Evolution dar. Der erreichte Entwicklungsstand spiegelt sich in seiner Genetik wider und prägt das Individuum. Der genetische Code gibt uns Möglichkeiten, aber auch Grenzen vor, innerhalb derer wir uns bewegen können.

Ein Beispiel: Der Mensch kann 100 Meter bestenfalls in etwa 10 Sekunden zurücklegen. Seine genetisch bedingten Möglichkeiten, die zwischen den Individuen variieren, lassen keine höheren Geschwindigkeiten zu. Es hängt vom einzelnen ab, wie weit er sich durch Training seiner ihm eigenen Grenze nähert. Er wird es aber nicht vermögen, diese zu überschreiten. Selbst bei noch so hartem Training wird er nie die Geschwindigkeit eines Windhundes erreichen können.

Unsere Genetik bildet den Rahmen für unsere körperliche Entwicklung, bestimmt weitgehend unseren Körperbautyp und den zeitlichen Ablauf der körperlichen Reifung. Es hängt vom Engagement des einzelnen ab, wie weit er den ihm vorgegebenen Rahmen ausfüllt.

Auf der anderen Seite beeinflußt unsere Lebensweise, die konkrete Alltagsbelastung, der wir ausgesetzt sind, die Entwicklung unseres Muskel-Skelett-Systems. Diese ist zunächst durch bestimmte Verhältnisse, in denen wir zu leben haben, vorgegeben. So ist die Arbeit eines Programmierers eben nur in einer vorwiegend einseitigen Haltung möglich. Eine Zeichnerin kann ihren Beruf nicht ausüben, ohne den Stift zu führen und damit den Schultergürtel in einer bestimmten Art zu belasten.

Aber wir haben es in der Hand, die Last des Alltags erträglicher zu machen, etwa durch Umorganisation des Arbeitsplatzes oder das Erlernen günstiger Arbeitshaltungen. Und schließlich können wir etwas dafür tun, unsere Widerstandsfähigkeit zu erhöhen. Nicht die Belastung an sich macht krank, sondern das Mißverhältnis von Belastung und Belastbarkeit. So kommt es, daß die Anstrengung, der sich ein Leistungssportler täglich unterzieht, einen Untrainierten fast umbringen kann, während der Leistungssportler umgekehrt völlig unterfordert wäre und nach kurzer Zeit gesundheitliche Probleme bekäme. Wenn Belastung und Belastbarkeit einander entsprechen, kann erstere positiv wirken. Laufen wir Gefahr, durch die Inanspruchnahme im Alltag überfordert zu werden, haben wir also die Möglichkeit, uns anzupassen, beispielsweise durch körperliches Training.

Dabei spielt jedoch die Art und Weise der Belastung eine Rolle. Wenn sie der menschlichen Biologie völlig widerspricht, wird kaum eine Anpassung möglich sein. Zu solchen unphysiologischen Belastungen gehört die statische Dauerhaltung. Unsere – genetisch vorgegebenen – körperlichen Möglichkeiten sehen derartige Beanspruchungen nicht vor. Weder Muskeln noch Knochen, Bänder, Sehnen oder Knorpel sind dafür «konstruiert». Knorpel brauchen die Bewegung des Gelenks für ihre Ernährung, Bänder geben bei Dauerzug nach und lockern das Gelenk, Muskeln ermüden bei Daueranspannung schnell, da sie während der Kontraktion kaum durchblutet werden. Die Stabilität des Knochenbaus hängt von einer dynamischen Belastung durch Gehen oder Laufen ab. Selbst der unermüdliche Herzmuskel braucht den Wechsel von Anspannung und Entspannung. Ein Trainieren ungünstiger Dauerhaltungen würde sicherlich keine Leistungssteigerung bringen, sondern gesundheitliche Störungen.

Der genetisch vorgegebene Rahmen und die Art und Weise, wie wir diesen im täglichen Leben ausfüllen, bestimmen die Entwicklung des einzelnen. Es kommt zu einer Interferenz beider Ebenen. In diesem Wechselspiel wird auch die Entwicklung des Bewegungsapparates entschieden. Hier müssen sich auch die Ursachen für Fehlentwicklungen finden lassen.

Die Alltagsbelastung – im Widerspruch zu unseren biologischen Möglichkeiten

Während die Natur sich für die Entwicklung vom Vierfüßer zum Zweifüßer Hunderttausende Jahre Zeit ließ, brach das Sitzen in seiner exzessiven Form vergleichsweise blitzartig über die Menschheit herein. Sitzen ist heute die dominierende Weise, unseren Körper zu betten. Und wie wir es tun, ist es zudem die am wenigsten physiologische. Wir sind in entwicklungsbiologisch kürzester Zeit zum Sitzmenschen geworden. Das bedeutet für die störungsanfälligen Schulter- und Beckengürtel und ihre Nachbarsegmente völlig unnatürliche Beanspruchungen. Doch nicht das Sitzen allein, sondern die Bewegungsverarmung schlechthin ist als Hauptursache für die negativen Entwicklungen anzusehen. Unser Muskel-Skelett-System ist von der Natur als *Bewegungs-Apparat* «konstruiert» worden. Dynamik ist seine natürliche Funktionsweise. Wir gebrauchen es aber vorwiegend statisch.

Hinzu kommt eine veränderte Beanspruchung des Nervensystems. Schnellebigkeit und Reizüberflutung prägen unsere Welt. Die Reize der neuen Medien sind fast ausschließlich auf den Kopf (Hören, Sehen, Reagieren...) gerichtet. Computer, Video, Audio, Fernsehen, Elektronikspiele dominieren bereits das Leben unserer Kinder. Viele und stärkere Reize bedeuten aber keinesfalls mehr Empfindungen. Unser Nervensystem schützt sich und begrenzt die Menge der aufgenommenen Informationen. Reizüberflutung betäubt, läßt abstumpfen.

Gleichzeitig nehmen die physiologischen Reize für den Körper ab. Bewegung in der Natur wird immer seltener. Der Körper wird für die meisten Verrichtungen nicht mehr gebraucht – allenfalls die Hand, um Knöpfe zu drücken. Moderne Kommunikationsmedien ersetzen zunehmend die körperliche Präsenz vor Ort. Geschäfte werden per Telefon, Fax, Modem oder Telex abgewickelt. Der Gang des Wissenschaftlers zur Bibliothek erübrigt sich, da er per Computer mit einer Datenbank verbunden ist. Es ist entscheidend, daß der «Kopf» an Ort und Stelle ist, der «Rest» wird mehr und mehr zum notwendigen Anhängsel. So kommt es, daß wir uns zunehmend vom eigenen Körper «abkoppeln». Wir werden immer weniger in der Lage sein, Signale des Körpers zu empfangen und zu deuten. Das Gefühl für Muskeln und Gelenke und die Fähigkeit, damit sinnvoll zu agieren, gehen verloren. Das wird deutlich, wenn wir uns mit der Körperbeherrschung in alten, den Körper einbeziehenden Kulturen oder bei Naturvölkern vergleichen.

Dieser Einschnitt in unser Leben vollzog und vollzieht sich so radikal und schnell, daß an eine biologische Anpassung, die (wie bei der Anpassung an den aufrechten Gang) in Hunderttausenden von Jahren rechnet, nicht zu denken ist. Der enorme Anstieg der Erkrankungen des Muskel-Skelett-Systems ist in erster Linie dieser Entwicklung zuzuschreiben. Wir versuchen den Organismus in ein Lebensregime zu pressen, das seiner Natur widerspricht. Das muß mißlingen. Nicht der Mensch muß sich diesen sich rasch verändernden Verhältnissen anpassen, sondern die Verhältnisse müssen den biologischen Möglichkeiten entsprechen. Wenn wir es nicht schaffen, unser Lebensregime und unsere materielle Umgebung (Arbeitsmittel, Möbel usw.) unseren Gegebenheiten anzupassen, wird sich das Problem weiter verschlimmern.

Die Wurzeln liegen im Kindesalter

Die genetische Ausstattung und die Art und Weise der Beanspruchung des Muskel-Skelett-Systems stellen die Bedingungen für die Entwicklung des einzelnen. Ungünstige Voraussetzungen wie auch falsche Belastungen über lange Zeit führen früher oder später zu Störungen. Der Kreuzschmerz, der den Dreißigjährigen peinigt, die Bandscheibenerkrankung der Vierzigjährigen oder andere Beschwerden sind dabei meist nicht von heute auf morgen zustande gekommen. Oft gingen Fehlbelastungen über lange Zeiträume voraus.

Das Kindesalter spielt dabei eine entscheidende Rolle. In dieser Zeit reifen das Muskelsystem, aber auch die Nervenstrukturen. Wichtige Bewegungsabläufe des Alltags (Stereotypien) werden geprägt, so daß sie oft lebenslang gefestigt bleiben. In Wachstumsphasen machen die Kinder große Veränderungen durch. Grundlegende Verhaltensweisen werden angeeignet, die zum Beispiel die spätere Bewegung beeinflussen oder auch die Ernährungsgewohnheiten. Die Knochenentwicklung wird im Kleinkindalter stimuliert. Sie hängt unter anderem von der Bewegung in der freien Natur ab.

Gemeinhin wird die *Pubertät* als kritische Phase angesehen. Während des dabei ablaufenden Wachstumsschubes kommt es zu einer Längenzunahme der Knochen. Die Muskeln können zunächst noch nicht mithalten. Da sich die Lasthebel verlängern, stellt sich ein ungünstiges Verhältnis von Belastung und Kraft ein. Diese Umstände werden durch die Tatsache, daß die Jugendlichen heute schlanker sind als je zuvor, noch verstärkt. Haltungsverschlechterungen und Koordinationsstörungen können die Folge sein. Die Verhältnisse harmonisieren sich mit dem Ende des Längenwachstums und der folgenden muskulären Entwicklung. Einem Teil der Jugendlichen gelingt diese Stabilisierung offenbar nicht vollständig. Statische Störungen bleiben erhalten. Das kann die weitere Entwicklung beeinträchtigen.

Obgleich die Pubertät häufig in den Mittelpunkt gerückt wird, wenn es um die körperliche Entwicklung geht, ist ein anderer Entwicklungsabschnitt ungleich bedeutsamer. Kein zweiter Lebenszeitraum prägt uns in jeder Beziehung so wie die Phase des *Vorschulalters und des frühen Schulalters.* Der Eintritt in die Schule mit 6 oder 7 Jahren fällt mitten in eine entscheidende Entwicklungsphase.

Das Vorschulkind verändert durch den ersten Gestaltwandel seinen äußeren Habitus, es wird schlanker. Aber nicht nur das. Die *Statik* der Beckenregion ändert sich. Die kleinkindliche Haltung ist durch ein vorgeneigtes Becken geprägt, das von einer leichten Beugung in Hüft- und Kniegelenken und einer kurzen, aber relativ scharfen Biegung in der unteren Lendenwirbelsäule begleitet wird. Diese für das jüngere Vorschulkind normale Haltung ändert sich später. Das Becken richtet sich auf, die Hüftgelenke strecken sich, und die Lendenwirbelsäule entwickelt eine harmonisch nach vorn geschwungene Kurve.

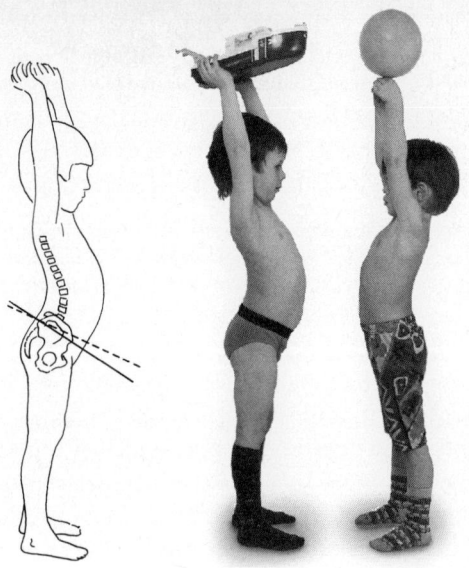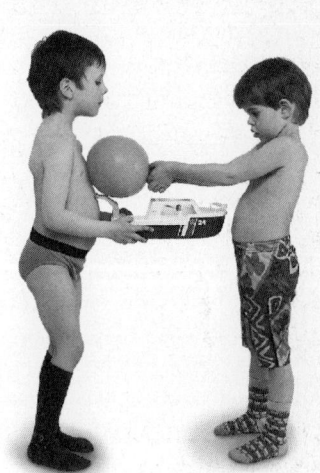

Typische Beckenvorkippung bei Vorschulkindern

Muskulär wird dieser Vorgang begleitet durch den Kraftzuwachs der Bauch- und Gesäßmuskeln, die ebendiese Aufrichtung bewirken. Ein Kleinkind wird kaum in der Lage sein, sich ohne Hilfe der Hände aus der Rückenlage aufzurichten, da die Bauchmuskulatur noch nicht kräftig genug ist. Dies sieht der genetische Plan für die Muskelreifung zu diesem Zeitpunkt noch nicht vor. Zuerst sind nämlich die Rückenmuskeln an der Reihe, die schon beim Säugling gut funktionieren. Erst zuletzt entwickeln Bauch- und Gesäßmuskeln ihre volle Kraft.

Auch die *Bewegungssteuerung* unterliegt Veränderungen. Das Vorschulkind bewegt sich – von einigen Grundmustern abgesehen – noch nicht in festen

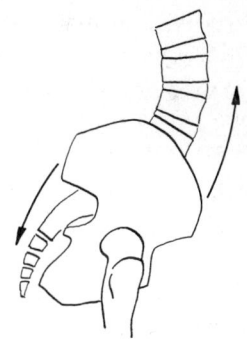

Beckenaufrichtende Wirkung von Bauch- und Gesäßmuskeln

Bewegungsprogrammen (Stereotypien). Die gleichen Bewegungen, aber auch Haltungen, erfolgen in immer neuen Varianten. Einen festen Ablauf gibt es nicht. Spielkinder kennen das Ruhen in den eigenen Bändern, wie wir es bei Erwachsenen beobachten können, nicht. Sie halten sich aktiv und in ständigem Wechsel. Die Haltungen und Bewegungen des Vierjährigen laufen instinktiv in Harmonie und nahezu optimaler Balance ab. BERNSTEIN (1987) hat diese Erfahrung dazu veranläßt, von «natürlicher Grazie» der kindlichen Bewegung zu sprechen. Nachdem die Hirnreife im jüngeren Schulalter weitgehend abgeschlossen wird, kommt es nach und nach zu einer Umstellung in der Bewegungssteuerung. Die Kinder «erlernen» die Ruhehaltung. Immer mehr Abläufe werden automatisiert und damit als festes Bewegungsprogramm ins Gedächtnis eingraviert. Stereotypien entstehen. Das jüngere und mittlere Schulalter gilt als Zeit des höchsten motorischen Lerntempos. Die Bewegungen, die jetzt erlernt werden, bleiben nahezu lebenslang verfügbar. Deshalb ist es wichtig, gerade in dieser Zeit ökonomische Bewegungsabläufe und Haltungen zu prägen. Vielfältige Bewegungsreize, die vor allem in sinnvollen und ökonomischen Abläufen bestehen sollten, sind jetzt erforderlich.

Es wird klar, wie wichtig das Bewegungsangebot im frühen Kindesalter ist. Doch in diese Entwicklungsphase fällt der Eintritt in die Schule. Das Bewegungsregime wird radikal beschnitten. Das Stillsitzen stellt selbst bei gelegentlichen Unterbrechungen eine unphysiologische Belastung für das Kind dar. Die genetisch geplanten Reifungsvorgänge können nicht optimal ablaufen, da die Bewegungsreize nicht ausreichen und die dominierende einseitige Belastung der Natur des Kindes widerspricht.

Dabei wäre es fast egal, wie sich das Kind bewegt. Es bedarf keines ausgeklügelten «Trainingsplanes», um die natürliche Entwicklung zu stimulieren. Das Kind findet instinktiv die richtige Aktivität, wenn es nur die Gelegenheit dazu hat. Die Realität sieht jedoch anders aus. Neben der schulisch verordneten «Ruhe» gewinnen die oben aufgeführten «Freizeitpassivitäten» immer mehr an Raum. Die Folge sind Störungen der natürlichen Reifung. Bei vielen Kindern verzögert sich die muskuläre Entwicklung. Bauch und Gesäßmuskeln erreichen nicht die erforderliche Kraft. Das Becken richtet sich nicht vollständig auf. Im Zusammenhang damit kommt es zur Prägung ungünstiger Stereotypien, die die genannten Muskeln vernachlässigen. So werden zum Beispiel beim Gehen wichtige Muskeln «vergessen». In der Folge schwächen sie sich ab. Andere beginnen sich zu verspannen. Das Bewegungssystem gerät aus der Balance. Die Schreib- und Lesehaltung (an meist unphysiologisch gestalteten Möbeln) führt auch im Bereich des Schultergürtels und des Kopfes zu Störungen. Auch hier werden die Gelenk-Muskel-Gleichgewichte verschoben.

Bei dieser Fehlentwicklung wird eine eigentlich vorteilhafte Eigenschaft des reifenden Organismus in einen Nachteil umgekehrt. Diese besteht nach dem «MARK-JANSEN-Gesetz» darin, daß sich der Organismus, der sich im Wachstum befindet, besonders gut an Entwicklungsreize anpaßt, und dies um so mehr, je schneller er sich entwickelt. Das bedeutet aber eben auch, daß die Fehlentwicklung unter negativen Verhältnissen besonders gründlich gelingt.

Gestörte Bewegung – Gestörte Haltung

Es geht um Kopf und Kragen

Viele Alltagsbelastungen – wie etwa die Dauerbeanspruchung am Schreibtisch – bedeuten für *Hals und Kopf* fast immer Vorneigung. Sie werden aus ihrer idealen Balance gelenkt. Wenn wir etwas beobachten und aufmerksam verfolgen, kommt eine weitere Komponente hinzu: Um nun geradeaus sehen zu können, sind wir gezwungen, den Kopf zusätzlich zur Halsvorneige in das Genick zu ziehen. Dazu werden vor allem die obersten Gelenke der Wirbelsäule im Übergang zum Schädel (Kopfgelenke) benutzt. Es kommt aber auch in anderen Etagen der Halswirbelsäule (oft zwischen sechstem und siebtem Halswirbel) zu Verschiebungen der Gelenkbalance. Wird das zum Dauerzustand, so bleibt diese Position auch in anderen Situationen erhalten, wird habituell. Wir haben die Fehlhaltung erlernt, sie wird zur Stereotypie.

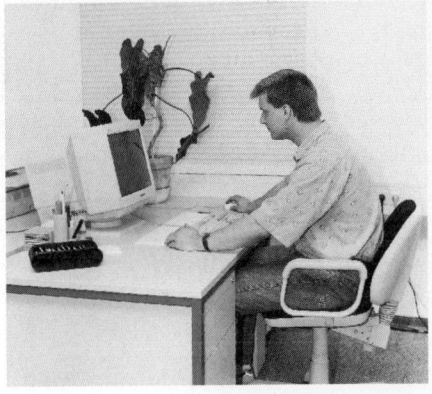

Typische Fehlhaltung des Kopfes am Computer

Doch nicht nur Arbeitshaltungen sind als Ursache für die gestörte Kopfbalance zu sehen, auch psychische Faktoren scheinen diese zu beeinflussen. So fielen uns Kinder auf, die diese Haltung von ihren Eltern kopierten. Die täglich zu Hause «vorgeführte» Haltung wurde als nachahmenswert empfunden, eine Gewohnheit geprägt. Bei großgewachsenen Menschen können wir zuweilen beobachten, daß diese versuchen, sich der kleiner gewachsenen Umwelt anzupassen. Unbewußt wird der Kopf «eingezogen».

Ausgangspunkt ist die unökonomische Steuerung des Kopfes. Diese Haltung verändert die harmonische Statik der Halswirbelsäule und beansprucht sie damit verstärkt. Durch das Auslenken des vergleichsweise schweren Kopfes aus der Balancestellung werden die Muskeln, aber auch die Knochen und Knorpel der Halswirbelsäule zur dauernden Haltearbeit gezwungen. Für die obersten «Etagen» der Wirbelsäule – die Kopfgelenke – wird die Rückneige zum «Normal»-Zustand. Jedes Gelenk, das so wie diese ständig in einer Endstellung verharren muß, beginnt

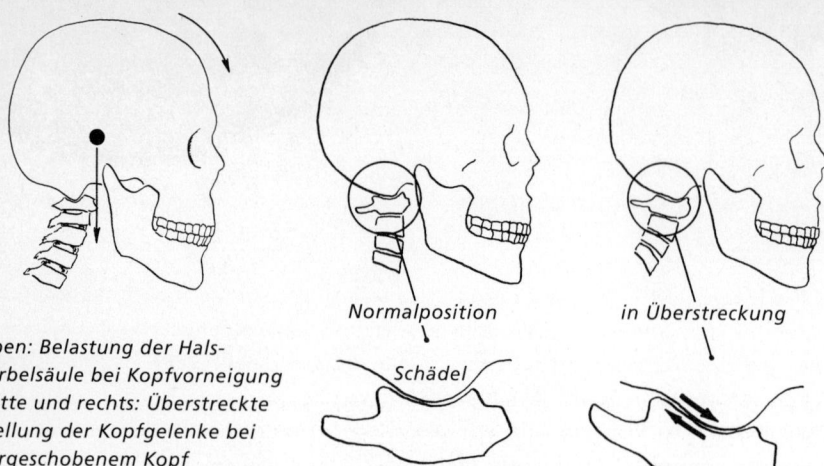

Normalposition   *in Überstreckung*

Schädel

1. Halswirbel (Atlas)

*Oben: Belastung der Hals-
wirbelsäule bei Kopfvorneigung
Mitte und rechts: Überstreckte
Stellung der Kopfgelenke bei
vorgeschobenem Kopf*

zu schmerzen. Ein Beispiel: Beläßt man den Ellenbogen in einer völligen Streckung oder Beugung, so wird er sich nach einiger Zeit mit Schmerzsignalen melden.

Es kann sich eine Kette weiterer Störungen anschließen, so etwa Blockierungen, die eine normale Beweglichkeit behindern. Blockierungen sind zunächst Schutzreaktionen. Indem das Gelenk sich für bestimmte Bewegungsrichtungen sperrt, baut es eine Barriere gegen die Überbelastung auf. Die Blockierung ist in der Regel vorübergehend und kann wieder aufgehoben werden. Sie kann im Prinzip an jedem Gelenk auftreten. Bleibt die Ursache – in unserem Fall die beschriebene Kopffehlhaltung – über längere Zeit bestehen, so kann sie sich erneut einstellen und letztlich zu einem Dauerzustand werden. In der Folge sind weitere Beeinträchtigungen möglich, auf die etwas später eingegangen werden soll.

*Gestörte Muskelbalance infolge Kopf-
fehlhaltung (verspannte Muskeln fett
gesetzt)*

*kurze
Nackenmuskulatur*

*Trapezmuskel
(absteigender Teil)*

*vorderer
Kopfwender*

*vordere tiefe
Halsmuskulatur*

Die beschriebene Fehlsteuerung wirkt sich auch auf die muskulären Gleichgewichte aus. Einige Muskeln werden für die Aufrechterhaltung der ungünstigen Haltung verstärkt beansprucht. Sie verspannen sich. Zu diesen zählen die rückseitigen Muskeln der Wirbelsäule sowie die Nackenmuskulatur, die als «Haltetau» fungieren. Der vordere Kopfwender sorgt für das Vorschieben des Kopfes. Im Bereich der obersten Wirbel (Kopfgelenke) kommt es zu einer gestörten Muskelbalance, die die überstreckende Muskulatur überlastet, während die nach vorn neigenden tiefen Halsbeuger kaum eingesetzt werden und sich abschwächen.

Balanceverschiebungen des *Schultergürtels* stehen einerseits mit der Kopfhaltung in Zusammenhang. Sie werden jedoch vor allem von den dominierenden Armhaltungen und -bewegungen sowie der Atmung beeinflußt.

Die wichtigste Funktion am Schultergürtel besitzen die Schulterblätter. Sie haben auf dem Brustkorb einen großen Bewegungsspielraum und bestimmen die Position der Schultern. Als Teil des Schultergelenks stellen sie die «Aufhängung» der Arme dar. Die Bewegungen der Arme werden durch solche der Schulterblätter unterstützt.

Bei den heute dominierenden Arbeitshaltungen müssen die Arme fast ausschließlich vor dem Körper agieren. Das Vorbringen der Arme erfolgt nicht nur im Schultergelenk, sondern wird vom Schultergürtel unterstützt, indem das Schulterblatt von der Brustkorbrückseite nach vorn-außen wandert und z. T. auch noch hochgezogen wird. Die beschriebene Stellung bedeutet den vermehrten Einsatz der Brust- und Nackenmuskeln. «Vergessen» werden die Muskeln, die die Schulterblätter nach unten und zur Wirbelsäule ziehen und dadurch abschwächen.

Wir finden in der Folge um das Schulterblatt herum mehrere Muskelpaare, die in ihrer gegenseitigen Balance beeinträchtigt sind:
- die verspannten Nackenmuskeln und die zu schwachen unteren Schulterblattmuskeln,
- die vermehrt aktive Brustmuskulatur und die zwischen den Schulterblättern gelegenen abgeschwächten Muskeln.

Schultergürtel von oben gesehen

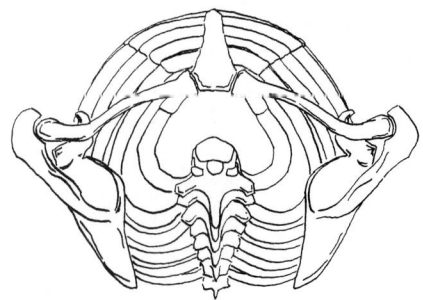

*Dysbalance: Verspannte Nacken-
muskeln – abgeschwächte untere
Schulterblattmuskeln*

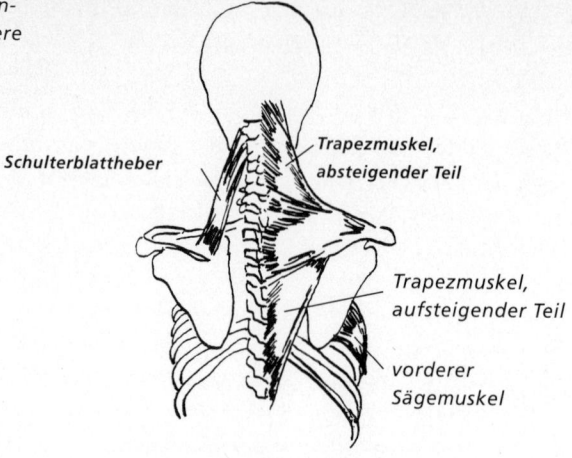

Schulterblattheber

Trapezmuskel,
absteigender Teil

Trapezmuskel,
aufsteigender Teil

vorderer
Sägemuskel

*Dysbalance: Verspannte Brust-
muskeln – abgeschwächte
Zwischenschulterblattmuskeln*

Brustmuskulatur

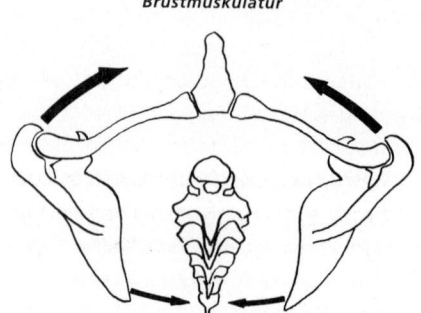

Zwischenschulterblattmuskeln

Doch nicht nur die Stereotypien der Haltung sind aus dem Gleichgewicht, sondern auch die der Armbewegungen. Eine isoliert im Schultergelenk ausgeführte Armabspreizung würde lediglich eine Auslenkung bis zur Seithalte erlauben. Bewegungen, die dieses Maß überschreiten, werden erst durch eine Drehung des Schulterblattes möglich. Es wandert dabei (bewirkt durch den vorderen Sägemuskel) mit seinem unteren Winkel nach außen, während der obere innere Winkel nachgeben muß. Gleichzeitig zieht die Nackenmuskulatur den äußeren Winkel nach oben. Auf diese Weise wird die Ebene des Schultergelenks so gedreht, daß der Arm bis zur Senkrechten angehoben werden kann. Diese Schulterblattmitbewegungen sind bei Arbeiten am Schreibtisch in der Regel nicht erforderlich. Hier genügt die Aktion des Schultergelenks.

Aber die Arbeitsteilung zwischen Schultergelenk und Schultergürtel ist oft gestört. Das Schulterblatt bewegt sich schon bei den kleinsten Armbewegungen mit.

Schulterblattmitbewegungen beim Armheben, gestört (links) und harmonisch (rechts)
(es werden die jeweils dominierenden Muskeln benannt)

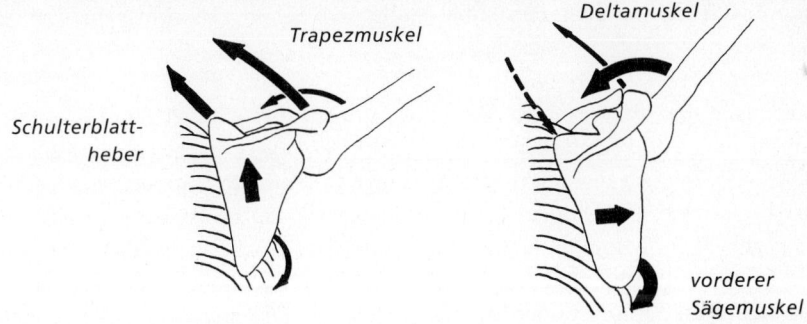

Der Anteil am Bewegungsablauf wird vom Schultergelenk zum Schulterblatt hin verschoben. Das führt dazu, daß die Nackenmuskulatur buchstäblich bei jeder Handbewegung aktiv ist und im Alltag kaum noch zur Ruhe kommt, während die eigentliche Armhebemuskulatur vernachlässigt wird.

Im Zusammenhang mit der gestörten Armaktion finden sich gleich mehrere Ungleichgewichte der muskulären Funktion:

Einerseits kommt es zu Unstimmigkeiten der Nackenmuskeln. Die beiden benachbarten Muskeln Schulterblattheber und oberer Trapezmuskel arbeiten beim Hochziehen der Schultern zusammen. Das Drehen des Schulterblatts aber erfordert entgegengesetztes Arbeiten. Während der Trapezmuskel anspannt, sollte der Schulterblattheber nachgeben, um den oberen inneren Schulterblattwinkel herabsinken zu lassen. Dieses umgekehrte Muskelspiel ist häufig gestört. Beide Muskeln spannen an, behindern sich gegenseitig und damit auch die Rotation des Schulterblattes bei der Armhebung.

Andererseits werden die Nackenmuskeln (Trapezmuskel) stärker, die armhebenden Muskeln (vor allem Deltamuskel und Obergrätenmuskel) weniger angesprochen, was letztere abschwächen läßt.

In ähnlicher Weise ist auch die Balance zwischen den muskulären Gegenspielern Nackenmuskeln und vorderer Sägemuskel gestört.

Die schlechte Koordination von Bewegungen des Schultergürtels bewirkt in jedem Fall eine vermehrte Beanspruchung der Nackenmuskulatur. Das bedeutet Nackenanspannung, wenn wir zeichnen, schreiben oder eine Tasse zum Mund führen, und bei fast allen anderen Bewegungen der Hände – also ständig. Die Folge sind Verspannungen. Diese können durch psychische Anspannung noch begünstigt oder sogar weitgehend provoziert werden.

Das Nachvornefallen der Schultern stört die Gesamtstatik und führt zu vermehrter Belastung. Dieses Bild ist kombiniert mit der beschriebenen Kopffehlhaltung und meist auch mit einer verstärkten Krümmung der *Brustwirbelsäule*. Auch hier finden wir eine muskuläre Entsprechung. Die rückenstreckenden Muskeln dieser Region werden – wie die benachbarten unteren Schulterblattmuskeln – zuwenig aktiviert, sind häufig abgeschwächt.

Die Störungen der verschiedenen Abschnitte Kopf, Hals, Schultern und Brustwirbelsäule bedingen und verstärken sich gegenseitig, ergeben ein typisches komplexes Bild. Mediziner haben diesem Symptomkomplex Namen wie «oberes gekreuztes Syndrom» (JANDA, 1994) oder «Syndrom der cervikalen Fehlsteuerung» (RIZZI, 1979) gegeben. Im Mittelpunkt steht die überlastete Nackenmuskulatur. Sie soll sowohl bei der Kopfsteuerung mitwirken als auch mit Schulter- und den anderen Schulterblattmuskeln koordiniert arbeiten. Unter den Bedingungen des «modernen» Arbeitens ist das nicht mehr möglich. In der Region des Schultergürtels mit ihren Nachbarabschnitten sind massive Fehlentwicklungen des Muskel-Skelett-Systems zu finden.

Das schwankende Fundament

Das Becken – Fundament der Wirbelsäule

Das Becken nimmt die Last des Oberkörpers auf und gibt sie über die Hüftgelenke an die Beine weiter. Es ist über das Kreuzbein unmittelbar mit der Wirbelsäule verbunden, sozusagen ein Teil von ihr. Die Stellung des Kreuzbeines bildet die Standfläche für die darübergelegenen Abschnitte der Wirbelsäule. Steht diese Unterlage (zum Beispiel als Folge unterschiedlicher Beinlängen) schief, so wird die Balance der Wirbelsäule gestört. Sie muß nun versuchen, durch größeren Muskeleinsatz die Asymmetrie zu kompensieren. Seitenungleichheiten im Wirbelsäulenverlauf und Überlastungen einzelner Abschnitte sind die Folge.

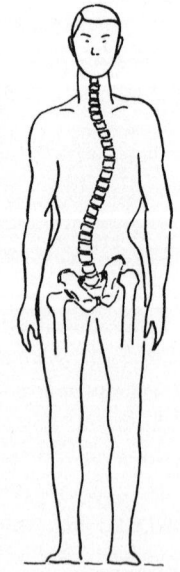

Betrachtet man von der Seite die Stellung des Beckens, erkennt man ihren großen Einfluß auf die Statik der Wirbelsäule. In seiner natürlichen Position im Beckenring ist das Kreuzbein leicht nach vorne gekippt. Da die Deckplatte des Kreuzbeines gleichzeitig die Standfläche für den untersten Lendenwirbel ist, neigt sich auch das Fundament der Wirbelsäule nach vorne.

Veränderungen des Wirbelsäulenverlaufs bei Schiefstand des Beckens

Man könnte den Eindruck haben, daß – wie bei jedem «Bauwerk» – eine völlig horizontale Unterlage eine bessere Basis darstellen würde. Das trifft jedoch nur zu, wenn das «Gebäude» unbeweglich steht. Unsere Wirbelsäule hat aber auch Bewegungs- und Federfunktionen zu erfüllen. Das Kreuzbein trägt dem Rechnung, indem es sich in die Kurve der unteren Lendenwirbelsäule einordnet und an den Federbewegungen teilnimmt. Es ist in der Lage, durch ein Nicken nach vorne die Federung zu unterstützen, was letztendlich eine Entlastung der Bindegewebe bedeutet. Dieses geringfügige Vornicken erfolgt in einer «elastischen Aufhängung» an den beiden Beckenschaufeln (Kreuzbein-Darmbein-Fuge). Damit ist selbst der relativ starre Beckengürtel an Bewegungen beteiligt.

Aus statischer Sicht führt das zu einem Problem: Die Vorneigung der Standfläche des untersten Lendenwirbels bewirkt, daß dieser ständig bestrebt ist, nach vorne abzugleiten. Mehrere Sicherungsmechanismen verhindern jedoch das Vorgleiten des Wirbels. So ist der Wirbel an seinem unteren Partner über kleine Gelenke eingehakt, um sich «festzuhalten». Vom Becken aus stabilisieren Bänder ebenso wie der Druck, der durch die Bauchmuskulatur von vorne her ausgeübt wird. Auch wird die Wirbelsäule durch eigene Bänder sowie eine stabile Bandscheibenkonstruktion gehalten. Bei ausgeglichener Statik reichen diese Sicherungen aus. Federung und Stabilität sind zur selben Zeit gegeben.

Jede Abweichung von dieser optimalen Stellung stört die Harmonie des Systems. Solche Störungen ergeben sich einerseits bei ungünstigen angeborenen Beckentypen. Andererseits können wir die gestörte Beckenbalance auch durch Fehlverhalten hervorrufen, wobei sich das Stehen und Gehen einerseits und das Sitzen in ihrer Wirkung voneinander unterscheiden.

Zwei *Beckentypen* weichen vom harmonischen Aufbau des «Normalbeckens» ab:

Das *hohe Becken* ist durch hoch aufragende Beckenschaufeln gekennzeichnet, wobei das Kreuzbein aufgerichtet ist, d. h. fast senkrecht steht. Diese Steilstellung hat zur Folge, daß die Standfläche der Lendenwirbelsäule nahezu waagerecht ist. Die Federwirkung ist jetzt deutlich eingeschränkt. Beim Gehen auftretende Kraftspitzen erreichen die Bandscheiben ungedämpft und können über längere Zeit hinweg Schaden anrichten. Dieser Effekt wird noch verstärkt, wenn die Wirbelsäule zu flache Krümmungen aufweist und dadurch nur vermindert federn kann. Die Kombination eines hohen Beckens mit einem Flachrücken ist relativ häufig anzutreffen.

Das *Überlastungsbecken* ist demgegenüber flach gebaut und weist ein stark gekipptes Kreuzbein auf. Die Neigung der Standfläche für die Lendenwirbelsäule ist groß. Daraus resultieren einerseits eine gute Federung, andererseits aber auch hohe Schubkräfte für die untersten Wirbel. Die Sicherungsmechanismen werden stärker

Beckentypen nach GUTMANN
Das «hohe Assimilationsbecken» begünstigt nach Lewit eine gewisse Überbeweglichkeit
der untersten Wirbelsäulensegmente und gefährdet die Bandscheibenstruktur. Das
«Überlastungsbecken» beeinträchtigt ebenfalls den Übergang Wirbelsäule–Becken, wirkt
sich darüber hinaus auch auf Hüft- und Kniegelenke negativ aus.
Von links nach rechts: hohes Assimilationsbecken, Normal- oder Blockierungsbecken,
horizontales oder Überlastungsbecken. P = Promontoriumlot

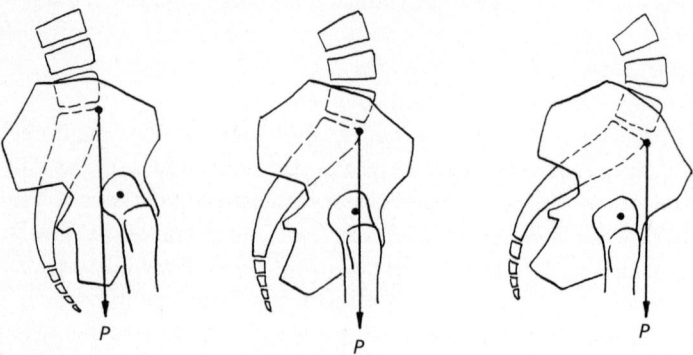

beansprucht und können auf Dauer Schaden nehmen. Das Überlastungsbecken ist häufig mit einem Hohlkreuz kombiniert.

Die genetisch bedingte Ausstattung ist uns vorgegeben und läßt sich nicht korrigieren. Wir haben aber die Möglichkeit, die sich daraus ergebenden Risiken zu reduzieren, etwa durch die Wahl des richtigen Schuhwerks oder durch Körperübungen. Ein wirkungsvolles Übungsprogramm sollte unbedingt die individuellen Gegebenheiten berücksichtigen. Die Steilstellung des Kreuzbeins beim hohen Becken erfordert Übungen, die dessen Neigung nach vorn bewirken, um eine harmonische, funktionsgerechte Wirbelsäulenkrümmung zu erreichen. Ein Aufrichten des Beckens im Sinne einer weiteren Abflachung der Wirbelsäule im Lendenbereich könnte hier Schaden anrichten. Umgekehrt ist es nicht sinnvoll, das Becken weiter zu kippen und damit ein Hohlkreuz noch zu verstärken, wenn die Basis der Wirbelsäule bereits zu weit nach vorn gekippt ist. Hier ist Aufrichtung günstig. Eine Bestimmung der statischen Verhältnisse im Bereich von Becken, Hüftgelenken und Lendenwirbelsäule sollte deshalb nach Möglichkeit den Übungen vorausgehen.

Verhaltensbedingte Störungen der Beckenstatik kommt eine ebenso große Bedeutung zu. Sie haben ihre Ursache im falschen Gebrauch der Muskeln und Gelenke in Ruhe und Bewegung.

Wie bereits gezeigt wurde, kann es im jüngeren Schulalter zu einer Verzögerung oder Verminderung der Beckenaufrichtung kommen. Verstärktes Hohlkreuz und eine bleibende leichte Hüftgelenksbeugung sind die Folge. Abschwächungen von

Bauch- und Gesäßmuskeln begleiten das Bild. Später folgen Verspannungen verschiedener Muskeln. In welchem Umfang die Statikstörungen des Erwachsenen auf eine solche Entwicklung in der Kindheit zurückgehen, ist nicht genau zu sagen. Mit Sicherheit spielen auch die später stattfindenden Fehlbelastungen eine Rolle. Hier sind – neben berufstypischen Belastungen – Bewegungsstörungen beim Gehen und die muskuläre Steuerung der Sitzhaltung zu nennen.

Unökonomisches Gehen

Wir verlagern beim Gehen – im Unterschied zum Vierfüßer – den Körperschwerpunkt nach vorne. Damit wird die Statik instabil, und wir würden auf die Nase fallen, wenn wir uns nicht mit einem Bein abfingen. Gehen heißt also: permanentes «Nachvornefallen» und Abfangen. Dazu wird zunächst ein Bein nach vorne geführt und aufgesetzt. Dies ist mit einer Beugung im Hüftgelenk verbunden und macht in der Regel keine Probleme. Der zweite Teil des Schrittes, das Abdrücken nach hinten, beinhaltet das Rückführen des Standbeins. Daran sind mit dem Kniegelenk, dem Hüftgelenk und der Lendenwirbelsäule gleich drei gelenkige Abschnitte beteiligt. Häufig wird dabei die Streckung in der Hüfte vernachlässigt, was die benachbarten Regionen teilweise kompensieren. Das Knie und die Lendenwirbelsäule übernehmen einen Teil der Bewegung. Es kommt bei großen Schritten zu einem Vornicken des Beckens, wobei die Gesäßmuskeln wenig oder gar nicht aktiviert werden. Sie schwächen sich ab, deren Nachbarmuskeln hingegen tendieren eher zu Verspannungen.

Becken beim Gehen: links aufgerichtet, rechts vorgekippt

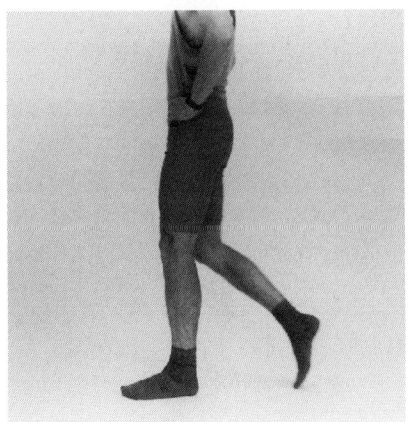
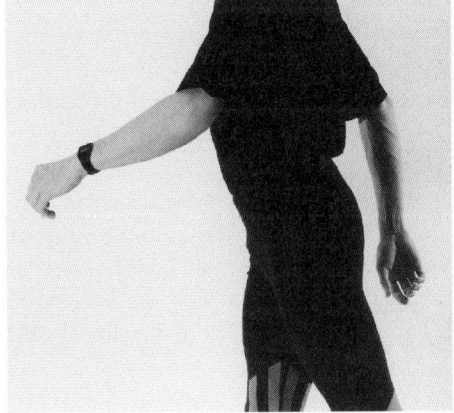

Gestörte muskuläre Balance am Becken
(verspannte Muskeln mit dickem, abgeschwächte mit dünnem Pfeil)

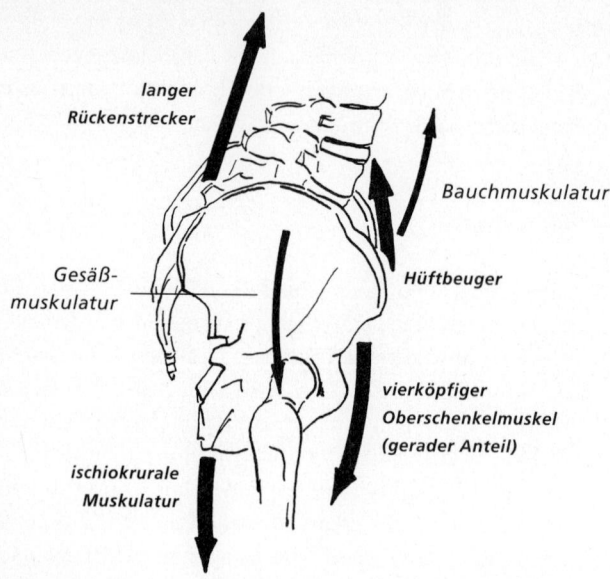

langer
Rückenstrecker

Bauchmuskulatur

Gesäß-
muskulatur

Hüftbeuger

vierköpfiger
Oberschenkelmuskel
(gerader Anteil)

ischiokrurale
Muskulatur

Durch tägliche tausendfache Wiederholung eines solchen Ablaufs prägt sich ein gestörtes Muster. Es kommt zu einem typischen Bild muskulärer Funktionsstörungen mit abgeschwächten beckenaufrichtenden Muskeln des Bauches und des Gesäßes sowie verspannten beckenvorkippenden Muskeln (Hüftgelenksbeuger, Rückenstrecker im Lendenbereich). Die gestörte Muskelbalance zeigt sich auch in einer gestörten Beckenbalance. Es neigt sich nach vorn. Damit werden wiederum die oben beschriebenen Statikprobleme der untersten Wirbel verstärkt. Kommt zu einem gestörten Gangablauf ein ungünstiger Beckentyp (Überlastungsbecken), verstärken sich beide Effekte. Der Übergang zwischen Becken und Wirbelsäule wird überlastet.

Betrachten wir das Gehen von hinten oder vorne, so können wir beurteilen, wie das Becken während der Einbeinphase stabilisiert wird. In diesem Zeitraum (85 % der Zeit) wirkt das nach vorne schwingende Bein nicht als Stützpfeiler, sondern als zusätzliche Last. Das Becken, das ja auch noch mit dem Oberkörper belastet ist, muß am Hüftgelenk des Standbeins gehalten werden, wenn es nicht auf der ungestützten Seite absinken soll. Dabei treten enorme Kräfte auf, denn der Kraftarm für die zuständigen Muskeln (die Beinabspreizer) ist wesentlich kürzer als der Hebelarm, an dem die Last ruht. Die beinabspreizenden Muskeln haben also weniger die Aufgabe, das Bein zur Seite zu bringen, als das Becken zu stabilisieren. Gelingt dies nicht hinreichend, so wird das Becken beim Gehen instabil und kippt abwechselnd

Beckenstabilisierung beim Gehen; links stabilisiert, rechts mit Seitkippung

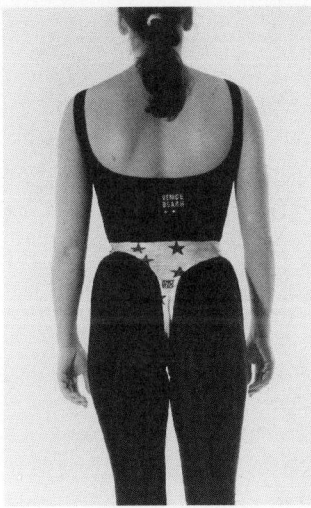 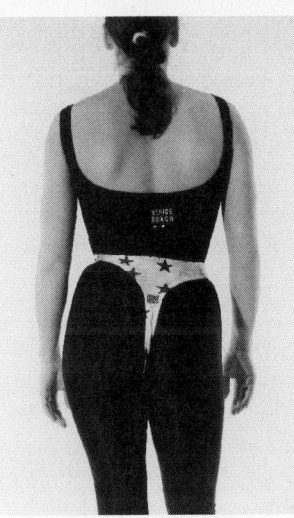

zu den Seiten ab oder hebt die Schwungbeinseite übermäßig stark an. Diese zusätzliche Bewegung des Beckens stellt für den Übergang zur Lendenwirbelsäule und damit für die unterste Bandscheibe eine weitere unnatürliche Beanspruchung dar. Diesem Bild entspricht, daß die Arbeitsteilung der an der Hüftaußenseite befindlichen beinabspreizenden Muskeln gestört ist. Der hauptsächlich zuständige Teil der Gesäßmuskulatur ist häufig zu schwach. Demgegenüber ist der Schenkelbindenspanner, der vorwiegend stabilisieren soll, oft verspannt.

Gestörte Balance der hüftabspreizen-
den Muskeln
(Der dicke Pfeil deutet die Verspan-
nungstendenz des Schenkelbinden-
spanners an; der mittlere Gesäß-
muskel neigt – obgleich ebenfalls mit
abspreizender Funktion –
demgegenüber eher zur
Abschwächung)

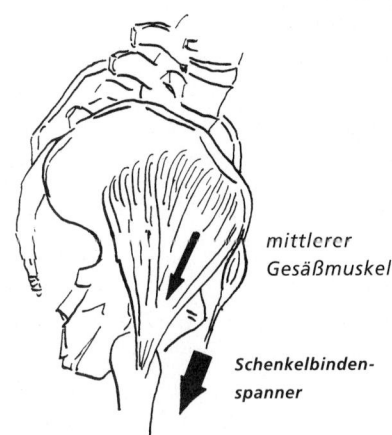

mittlerer
Gesäßmuskel

Schenkelbinden-
spanner

Sitzen – die schlechteste Art, unseren Körper zu lagern

Die Auswirkungen einer ungünstigen Sitzhaltung auf den Schultergürtel und die Kopfhaltung wurden bereits dargestellt. Aber auch der Beckenbereich wird meist völlig unnatürlich beansprucht. Das übliche «rechtwinklige» Sitzen, bei dem Knie- und Hüftgelenke in die Form des rechten Winkels gepreßt werden, führt zu einem Zurückrollen des Beckens. Der rechte Winkel zwischen Beinen und Rumpf kommt dabei nur zu zwei Dritteln in den Hüftgelenken zustande, während das restliche Drittel durch die veränderte Beckenstellung beigesteuert wird.

Auf diese Weise gerät die Wirbelsäule in eine Stellung, die ihrer Natur widerspricht. Die dabei auftretende Position der Wirbel des unteren Abschnittes zueinander finden wir sonst nur, wenn wir uns nach vorne beugen. Das schadet an sich nicht, wenn es für kurze Zeit geschieht. Doch wir sitzen stundenlang! Die unteren Bandscheiben sind dabei sehr ungünstigen Druckverhältnissen ausgesetzt. Sie werden an der Vorderseite stark komprimiert und an der Rückseite zum Teil sogar gedehnt. Der im Innern der Bandscheibe befindliche Gallertkern wird nach hinten gedrückt. Auch Bänder und Knorpel erfahren eine höhere Beanspruchung. Es kann schließlich sogar zu Veränderungen der knöchernen Wirbelkörper selbst kommen.

Ein wichtiger Punkt kommt hinzu: *Wir sitzen statisch.* Die Unterlage ist fest und unbeweglich wie ein Felsblock. Damit werden Bewegungen im Beckenbereich und Balancekorrekturen weitgehend unterdrückt und einige Muskeln «ausgeschaltet». Dazu zählen die Bauchmuskulatur, die in der Sitzhaltung ohnehin erschlafft ist, und die Gesäßmuskulatur, die in der gebeugten Hüftposition keine Aufgabe hat. Es sind genau die Muskeln, die im Stehen die Beckenkippung nicht verhindern können, da sie zu schwach sind und auch den Ablauf des Gehens stören. Sitzmöbel,

Konventionelle rechtwinklige Sitzhaltung

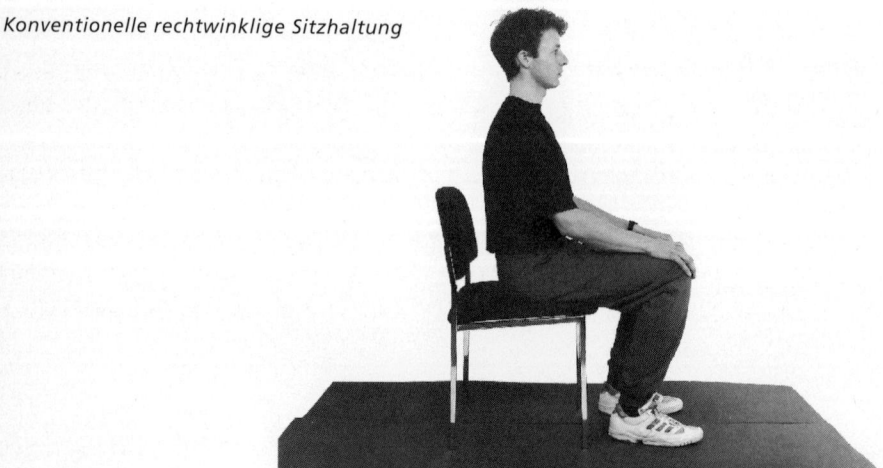

Überforderung der Bänder durch schlechte Sitzhaltung

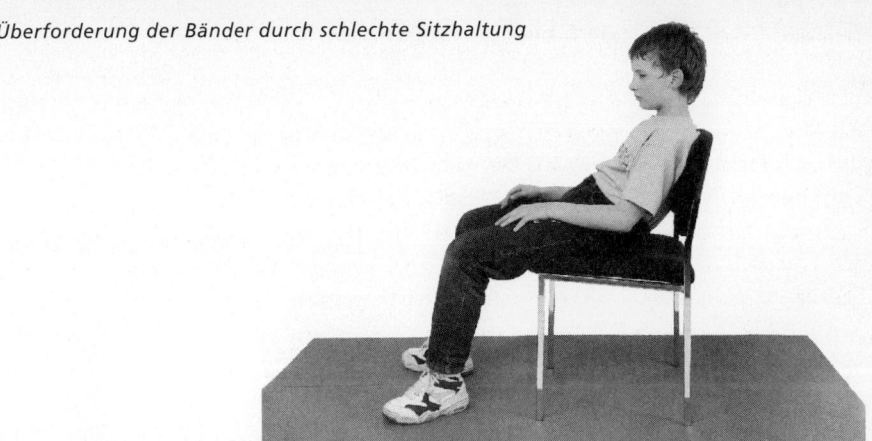

deren Stützen und Lehnen uns fast wie ein Korsett umfangen und damit auch den letzten aktiven Muskeln die Arbeit wegnehmen, fördern die Passivität zusätzlich.

Wenn die Muskeln sich weniger am Haltungsgeschehen beteiligen, werden die verbleibenden Haltemechanismen – also Bänder und Knorpel – stärker beansprucht, und das monoton, ohne Unterbrechung. Geschieht dies wiederholt und über längere Zeit, so verändern sie sich. Das heißt konkret: Bänder verlängern sich, und Knorpel werden im Gewebe gelockert. Die Folge ist die Verminderung der Stabilität des jeweils betroffenen Wirbelsäulenabschnittes. Die statische Sitzhaltung bewirkt letztlich auch für die Steuerung der Muskeln einen ungünstigen Effekt.

Aber auch auf die koordinative Steuerung unserer Bewegungen wirkt sich die Sitzmonotonie negativ aus. Es gibt nur ein Minimum an Körperreizen, die Sensibilität des eigenen Körpers wird nicht gefordert. Fähigkeiten wie Körpergefühl und feinsinnige Regulation, die gut ausbalancierte Haltung ausmachen, werden abgestumpft.

Sitzen in der herkömmlichen Form stellt also eine insgesamt unnatürliche Beanspruchung dar, die auf Dauer schädigt. Von unseren Alltagsbelastungen ist es die am wenigsten natürliche Art, den Körper zu lagern. Wir kommen jedoch nicht ohne das Sitzen aus. Also sollten wir darauf achten, wie wir sitzen und wie lange. Jeder hat es in der Hand, dafür zu sorgen, daß Sitzen für ihn weniger schädlich ist. Deshalb werden wir das Thema an späterer Stelle wiederaufgreifen.

Mögliche Folgen aus Sicht des Mediziners

Zu den Hauptaufgaben der Wirbelsäule gehört neben der Gewährleistung der Balance die Wahrnehmung von Bewegungs-, Stütz- und Schutzaufgaben. Funktionsstörungen müssen sich also in der Beeinträchtigung dieser Eigenschaften bemerkbar machen. Die häufigste Störung besteht in einer Einschränkung der Beweglichkeit. Da die Wirbelsäule stets als Ganzes reagiert, wirkt sich jede Veränderung auch auf die übrigen Abschnitte und Funktionskomponenten des Achsenorgans aus. Diese Störungen führen zwar zur Entstehung von Schmerzsignalen. Sie sind einerseits so gering, daß sie uns nicht bewußt werden, andererseits aber stark genug, um in anderen Wirbelsäulenabschnitten Reaktionen, Störungen und auch Schmerzen hervorzurufen. Bei diesen Abschnitten handelt es sich um die Übergänge zwischen Kopf und Halswirbelsäule, zwischen Hals- und Brustwirbelsäule, zwischen Brust- und Lendenwirbelsäule sowie zwischen Lendenwirbelsäule und Becken. In diesen Regionen häufen sich Krankheiten und Beschwerden. Die wichtigsten sollen hier erwähnt werden.

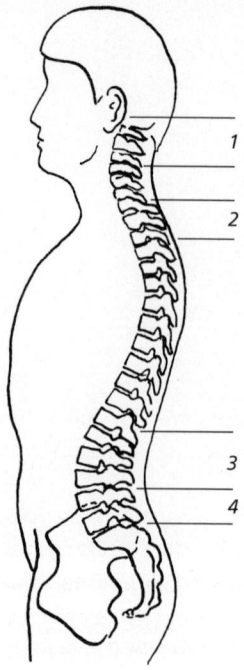

Schlüsselregionen der Wirbelsäule

Schultergürtel und obere Extremitäten

Cervicocranialsyndrom

Abhängig von der beruflichen und psychischen Belastung, klagen viele Patienten über Schmerzen im Bereich des Nackens und des Schultergürtels. Die Beschwerden beginnen meist am mittleren oberen Winkel des Schulterblattes und ziehen entsprechend dem Verlauf des Schulterblatthebers den Nacken hoch. Die Beweglichkeit der Halswirbelsäule wird schmerzhaft eingeschränkt. Es stellen sich häufig Kopfschmerzen ein, die zunächst am Hinterkopf beginnen, dann aber über den ganzen Schädel ausstrahlen und ein schweres Krankheitsgefühl mit sich bringen können. Zuweilen halten die Beschwerden tagelang an und erinnern an einen schweren Migräneanfall. Schmerzmedikamente sind meistens wirkungslos; auch physiotherapeutische Maßnahmen bringen bestenfalls Erleichterung für Stunden, nicht selten aber verschlimmern sie das Befinden der Patienten, weil sie in der aku-

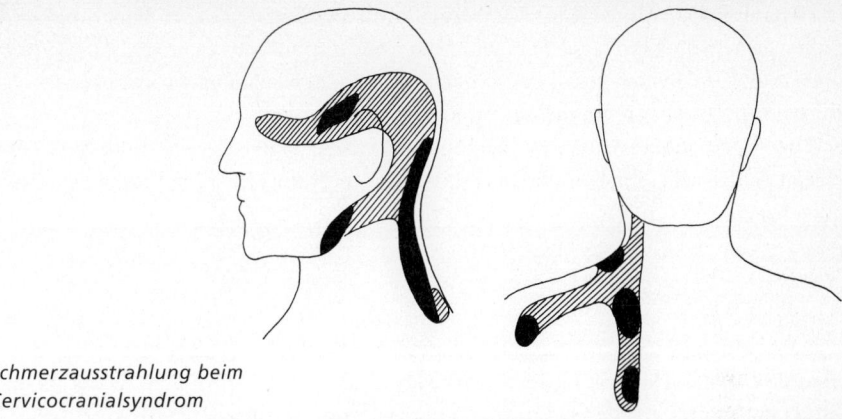

Schmerzausstrahlung beim
Cervicocranialsyndrom

ten Krankheitsphase einen zu starken Reiz darstellen. Wegen der Verkettung von Störungen im Hals- (Cervix-) und Kopf- (Cranium-)Bereich wird dieses Krankheitsbild Cervicocranialsyndrom genannt.

Cervicobrachialsyndrom

Da aus der Halswirbelsäule auch die nervöse Versorgung der oberen Extremitäten erfolgt, können sich Störungen und Erkrankungen aus diesem Abschnitt des Achsenorgans auf Schultern und Arme auswirken. So können die Schmerzen im Bereich des Schultergürtels nicht nur in den Hinterkopf, sondern auch in Richtung Schultergelenk, Ellenbogengelenk und Finger ausstrahlen. Dabei werden in Abhängigkeit von der gestörten Etage der Halswirbelsäule die Krankheitszeichen unterschiedlich ausfallen. So kann z.B. eine Störung im 6. Halssegment Schmerzen hervorrufen, die von der Schulter über den Ellenbogen (Speichenseite) bis zu Daumen, Zeige- und Teilen des Mittelfingers führen, während eine Irritation zwei Etagen tiefer Schmerzausstrahlungen über die

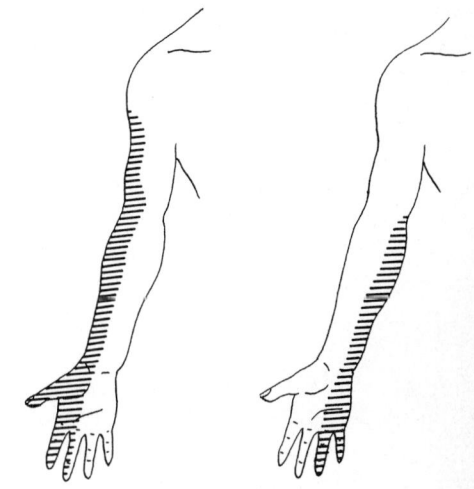

Versorgungsgebiet des Nervus radialis
(links) und des Nervus ulnaris (rechts)

Ellenseite des Ellenbogens bis zum Ring- und Kleinfinger mit sich bringt. In diesen Fällen treten überraschend Schmerzen bei bestimmten Bewegungen auf. Typisch wäre z. B. für den ersten Fall der plötzlich einsetzende Schmerz am speichenseitigen Ellenbogenrand beim Eingießen von Kaffee.

Die engen funktionellen Beziehungen zwischen Hals (Cervix) und Arm (Brachium) haben diesem Krankheitsgeschehen den Namen Cervicobrachialsyndrom eingebracht.

Cervicocardialsyndrom

Das Rückenmark der Halswirbelsäule entsendet auch Nervenfasern zu einer Reihe innerer Organe. Deshalb können sich Erkrankungen und Störungen dieses Wirbelsäulenabschnitts auf deren Funktionen auswirken. Als typisches Beispiel soll das Cervicocardialsyndrom (Cervix = Hals, Cor = Herz) genannt werden: Irritationen in der Halswirbelsäule und/oder dem Schultergürtel können sogar bei einem gesunden Herzen Empfindungen auslösen, die einem schweren Herzanfall oder gar Herzinfarkt ähneln.

Lenden-, Becken-, Hüftregion

Während in den oberen Extremitäten die Bewegungsfunktion/Greiffunktion überwiegt, haben die unteren Extremitäten sowohl Stützfunktion als auch Bewegungsfunktion. Breitflächige Knochenfortsätze in der Lendenwirbelsäule und im Beckenbereich bieten den kräftigen Rückenmuskeln gute Ansatzmöglichkeiten, um beide Funktionen zu gewährleisten. Jedoch klappt das auf Dauer nur in einem optimalen Zusammenspiel mit der gesamten Rumpf-, Becken- und Beinmuskulatur.

Funktionsstörungen im Bereich der Lenden-, Becken-, Hüftregion können zu Schmerzen oder Erkrankungen führen, die im Volksmund unterschiedliche Bezeichnungen tragen: Hexenschuß, Lendenweh, Ischias, Lumbago u. ä. Diese Namen geben oft nur Hinweise auf die Entstehung oder den Verlauf, nicht jedoch über die Ursache der Beschwerden. Für die Heilungsaussichten und die Behandlungsstrategie ist es aber zunächst wichtig, festzustellen, von welchen Strukturen des Stütz- und Bewegungssystems die Schmerzen ausgehen.

Radikulärsyndrom

Bei diesem Krankheitsbild wird die Wurzel (Radix) eines Rückenmarksnervs – meist durch Anteile einer veränderten Zwischenwirbelscheibe – mechanisch unter Druck gesetzt.

Irritation einer Nervenwurzel

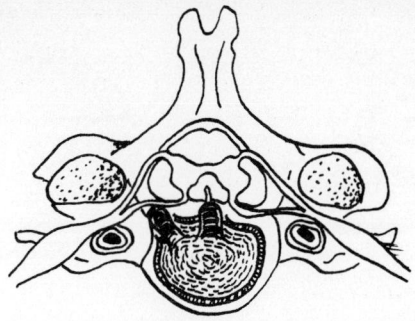

Je nach Höhe der Wirbelsäulenetage, in der dieses Ereignis stattfindet, gibt es Mißempfindungen und Lähmungserscheinungen in den jeweils von diesem Nerv versorgten Bereichen bzw. Muskeln. Die Beschwerden klingen erst ab, wenn der mechanische Druck auf die betroffene Nervenwurzel beseitigt ist. Dafür gibt es viele Behandlungsmöglichkeiten. Unter Umständen läßt sich aber eine Wirbelsäulenoperation nicht umgehen. Das ist besonders dann erforderlich, wenn die Gefahr für dauernde Lähmungserscheinungen besteht.

Pseudoradikulärsyndrom

Hier liegt nur scheinbar eine Bedrängung der Nervenwurzel vor. Die Ursache für dieses Krankheitsbild liegt nämlich meist im Bereich der Muskulatur, seltener in den Gelenken. Auch hier hat der Patient oft Bewegungseinschränkungen und Schmerzen, die teilweise über das Becken bis in die Beine ausstrahlen. Die dadurch hervorgerufene Schonhaltung verändert viele Bewegungsabläufe und führt ihrerseits zu Überlastungen in anderen Strukturen des Bewegungsapparates (z. B. in den Knien oder Hüftgelenken). Typisch für das Pseudoradikulärsyndrom ist das Fehlen von Lähmungen und neurologischen Ausfällen. Darüber hinaus ist die Ausbreitung der Schmerzen nicht mit den Versorgungsgebieten einzelner Rückenmarksnerven deckungsgleich. Beim Pseudoradikulärsyndrom ist eine operative Behandlung nicht angezeigt. Wenn es gelingt, die Struktur zu ermitteln, in der sich die Störung manifestiert hat, kann ein Pseudoradikulärsyndrom durch medikamentöse, physiotherapeutische, andere reflexmedizinische oder konservative Maßnahmen erfolgreich behandelt werden.

Coxarthrose

Während bei Jugendlichen und bei jüngeren Erwachsenen die Erkrankungen der Lenden-Becken-Hüft-Region meist die Lendenwirbelsäule und die Verbindungen

Coxarthrose

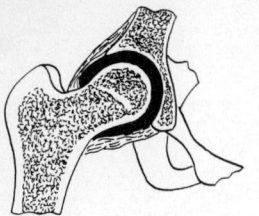 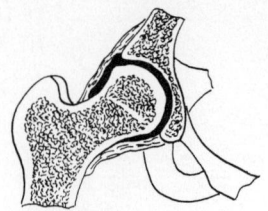 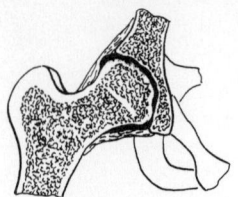

Hüftgelenkskopf   *Gelenkspalt-*   *Hüftgelenkskopf-*
und Gelenkspalt   *verschmälerung*   *deformierung*

zwischen Kreuzbein und den beiden Beckenschaufeln betreffen, treten bei mittleren und älteren Personen die Folgen von Fehlbelastungen des Hüftgelenks immer mehr in den Vordergrund. Zunächst bewirken diese Abnutzungs- bzw. Anpassungs- erscheinungen am Hüftgelenk eine Einschränkung der Beweglichkeit. Später kom- men Schmerzen hinzu, die sich bei Belastung verstärken. Die Verschmälerung des Gelenkspalts und der Abrieb der schützenden Knorpelschicht auf den Gelenkpart- nern sind unter anderem dafür verantwortlich. Die aus diesen Vorgängen entste- henden Schonhaltungen fördern die Entkalkung (Osteoporose) und den Stabi- litätsverlust des Gelenks und führen ihrerseits wieder zu Reaktionen in anderen Bereichen des Bewegungsapparates.

Einmal eingetretene sichtbare Veränderungen am Hüftgelenk sind nicht mehr rückgängig zu machen. Es kommt darauf an, die Restfunktion so lange wie mög- lich zu erhalten, um die Mobilität des Betroffenen wenigstens in gewissen Grenzen zu gewährleisten. Dazu sind medikamentöse, krankengymnastische und physio- therapeutische Maßnahmen geeignet. Im Endstadium einer Coxarthrose ist aber ein operativer Eingriff zur Einpflanzung eines künstlichen Hüftgelenks oft unver- meidlich.

Die Inhalte der Körperschule

Die Körperschule will Fehlentwicklungen unseres Muskel-Skelett-Systems entgegenwirken. Dabei gelten folgende Prinzipien:

Haltung ist individuell.
Deshalb wollen wir zuerst die individuellen Besonderheiten des einzelnen erkennen. Je mehr wir über eine Person wissen, desto besser können wir das Übungsprogramm auf ihre Schwachpunkte ausrichten. Hierzu sollte auch ein kleines individuelles Übungsprogramm für zu Hause gehören.

Fehlentwicklungen haben komplexe Ursachen.
Die Körperschule versucht, möglichst vielseitig haltungsfördernde Wirkungen zu nutzen. Sie ist ein ganzheitliches Konzept.

Falsche Bewegungsabläufe spielen eine zentrale Rolle.
Aus diesem Grund steht die Schulung von Körpergefühl und Bewegungssteuerung im Mittelpunkt der Körperschule. Die meisten Teile des Übungsprogramms sind auf unsere sensomotorischen Funktionen ausgerichtet.

Dauerhafter Erfolg ist nur durch Kontinuität zu erreichen.
Nachdem wir uns mit den Übungsmöglichkeiten vertraut gemacht haben, sollten wir weiter aktiv sein.

Gesundheit «messen» – wie Funktionsstörungen erkannt werden

Obgleich sich die beschriebenen Fehlentwicklungen des Bewegungssystems in regelmäßig wiederkehrenden typischen Störungen äußern, besitzt doch jeder Mensch auch hier seine unverwechselbare Individualität. Wir werden nicht zwei Menschen mit identischem Funktionsbild finden. So kann in einem Fall die Kopfstellung ungünstig sein, im zweiten die Beckenposition und im dritten vielleicht ein «Hohlkreuz» vorliegen oder auch Kombinationen verschiedener Besonderheiten. Diese und weitere Auffälligkeiten sind mit unterschiedlichen Muskelfunktionsstörungen kombiniert. Die individuelle Beweglichkeit spielt ebenso eine Rolle wie z. B. die Fähigkeit zur Entspannung.

Wir sollten daher versuchen, einige Aufschlüsse über die funktionellen Besonderheiten unseres Bewegungssystems zu erlangen. Dies kann im Rahmen eines Untersuchungsverfahrens erfolgen, das von Medizinern oder erfahrenen Körperschullehrern durchgeführt wird. Im Teil II dieses Buches sind Vorschläge für Inhalte eines solchen Programms skizziert. Die Ergebnisse der Untersuchung weisen uns den Weg bei der individuellen Gestaltung der Körperschulübungen. Wenn die Möglichkeit zu einer solchen Diagnostik nicht gegeben ist, können wir selbst einige Funktionstests an uns durchführen. Auch wenn damit ein geringerer Informationsgewinn verbunden ist, eröffnet uns dies die Möglichkeit, Schwerpunkte zu setzen.

Es bieten sich Untersuchungen an, die Aussagen über die Körperstatik, die muskuläre Funktionstüchtigkeit, die Beweglichkeit und die Koordination liefern. Beachten wir auch die Lebensweise und das berufliche Umfeld sowie mögliche Beschwerden und ärztliche Behandlungen, ergibt sich mosaikartig ein Bild vom Zustand des Bewegungssystems. Nicht der einzelne «Baustein», sondern das Gesamtbild ist für eine Beurteilung interessant.

Wichtige Rahmeninformationen

Hiermit sind Informationen über die Arbeits- und Freizeitbelastung, z. B. welche Sportarten ausgeübt werden, gemeint. Die körperliche Konstitution und der Ernährungszustand spielen ebenfalls eine Rolle. Körpergröße und -gewicht sowie Auffälligkeiten – zum Beispiel Übergewicht oder ein besonders schlanker Körperbau – werden vermerkt.

Ziel: Für die Betreuung ist die Kenntnis über besondere Risiken in der Arbeits- und Freizeitbelastung wichtig. Gegebenenfalls ist die entsprechende Beratung in den Mittelpunkt zu stellen. Gleiches gilt für die körperliche Konstitution.

Einige Merkmale können bereits auf mögliche Funktionsbesonderheiten hinweisen. So neigen schlanke, schmale Personen eher zu Überbeweglichkeit und damit Instabilität, «kräftig Gebaute» häufiger zu Verspannungen.

Ein weiteres und sehr wichtiges Ziel dieser Informationsaufnahme ist, eventuelle Hinderungsgründe für eine Teilnahme an der Körperschule zu erkennen. Die Körperschule will für den Gesunden da sein und zieht eine strikte Grenze zum Krankheitszustand. Sie kann unter bestimmten Umständen schaden, wenn der Teilnehmer eigentlich in therapeutische Behandlung gehört. Wünschenswert wäre deshalb grundsätzlich eine ärztliche Unbedenklichkeitsbescheinigung. In jedem Fall wird das Aufsuchen eines Arztes erforderlich, wenn Beschwerden bestehen oder der Teilnehmer sich aufgrund seiner Probleme am Bewegungssystem in ärztlicher Behandlung befindet bzw. befand. Das sollte von jedem Körperschulteilnehmer im eigenen Interesse bedacht werden. Im Zweifelsfall also immer den Arzt zu Rate ziehen.

Begutachtung der Statik

Wir können vor dem Spiegel nur eine grobe Selbstbeurteilung der eigenen Haltung vornehmen. Beispielsweise, ob beide Schultern auf gleicher Höhe ruhen oder ob der Zwischenraum zwischen Taille und den locker herunterhängenden Armen seitliche Differenzen aufweist. Eine fachmännische Untersuchung ist sehr viel aufschlußreicher, weil neben der Kopf- und Schulterhaltung die Betrachtung der Wirbelsäulenkontur, des Beckens und der unteren Extremitäten aus verschiedenen Blickrichtungen eine ebenso große Rolle spielt. Auffälligkeiten des Muskelreliefs und Hautverquellungen weisen auf bereits längere Zeit bestehende Störungen in bestimmten Regionen hin.

Ziel: Die Begutachtung soll einen Hinweis auf bereits vorhandene Fehlentwick-

Beurteilung der Körperstatik von hinten und von der Seite

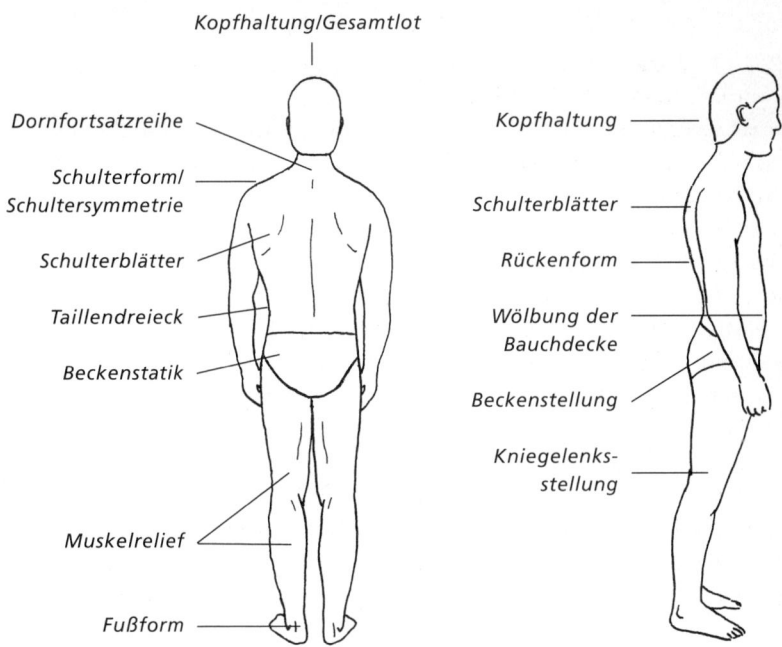

Kopfhaltung/Gesamtlot

Dornfortsatzreihe

Schulterform/
Schultersymmetrie

Schulterblätter

Taillendreieck

Beckenstatik

Muskelrelief

Fußform

Kopfhaltung

Schulterblätter

Rückenform

Wölbung der
Bauchdecke

Beckenstellung

Kniegelenks-
stellung

lungen geben. Eine verkrümmte Wirbelsäule ist oft das Ergebnis längeren Mißbrauchs, stellt ihrerseits aber auch ein mögliches Gefährdungspotential dar.

Beweglichkeit

Beweglichkeit können wir prüfen, indem Gelenke in ihre Endstellungen gebracht werden. Beweglichkeitstests können auf eine konstitutionell bedingte und damit allgemeine Über-, Unter- oder Normbeweglich-keit hinweisen sowie lokale Abnormitäten auf-decken. Einige dieser Tests können wir allein durchführen. Zum Teil ist jedoch auch hier eine ärztliche Untersuchung erforderlich.

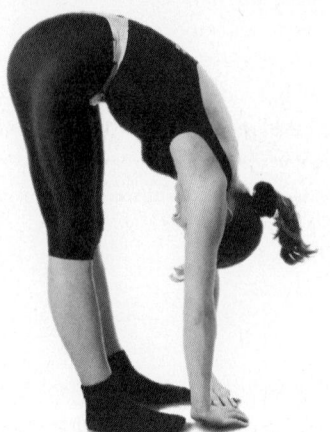

Zum Beispiel prüfen wir die Beweglichkeit des Rumpfes im Stehen, indem wir uns nach vorne unten neigen. Der Abstand der Finger-spitzen zum Boden vermittelt zunächst einen orientierenden Eindruck. Bei normaler Beweg-lichkeit werden wir den Boden knapp erreichen, ist sie erhöht, können wir vielleicht die kom-plette Handfläche auf den Fußboden auflegen. Bei zu geringer Vorbeugefähigkeit ist der Ab-stand zwischen Boden und Fingerspitzen groß. Ist er extrem – zum Beispiel 50 cm – und treten Schmerzen auf, so sollte in jedem Fall ein Arzt

Beweglichkeitsprüfung in der Vorneige

hinzugezogen werden. Die Vorneige kommt durch die «Zusammenarbeit» von Wirbelsäulenrundung und Hüftgelenksbeugung zustande. Ein geschulter Untersu-cher kann beurteilen, ob diese ausgewogen ist oder im Ungleichgewicht erfolgt. Von Interesse ist dabei auch die Harmonie der Wirbelsäulenkrümmung in ihren einzelnen Abschnitten.

Ziel: Bei der Auswahl der Übungen sollte der Beweglichkeitstyp berücksichtigt werden. Eine allgemeine Überbeweglichkeit bedeutet verminderte Stabilität der Segmente. Eventuelle Beschwerden können darin begründet liegen. Eine zusätzli-che Lockerung wäre hier nicht sinnvoll – unter Umständen sogar schädlich –, statt dessen sollte eine Stabilisierung durch muskuläre Kräftigung angestrebt werden. Diese ist wiederum bei einer eingeschränkten Beweglichkeit unsinnig, da sie mög-licherweise einen harmonischen Bewegungsablauf behindert. Eine Kräftigung würde unsere «Steifheit» weiter festigen – diese Funktionsstörung also verstärken. In diesem Fall sind Mobilisation und Lockerung wichtig. Auffällige Über- oder Un-terbeweglichkeit an einzelnen Gelenken ist häufig Zeichen für eine Störung.

Erfassung von Muskelabschwächungen und -verspannungen

JANDA (1994) führte einfache Tests für die Erfassung der Muskelkraft in Relation zum eigenen Körper sowie zur Ermittlung von verspannten Muskeln ein. Diese vermitteln uns einen Eindruck über den Zustand unserer Muskeln.

Ein Beispiel ist ein Test der Bauchmuskelkraft. Der Oberkörper soll dabei aus der Rückenlage langsam «aufgerollt» werden und sich von der Unterlage abheben. Die Nasenspitze orientiert sich in Richtung Nabel, die Füße bleiben aufgesetzt.

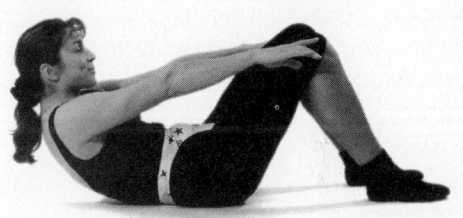

Test der Kraft des geraden Bauchmuskels

Mit einer Kniebeuge können wir grob testen, ob die Wadenmuskulatur hinreichend dehnbar ist. Wenn das nicht der Fall ist, so heben sich die Fersen vom Boden ab.

Ziel: Erkennbare Abschwächungen und Verspannungen ergänzen den Gesamteindruck und tragen so in Verbindung mit den anderen Befunden zur Vervollständigung des Mosaiks bei. Abschwächungen können im Rahmen des individuellen Übungsprogramms durch gezielte Kräftigung der betroffenen Muskeln beseitigt werden, Verspannungen durch spezielle Entspannungs- und Dehntechniken.

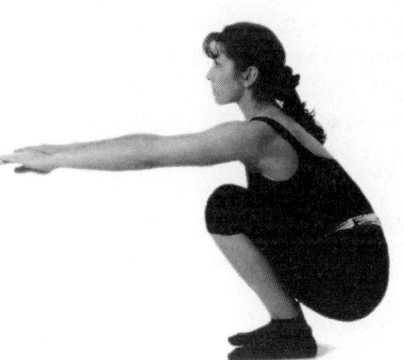

Test einer möglichen Verkürzung der Wadenmuskulatur

Test von Bewegungsmustern

In Anlehnung an die Manuelle Medizin werden einfache Bewegungsabläufe (Basis-Stereotypien) ausgeführt und beurteilt. Hierbei spielen die Kopfhaltung, Arm- und Schultergürtelbewegungen, die Atmung (Atemmuskulatur ist auch Haltemuskulatur) und bestimmte Elemente des Gehens eine Rolle. Wichtige Anregungen kamen aus der Schule von LEWIT (1992).

Wenn wir uns vor den Spiegel stellen und langsam maximal einatmen, können wir beobachten, wie die Schultern mitbeteiligt werden. In der Stellung der tiefen Einatmung werden sie sicher etwas nach oben gewandert sein. Aber müssen sie gleich mit verspannter Nackenmuskulatur fast bis zu den Ohren hochgezogen werden? Bewegen sie sich schon ganz zu Beginn der Einatmung nach oben? Beide Phänomene wären Zeichen für eine unökonomische Steuerung unserer Muskeln durch das Nervensystem.

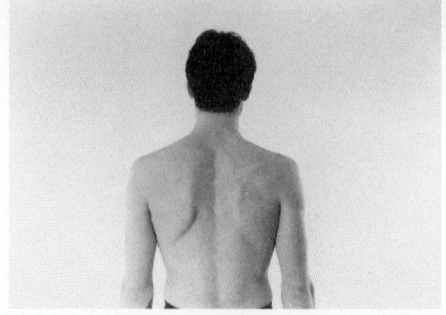

Ein weiteres Beispiel ist der Test des Bewegungsmusters beim Heben der Arme. Er prüft, wann und wie stark die Nackenmuskulatur einbezogen wird. Bei Störungen ist diese Gruppe zu intensiv und früh «eingeschaltet», was deren Überlastung zur Folge haben kann. Auch die Bewegungen der Schulterblätter geben dem Untersucher Aufschluß über mögliche Unregelmäßigkeiten.

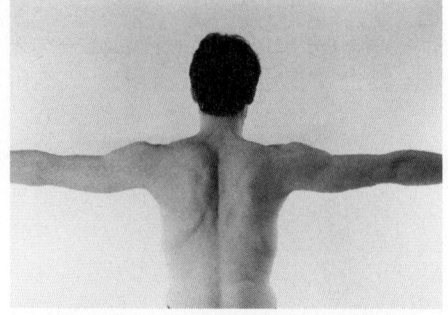

Ziel: Falsche Bewegungsabläufe sind in vielen Fällen die Wurzel von Fehlentwicklungen. Es gilt herauszufinden, ob Fehlsteuerungen bei grundlegenden und im Alltag oft wiederholten Bewegungsabläufen (Basis-Stereotypien) vorliegen. Besteht beispielsweise eine Störung in der Steuerung der Kopfhaltung, sollte ihre Korrektur angestrebt werden.

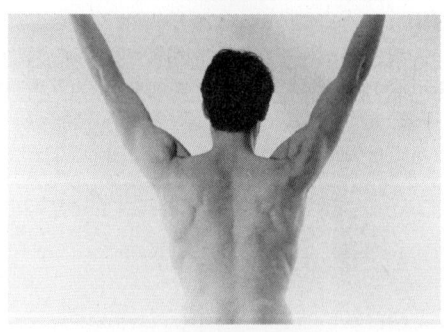

Dieser Abschnitt des Programms ist

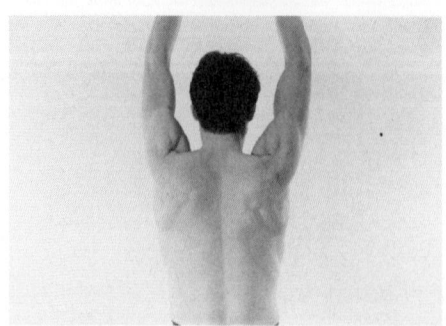

Test des Bewegungsmusters beim Heben der Arme

diffizil und erfordert ein bestimmtes Quantum an Erfahrung. Er gehört zu den noch am wenigsten erforschten Gebieten. Sowohl in der Diagnostik als auch in der präventiven Arbeit wird hier noch viel Entwicklungs- und Forschungsarbeit zu leisten sein.

Das Untersuchungsprogramm kann – je nach Intention des Untersuchenden – natürlich erweitert werden. So bietet sich beispielsweise auch eine Überprüfung der Gelenke auf mögliche Funktionseinschränkungen an. Im Rahmen der Potsdamer Körperschule wird nach sogenannten Blockierungen gesucht, die Zeichen für mögliche Überlastungen von Skelettabschnitten sein können. In einigen Fällen ist eine gestörte Kopfsteuerung (vorgeschobene Haltung) mit Blockierungen der obersten Wirbelsäulengelenke (Kopfgelenke) kombiniert. Störungen der Beckenregion wirken sich auf die empfindlichen Federmechanismen zwischen Darmbein und Kreuzbein aus. Es gibt aber auch «Fernwirkungen» zwischen Becken und Kopf. Am Unterschenkel können Federmechanismen der Wadenbeingelenke ausfallen, was wiederum andere Skelettabschnitte mitbeeinträchtigt. Die Gelenke werden mit Hilfe manualmedizinischer Handgriffe geprüft. Unter Umständen ist es günstig, vorliegende Blockierungen zu lösen, verhärtete Muskeln zu entspannen. Der Untersuchende muß hierfür eine spezielle Ausbildung mitbringen.

Wenngleich in den meisten Fällen die Übungen der Körperschule auch ohne vorherige Untersuchung durchgeführt werden können, ist es doch empfehlenswert, sich vorab über die individuellen Besonderheiten ein Bild zu machen – am besten mit Hilfe eines Physiotherapeuten, Krankengymnasten, Manualtherapeuten oder erfahrenen Körperschullehrers. Idealerweise können aufgrund einer differenzierten Diagnostik individuelle Übungsschwerpunkte herausgestellt werden. Die Potsdamer Körperschule erarbeitet zudem für jeden Teilnehmer ein «maßgeschneidertes» Trainingsprogramm für zu Hause.

Die Übungen

Die Übungen der Körperschule stellen keine lose Sammlung dar, sondern tragen in ihrer Aufeinanderfolge den funktionellen Besonderheiten unseres Körpers und der Entstehungsweise von Störungen Rechnung. Folgende Stufen sieht das Programm vor:

1. Übungen zur *mentalen Entspannung* bilden die Grundlage des Programms. Psychische Anspannung im Alltag beeinflußt auch die Übungsstunden. Sie führt in der Regel zu muskulärer Verspannung. Um eine muskuläre Entspannung (in der folgenden Stufe) erreichen zu können, muß der Kopf «frei» sein. Dieses Ziel wird mit verschiedenen Entspannungstechniken angestrebt.

Außerdem sollen gute Voraussetzungen für das spätere Training von Bewegungsabläufen geschaffen werden. Die Qualität einer Bewegung hängt wesentlich von der Qualität der Informationen – über die Lage der Teile des Bewegungsapparats im Raum, die Kontraktion der Muskulatur, die Beugung der Gelenke, die Beschaffenheit des Untergrunds usf. – an das motorische Nervensystem ab. Um später unsere Bewegungen kontrollieren zu können, müssen wir zunächst ein Bewußtsein dafür entwickeln bzw. intensivieren. Diesem Ziel dienen Übungen zur *Schulung der Sensorik sowie des Körpergefühls.*

Die Stufen des Übungsteils

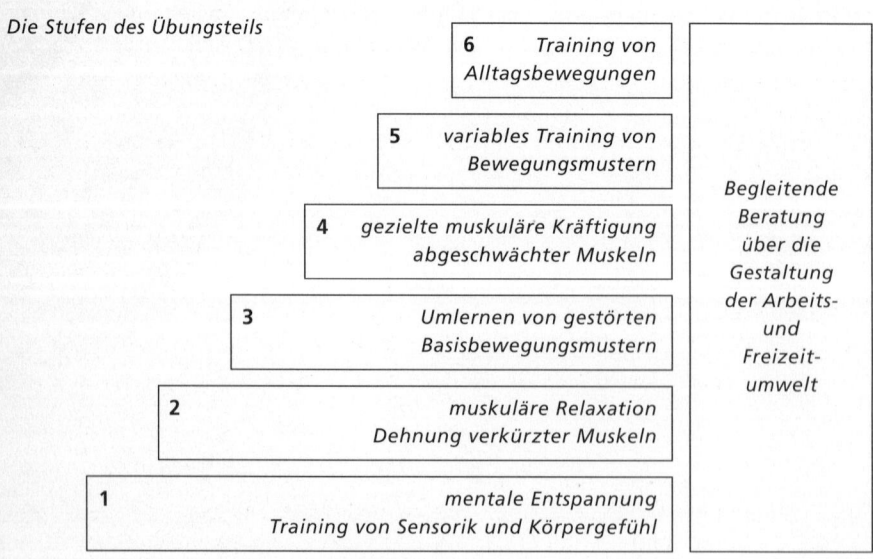

6   *Training von Alltagsbewegungen*

5   *variables Training von Bewegungsmustern*

4   *gezielte muskuläre Kräftigung abgeschwächter Muskeln*

3   *Umlernen von gestörten Basisbewegungsmustern*

2   *muskuläre Relaxation Dehnung verkürzter Muskeln*

1   *mentale Entspannung Training von Sensorik und Körpergefühl*

Begleitende Beratung über die Gestaltung der Arbeits- und Freizeit- umwelt

2. Die *muskuläre Entspannung und Dehnung* verkürzter Muskeln sollten ebenfalls frühzeitig erfolgen. Muskeln, deren Dehnbarkeit eingeschränkt ist, erschweren die Bewegungen. Die Gelenkausschläge sind vermindert. Der Kraftaufwand bei Bewegungen ist erhöht, denn ihre muskulären Gegenspieler müssen zusätzlich Energie aufbringen, Bewegungsmuster werden gestört. Die Beseitigung von Verspannungen bzw. Verkürzungen ist ebenfalls eine Voraussetzung für das Bewegungslernen, das möglichst ohne innere Widerstände ablaufen sollte.

3. Nicht immer sollten von Beginn an auch Kräftigungsübungen durchgeführt werden. Wenn sich diese möglicherweise in unökonomischen eingeschliffenen Bewegungsabläufen vollziehen, können sie funktionelle Störungen noch unterstützen. Kräftigen ohne eine Korrektur der Bewegungsabläufe wäre ein Training von Dysbalancen. Es ist deshalb sinnvoll, zuerst die gestörten Grundbausteine der Bewegung (Kopfhaltung, Armbewegungen, Schulterposition, Atmung, Beckenstellung, Gangbild) zu verbessern. Kräftigung sollte sich dem *Training der Basisbewegungsmuster* unterordnen. Wir trainieren also zuerst die Koordination und erst später die Kondition.

4. Auf der Grundlage ökonomischer Bewegungsabläufe kann nun *gekräftigt* werden. Das gilt speziell für die abgeschwächten Muskeln, denn sie haben für die Körperstatik als «muskuläres Korsett» wichtige stabilisierende Funktionen.

5. Um die in Stufe 3 trainierten *Basisbewegungsmuster* (Stereotypien) anwenden zu können, ist es notwendig, sie wie im Alltag *in vielen Variationen* zu praktizieren. Erst wenn sie in die eigentliche Zweckbewegung richtig integriert werden, sind sie für die Haltung effektiv. Das erfordert sehr viele unterschiedliche kontrollierte und korrigierte Bewegungen. Übungen, die dem gerecht werden, finden wir in vielen ganzheitlich orientierten Systemen unterschiedlichster Kulturen. Wir machen uns deshalb haltungsrelevante Teile dieser Systeme für die Körperschule zunutze.

6. Unökonomische *Alltagsbewegungen* sind die Ursache für Fehlentwicklungen. Deshalb gilt es, die unter «Laborbedingungen» erarbeiteten Bewegungsabläufe in die täglichen Verrichtungen zu übertragen. Im Idealfall wird die Bewegung im Alltag zum Haltungstraining. In Anlehnung an die Rückenschulen werden Bewegungen wie Heben, Bücken, Gehen, Steigen, Tragen, Fegen usf. unter Berücksichtigung der zuvor trainierten Stereotypien geübt.

Die dargestellten Stufen stellen keine voneinander abgetrennten Abschnitte dar. Sie sollen eine prinzipielle Vorgehensweise verdeutlichen. Die Elemente der absolvierten Stufen bleiben im Programm und ziehen sich durch den gesamten Zyklus. Die

Schwerpunkte des Arbeitens verlagern sich jedoch von der Entspannung (Relaxation) über die Dehnung und Kräftigung hin zum variablen Stereotyptraining und zu den Alltagsbewegungen.

Der Übungseffekt wird durch die körpergerechte Gestaltung unserer Arbeits- und Freizeitumwelt positiv beeinflußt. Informationen über Sitz-, Liege- und Arbeitsmöbel sowie die entsprechenden Arbeitshaltungen gehören deshalb zum Programm der Körperschule.

Wie deutlich geworden ist, kommt Körperschule nicht ohne das Übungsgut anderer Systeme aus. So greift sie auf Elemente des Yoga, der FELDENKRAIS-Übungen, der Krankengymnastik, der Psychomotorik, der Manuellen Therapie, der Gymnastik, asiatischer Kampfsportarten, der Rückenschulen, der Funktionsgymnastik und andere Quellen zurück. Nur ein geringfügiger Teil der Übungen entspringt der Körperschule selbst. Die Körperschule kann und will andere Systeme weder ersetzen noch kopieren, sondern nutzt einzelne Elemente im Sinne eines ganzheitlichen Ansatzes.

Die nachfolgend dargestellten Übungen können teilweise auch zu Hause in eigener Regie ausprobiert werden. Wo das möglich ist, haben wir zur leichteren Auswahl ein entsprechendes Zeichen (⌂) gemacht.

Körpergefühl und mentale Entspannung

Ein altes Haussa-Sprichwort sagt: «Der Körper hört besser als das Ohr.»

Im Zuge unseres industrialisierten Alltags haben viele von uns verlernt, auf ihren Körper zu hören. Die Lasten des Alltags werden oft zu physischen und psychischen Belastungen, für die im wahrsten Sinne des Wortes vor allem «der Rücken» herzuhalten hat. Um unser Körpergefühl zu sensibilisieren, müssen wir lernen, uns an unseren Empfindungen und Wahrnehmungen zu orientieren. Dazu muß der «Kopf frei» sein, denn er läßt zu, blockt ab, analysiert, verdrängt, überbewertet oder unterschätzt. Bei «Kopf-Menschen» kann die dominante linke Gehirnhälfte so stark überwiegen, daß durch ihre übertriebene Analysetätigkeit eine Konzentration und Ausgeglichenheit erschwert werden. Es kann zu keiner harmonischen Gefühlslage und zu keinem Gleichgewicht physischer und psychischer Kräfte kommen. Verspannte Menschen müssen lernen, zu einer Form innerer Ruhe zu gelangen und die psychomotorischen Regulationen individuell zu schulen. Dafür ist es nötig, Methoden der geistigen Entspannung in das Üben einzubeziehen bzw. mit Körperhaltungen und Bewegungen zu kombinieren. Von entscheidender Bedeutung ist hierbei, seine Gefühle zuzulassen und ernst zu nehmen.

Psychomotorische Übungsfolgen

Eine ruhige, zarte Musik erklingt.
Enge Kreisaufstellung.

Wir nehmen bewußt eine entspannte Grundhaltung ein, die Atmung ist ruhig und gleichmäßig – wir atmen durch die Nase ein und aus und versuchen, in den Bauch zu atmen.

Wir heben die Arme mit dem Einatmen leicht zur Mitte an und lassen sie mit dem Ausatmen locker nach unten fallen und auspendeln.

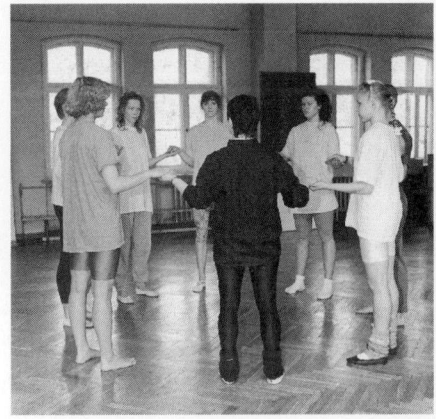

Wir legen die rechte und die linke Handfläche leicht auf den Unterbauch und atmen «in die Hände hinein», mit dem Ausatmen lassen wir die Hände entspannt nach unten gleiten.

Wir winkeln die Arme an und legen unsere Handflächen an die der rechten und linken Nachbarn.

- Was fühlen wir?
- Gibt es Unterschiede?

Wir spüren über die Handflächen

Wir legen die eigenen Handflächen vor der Brust aneinander, so daß Daumen und Zeigefinger leicht an das Brustbein drücken – dieser Druck soll auf die aneinandergelegten Handflächen übertragen werden.

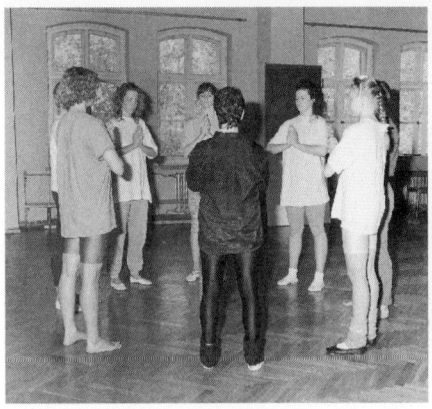

- Wir drücken stärker – was fühlen wir?
- Wir lösen den Druck und lassen die Fingerkuppen leicht und locker «spielen» – was fühlen wir?

Intensivere Reize (hier fester Druck)
beeinflussen die Sensibilität

Wir führen die Handflächen wieder zu den Handflächen der rechten und linken Nachbarn, aber schließen dabei die Augen.

- Was fühlen wir?
  Hat sich zu vorher etwas verändert?
- Was verändert sich, wenn wir die Handflächen fester gegen die Hände unserer Nachbarn drücken?
- Was verändert sich, wenn wir plötzlich den Druck ändern oder gar lösen?

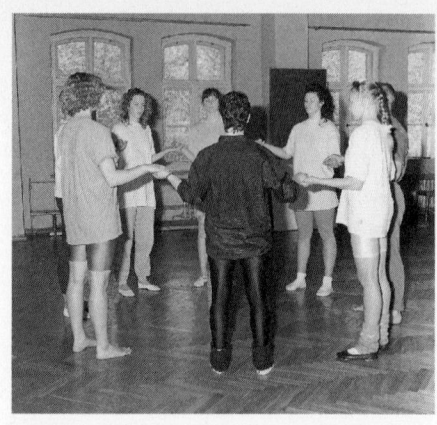

Mit geschlossenen Augen verändern sich die Empfindungen

Wir schütteln Hände und Arme gegenseitig aus und achten darauf, daß wir selbst keine Widerstände entgegenstellen (die Partnerbewegungen sollen gefühlvoll sein). Wir führen die Handflächen wieder zu denen unserer Nachbarn (dabei kann der Platz auch gewechselt werden) und berühren uns nur mit den Fingerkuppen.

- Locker, leicht und gleichmäßig senden wir einen Druckimpuls – was geschieht dadurch? (Die Musik kann den Rhythmus unterstützen.)
- Beobachten wir Veränderungen in der Atmung?
- Es wird ein Impuls über die Fingerkuppen im Kreis weitergegeben – wir beobachten die Weitergabe – gelingt sie gleichmäßig?
- Wir wiederholen dies bei geschlossenen Augen – wir erwarten den Impuls und geben ihn gelassen und ruhig weiter – gelingt dies?

Wir schütteln die Hände und Arme locker in der Tiefhalte aus, indem wir leicht unseren Rumpf hin und her drehen (der Kopf bleibt dabei aufrecht und fest und wird locker in die leichte Drehbewegung einbezogen).

- Wir vergleichen diese Bewegung mit geöffneten und geschlossenen Augen – was ist der Unterschied?
- Während des Schließens der Augen suchen wir vor unserem «geistigen Auge» einen Punkt, auf den wir uns konzentrieren.
- Wir versuchen jetzt unseren Körper leicht zu schütteln. Dabei stellen wir den Kopf und die Schultern fest, ohne sie anzuspannen (die Beine können hierbei leicht gebeugt werden).
- Wir schließen wieder die Augen und konzentrieren uns innerlich auf eine Farbe, die zu Lockerheit und Entspannung paßt – wir lockern erst die Hände, dann die Arme und Hände, den Rumpf und anschließend den Kopf –

wir spüren die leichte Dreh-Schüttelbewegung auch in anderen Teilen unseres Körpers.

Wir hören die zarte Musik, die spielerische Leichtigkeit wird uns helfen, locker zu werden. Wir stellen uns an einen beliebigen Ort im Raum, schließen die Augen, stellen uns eine angenehme Situation vor und lassen die (Farb-)Stimmung auf uns wirken. Wir beginnen mit einer Entspannungsübung, die uns besonders wohlgetan hat. In dieser Haltung beobachten wir unseren Atem. Wir genießen die Leichtigkeit, Frische und Ruhe und entspannen uns.

Eine langsame, lyrische Musik erklingt.
Enge Kreisaufstellung.

Wir nehmen bewußt eine entspannte Grundhaltung ein. Unsere Beine sind leicht gebeugt, wir fühlen unsere Fußsohlen und spüren die Gewichtsverteilung. Durch kleine kreisende Bewegungen verlagern wir das Gewicht, um es stets wieder in ein Gleichgewicht zu bringen und es bewußt auf die Fußsohlen zu übertragen.
Wir richten uns auf und halten den Kopf gerade und aufrecht. Unser Blick geht über die Kreismitte zu einem Punkt in Augenhöhe. Diesen Punkt fixieren wir mit den Augen und entspannen das Gesicht.
Wir beugen und strecken die Beine und kontrollieren dabei die Beckenstellung hierbei. Eventuell muß durch eine veränderte Bauchmuskelspannung die Position des Beckens unterstützt werden. Eine Hohlkreuzbildung oder ein Vorkippen ist zu vermeiden.
Aus der ruhigen, aufrechten Standposition verlagern wir gemeinsam das Körpergewicht in die Mitte des Kreises.
- Was fühlen wir?
- Wir kehren zum Ausgangspunkt zurück, atmen ruhig und gleichmäßig und spüren unsere aufrechte entspannte Haltung.
- Wir verlagern das Körpergewicht nach außen.
- Was fühlen wir?
- Wir kehren zum Ausgangspunkt zurück.
- Wir üben in mehreren Wiederholungen diese Folge langsam und ruhig und genießen die Veränderungen.

Eine Variation: mit dem Verlagern des Körpergewichtes zur Mitte heben wir die Arme parallel nach vorne, die Handflächen sind gestreckt und zeigen nach unten – dabei wird langsam durch die Nase eingeatmet. Mit dem Ausatmen summen wir laut ein «S», wobei die Verlagerung beibehalten wird, jedoch die Hände so entspannen, daß sie in Vorhalte locker nach unten fallen. Mit dem Verlagern des Körpergewichtes zum Ausgangspunkt heben wir die Arme parallel nach oben, die Handflächen sind nach vorn geöffnet und bilden eine Verlängerung der Arme. Wir atmen ruhig durch die Nase ein. Mit dem Ausatmen wird wiederholt laut ein «S» gesummt und die Hände dabei so entspannt, daß sie locker nach unten fallen. Diese Bewegungen sollten nach dem Kennenlernen mit geschlossenen Augen durchgeführt und in Verbindung mit einer geeigneten Musik in ein individuelles Programm eingebaut werden.

Eine ruhige, träumerische Musik erklingt.
Die Teilnehmer nehmen eine individuell angenehme Entspannungslage am Boden ein, bei der die Köpfe auf den Armen liegen und zur Mitte der Fläche gerichtet sind.

Wir atmen ruhig und gleichmäßig bei geschlossenen Augen und konzentrieren uns darauf, die Bauchatmung immer bewußter in die Entspannung einzubeziehen.
• Fühlen wir irgendwo unangenehme Anspannungen oder Auflagedruckpunkte?
• Wir verändern unsere Position so, daß wir leicht und locker durch die Nase ein- und ausatmen können und unser Körper entspannt liegen kann.
• Wir stellen uns beim Einatmen einen angenehmen Duft (Seeluft, Winterluft, Blume, Heu, Herbstfeuer, Parfüm o. ä.) vor, den wir beim Ausatmen durch eine geeignete Farbe (z. B. Seeluft-Blau) festzuhalten versuchen. Beim nächsten Einatmen nehmen wir den Duft wieder in uns auf.

Ein Schwungtuch wird langsam über die Liegenden flach hinweggetragen.
• Was fühlen wir?
• Wir versuchen, die Luftbewegungen für uns positiv auszunutzen und die Vorstellungen zu intensivieren.

Das Schwungtuch wird über dem Liegenden durch leichte und gleichmäßige Bewegungen auf und ab geschwungen. Ein Wellenspiel wird erzeugt, das man auch bei geschlossenen Augen spüren kann. Die Bewegung verlangt sehr viel Feingefühl. Die Musik kann zusätzlich Anregungen geben und die Entspannung unterstützen.

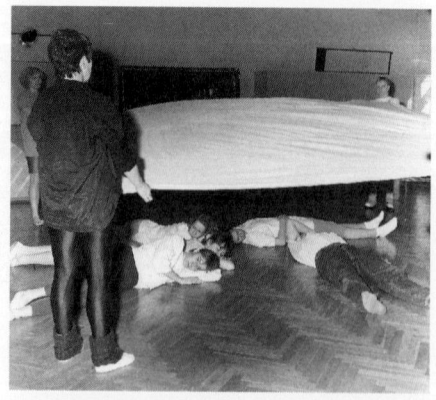

Wir trainieren Körpergefühl mit dem Schwungtuch

- Was verändert sich durch diese Wellenbewegungen im Vergleich zu vorher?
- Wir versuchen neben den sich verändernden Luftbewegungen auch leise Geräusche zu bemerken, die die Vorstellungen des Wellenspiels intensivieren.

Das Schwungtuch wird in unterschiedlichen Abständen zu den Liegenden straff gespannt und ruhig gehalten.
- Was verändert sich dadurch?

Das Schwungtuch wird langsam, leicht und locker geschwungen, die Schwünge werden höher und straffer und schließlich wieder lockerer.
- Was fühlen wir?
- Wir stellen uns Bilder vor, die den Veränderungen angepaßt sind. Die uns keine Angst machen, sondern die Entspannung fördern.
- Wir achten auf die gleichmäßige Atmung.

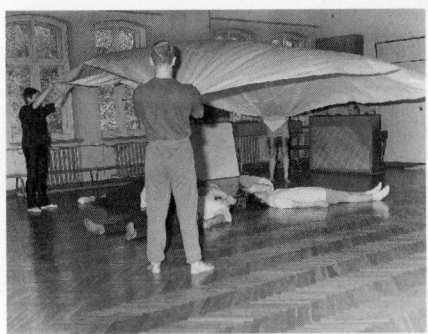

Wie nehmen die Liegenden die Schwünge wahr?

Das Schwungtuch wird mehrfach über die Liegenden gezogen.
- Was fühlen wir?
- Wir genießen die zarte streichelnde Berührung des Tuches und freuen uns auf die Wiederholungen.
- Wir hören die veränderten Geräusche.

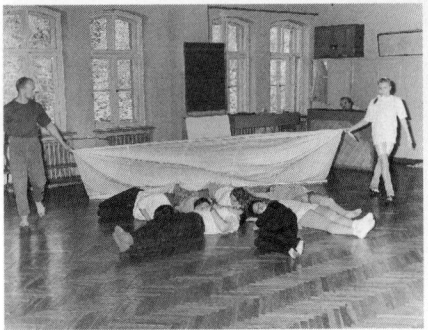

Das Schwungtuch gleitet über die Liegenden

Das Schwungtuch wird über die Liegenden gehalten, die nun versuchen, die unterschiedlichen Bewegungen des Tuches körperlich zu imitieren (lockere, flache und leichte Bewegungen / höhere, wellenartige und schwungvollere Formen).
- Wir bewegen zunächst nacheinander nur die Extremitäten.

Wir setzen uns hin. Das Schwungtuch wird hoch geschwungen und über die Sitzenden fallen gelassen. Alle Teilnehmer sollen sich unter dem Tuch befinden.

- Was fällt uns an den Sitzhaltungen mit dem Tuch auf dem Kopf auf?
- Wir achten auf unsere Atmung und vergleichen sie mit der bei vorangegangenen Übungen.
- Das Schwungtuch wird weggenommen, und wir genießen die Frische, den Duft und die Leichtigkeit. Wir schließen die Augen und stellen uns die Wellenbewegungen vor, die wir durch das Ein- und Ausatmen noch bewußter durchleben können.

Wir legen uns entspannt auf den Rücken (die Handrücken liegen auf dem Boden). Jeder Teilnehmer hat sich im Raum einen Platz gesucht. Die Musik wird bewußt wahrgenommen, und wir erinnern uns an ein angenehmes Bild, das uns Leichtigkeit, Frische und Luftigkeit vermittelt, und versuchen dessen Duft aufzunehmen. Wir genießen die Einheit von entspanntem Körper und Geist.

«Reisen» mit Körper und Seele

Eine unauffällige Hintergrundmusik in mittlerem Tempo und geradem Takt.

Wir wollen ein Stimmungsbarometer kennenlernen, das wir selbst beeinflussen können. Es funktioniert von «heiter über wolkig bis zu regnerisch» und lenkt unsere Konzentration auf unsere seelische und körperliche Befindlichkeit, um diese besser einschätzen und beeinflussen zu lernen.

Wir brauchen dazu kleine Farbflächen aus Stoff oder Papier in den Farben Rot, Weiß und Schwarz. Entsprechend der eigenen Befindlichkeit, werden jeweils Farben verdeckt ausgewählt und eine der individuellen Vorstellung entsprechende Haltung (im Stehen, Sitzen oder Liegen) eingenommen.

Ein Ratespiel kann den Anfang bilden! Welche Farbe wurde wohl gewählt, und was soll damit ausgedrückt werden? Wir versuchen (gegenseitig), die Befindlichkeiten zu erkennen, sie zu bestimmen und sie auch sprachlich auszudrücken. (Anfänglich sollte u. U. nur der Leiter die Kontakt- und Austauschperson sein.)

Wandspiegel können helfen, den persönlichen Ausdruck differenzierter wahrzunehmen.

- Wir schließen die Augen und konzentrieren uns auf unseren Körper (auf Gewichtsverlagerungen und Gleichgewichtsverhältnisse/Kopfhaltung/Ausdruck des Gesichtes/Armhaltungen/Rumpfhaltung).
- Wir öffnen die Augen, nehmen unsere äußere Erscheinung bewußt wahr und vergleichen.

Wir teilen uns in Gruppen der «Weißen, Roten und Schwarzen» auf.

- Welche Eindrücke entstehen durch ein solches «Gruppenfoto»? (Meist lockert sich schon hierdurch die Stimmung und wird fröhlich!)
- Wir stellen uns eine gegensätzliche, besonders lustige oder traurige Stimmungssituation vor und verändern unsere Haltung dementsprechend.
- Verändert sich unser «Gruppenfoto» gewaltig?
- Wir wiederholen die Wechsel und beobachten Eindrücke und Ausdrücke.

Erfahrungsgemäß werden die Farbflächen stimmungsorientiert so ausgewählt, daß sie folgendermaßen belegt sind:
Rot = fröhlich, sehr aufgeschlossen, sehr heiter, temperamentvoll, lustig, optimistisch
Weiß = ausgeglichen, locker, natürlich, neutral, gut
Schwarz = traurig, angstvoll, gedrückt, in einem «Tief», schwermütig, gedämpft, ohne Lust, depressiv.
Es gibt aber auch Ausnahmen und Extreme: z. B. Weiß – gehobene Stimmung, «ich schwebe», «im 7. Himmel», oder Rot – aggressiv, wütend, zerstörerisch.
Wir nutzen das Stimmungsbarometer im Gehen. Die Farbflächen werden von den Teilnehmern ausgewählt. Entsprechend der Befindlichkeit ist das Gehen zu gestalten (z. B. schwungvolles, lockeres Gehen mit Schwenken der roten Farbfläche / langsames, schwerfälliges Gehen mit hängenden Armen, in der Hand versteckt die schwarze Fläche haltend).

- Wir konzentrieren uns zunächst auf das eigene stimmige Gehen und auf den eigenen Weg.
- Gehen wir eigentlich wirklich so?
- Gehen wir oft auf diese Weise?
- Achten wir auf das eigene Gehen, unsere Empfindungen und unseren Ausdruck dabei?
- Entspricht der Ausdruck unserer Stimmung, oder spielen wir nur eine Rolle?
- Verändern sich die Haltung des Kopfes und der Ausdruck, wenn wir an Spiegeln vorbeilaufen, wo wir uns auch äußerlich beobachten?
- Wir suchen «Gleichgestimmte», indem wir andere beobachten und uns zu ihnen bewegen. Durch diese Gruppendynamik verändert sich meist die Stimmung, weil man über sich selbst oder das entstehende Bild lachen muß.
- Wir tauschen im Gehen die Farbflächen.
- Wir benutzen nur weiße und rote Farbflächen.
- Wir wählen Bildmotive aus (Kunstblätter / Stimmungsbilder / Fotos o. ä.) und lassen unsere Gedanken während eines angepaßten Gehens «auf Reisen» gehen, indem wir sie durch das Bild wandern lassen.
- Wir versuchen, sollten die Gedanken abschweifen und sorgenvoll werden, zum Angenehmen des Bildes zurückzukehren. Gelingt uns dies schon?

Eine lyrische, optimistisch stimmende Musik erklingt.

Schattenspiele mit ihren Variationen sollen helfen, unsere Körpergefühle zum Ausdruck zu bringen und uns besser kennenzulernen.
Wir wollen hierbei drei Wege beschreiten:
«Ich und mein Schatten»
«Ich und du – wir»
«Schatten-Rate-Spiel».
Die Wege können nacheinander oder in einem Stations-Kreis-Lauf gleichzeitig kennengelernt werden.

Ich und mein Schatten

Wir benötigen ein großes, senkrecht gespanntes Leinentuch und eine starke Lichtquelle. Wir sehen unseren eigenen Schatten und sagen uns selbst «Guten Tag»!
*   Wir korrespondieren mit unserem eigenen Körper durch ein versuchtes Bewegungsspiel.
*   Was sieht man überhaupt?
*   Was wird besonders deutlich?

Wechselspiel mit dem Schatten, Stimmungen pantomimisch ausgedrückt

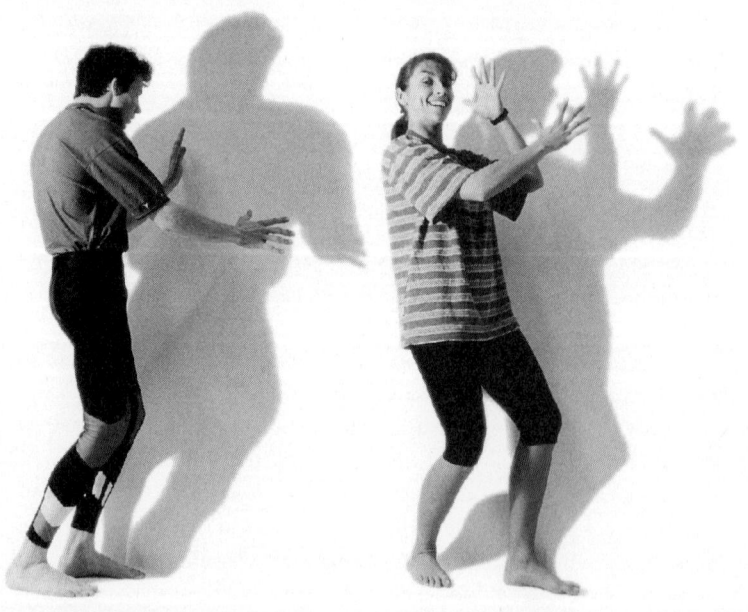

- Wie kann man Stimmungen ausdrücken, wenn man kein Gesicht sieht?
- Was wirkt besonders locker und leicht?

Ich und du – wir

Wir haben uns zu Paaren zusammengefunden und stehen uns gegenüber. Partner A kreiert eine Haltung oder Bewegung – Partner B gestaltet diese als Schatten nach; dann Wechsel. Das Tempo wird so gewählt, daß man von außen kaum bemerkt, wer der eigentliche Gestalter und wer der Schatten ist.

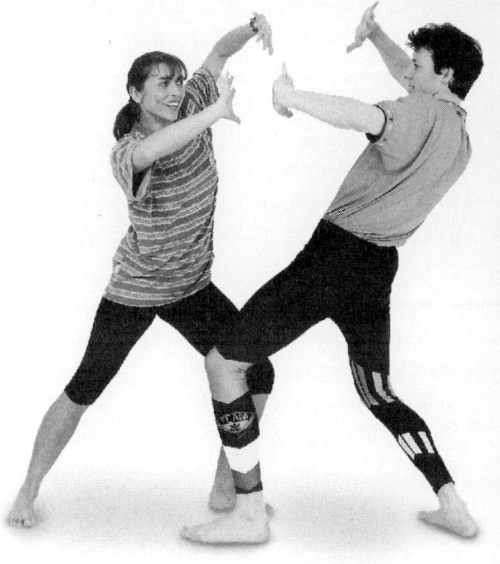

- Was beobachten wir dabei?
- Der Gestalter schließt die Augen – was ändert sich?
- Wir gehen gemeinsam vor einen Spiegel und versuchen über das Spiegelbild den Schatten des anderen darzustellen.
- Was verändert sich in der Wahrnehmung, Konzentration und Spannung?
- Wir gestalten gemeinsam kleine Situationen:
  «Wir befinden uns in: (bester Stimmung/Spannung o. ä.), im: (Dschungel/Urlaub/Kino o. ä.).»
- Werden die Situationen erraten?

Der Partner als «Schatten»

Schatten-Rate-Spiel

Wir stellen uns zwischen das gespannte Leinentuch und die Lichtquelle. Die anderen sehen unseren Schatten auf dem Tuch.
- Wir gestalten eine Stimmung (z. B. erwartungsfroh-neugierig/lustig-ausgelassen o. ä.).
- Wird dies erraten?
- Wir stellen durch Bewegungen Begriffe dar, z. B. Spannung/Entspannung/ Standpunkt/Tierpark/Puppentheater/Zirkusveranstaltung.
- Werden diese erraten?

Eine Musik erklingt, die eine bildhafte Reise unterstützt und Entspannung, Freude und Erholung auslöst.

Die Teilnehmer können eigene Musikwünsche einbringen.
Wir wählen für uns: «Komm in den Park von Sanssouci»
(Komposition: Robert Stolz, Text: Richard Rillo,
Bearbeitung: Günther Fischer; Amiga: 855 697).
Wir bilden Paare. Ein Partner verbindet dem anderen die Augen, so daß ein «Sehender» und ein «Nicht-Sehender» zusammengehören.

- Entsprechend dem Liedtext gestaltet das Paar einen individuellen Spaziergang durch den Raum. Was fühlen wir?
- Von außen wird die Reise sprachlich unter-
stützt. Wir halten unseren Partner fest umschlungen und führen ihn sicher und gleichmäßig auf geraden Wegen. Dann lösen wir
den engen Kontakt und führen nur noch mit
einer Hand. Was verändert sich?
- Wir fassen die Hände des Partners mit unseren Händen und bewegen uns am Platz
auf die gleiche lockere Art (z. B. weiche Gewichtsverlagerungen mit leichtem Schwingen der Arme). Wir bewegen uns gemeinsam vom Platz und schließlich wieder am
Platz. Wir versuchen zu tanzen und halten
dabei engen Kontakt. Was bemerken wir?
- Wir kommen ruhig und langsam zu einem
Kreis in der Mitte des Raumes zusammen
und fassen uns an den Händen.

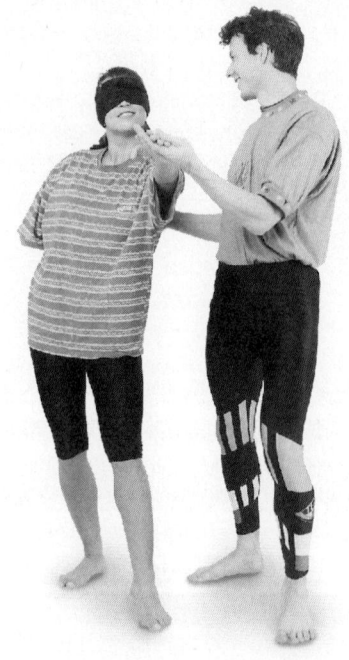

«Spaziergang» mit verbundenen Augen

Wir bewegen uns unter Wortbegleitung – z. B.: Die Arme führen wir langsam vor und zurück, hoch und tief...
- Der Kopf dreht sich nach links, nach rechts...
- Wir schütteln die Arme gehalten, gelöst, gehalten...
Wir bewegen uns ruhig und locker am Platz und stehen entspannt ganz still.
Der «Nicht-Sehende» steht still und konzentriert sich auf (s)ein «Entspannungs-Bild». Der Sehende berührt ihn nach einer Weile sanft und zart an einer (auch bewußt ausgewählten) Körperstelle. Was beobachten wir dabei?

Wir wiederholen einige Übungen und versuchen die Berührungsübungen auszudehnen (z. B. re. Unterschenkel / lk. Unterschenkel; re. Kniekehle / lk. Kniekehle; Stirn / Nasenspitze / Kinn / re. Ohr / lk. Ohr o. ä.).

- Die führenden Sehenden wechseln (wenn möglich heimlich!) ihren Partner. Wir tanzen noch einmal mit weichen Bewegungen im Raum.
  Hat sich etwas verändert?
- Der «Nicht-Sehende» versucht den neuen Partner zu erkennen.
- Alle Paare kommen wieder im Kreis zusammen und wechseln zur ersten Aufstellung und zur ersten Partnerwahl, indem man sich Zeit läßt zum «Wiedererkennen».
  Es werden die Tücher abgenommen, und man geht auf Entdeckungsreise nach den «Unbekannten».

Unbedingt sollten «Sehender» und «Nicht-Sehender» wechseln. Die Übungsform sollte öfter, später auch mit anderen Musiken, wiederholt werden.

Eine langsame, zarte Musik erklingt.

Wir liegen auf einer angenehmen Unterlage entspannt auf dem Rücken. Wir tragen weite und wärmende Kleidung. Die Raumatmosphäre unterstützt durch Ruhe und angenehme Temperatur das Üben. Wir schließen die Augen und hören nur auf die zarte Musik. Unsere Gedanken gehen ihre eigenen Wege und «ziehen wie Wolken am Himmel immer weiter».

Wir unternehmen zwei Körper-Reisen und lernen, uns besser auf Berührungen, einzelne Körperbereiche, ihre Spannungsfelder und unsere Gesamtbefindlichkeit zu konzentrieren. ⌂

Mit ruhiger, freundlicher und natürlicher Stimme wird die Reise jeweils als ein «Weg der Erkundung» begleitet.

- Wir liegen ruhig und entspannt.
- Unser Atem ist ruhig und gleichmäßig.
- Wir haben die Augen geschlossen und konzentrieren uns darauf, wie unsere Fersen auf dem Boden liegen.
- Wir spüren die Berührungsflächen entlang der Waden bis zu den Oberschenkeln.
- Die Bekleidung empfinden wir an den Stellen als wärmende Hülle.
- Wir liegen ruhig und entspannt.
- Unser Atem ist ruhig und gleichmäßig.
- Wir spüren unseren Rumpf auf der Unterlage und einzelne Kontakte des Rückens mit dem Boden.
- Wir fühlen den Kopf auf der Unterlage und das Gewicht des Kopfes.

- Wir liegen ruhig und entspannt.
- Unser Atem ist ruhig und gleichmäßig.
- Wir konzentrieren uns auf unsere Finger, die am Boden liegen, wir spüren die Fingerspitzen und die Unterschiede zwischen den Fingern – fühlen wir einen Ring?
- Wir verfolgen die Berührungsflächen entlang des Unterarmes über die Ellbogen bis zur Schulter – fühlen wir eine Armbanduhr / Armreifen?
- Wir liegen ruhig und entspannt.
- Unser Atem ist ruhig und gleichmäßig.
- Unser Körpergewicht ist gleichmäßig auf dem Boden verteilt.
- Wir empfinden eine angenehme Wärme und Lockerheit (Sonnenstrahlen und ein warmer Sommerwind umspielen uns).
- Wir lächeln darüber und fühlen uns wohl.
- Wir hören wieder die zarte Musik, und unsere Gedanken «ziehen wie Wolken am Himmel immer weiter».

Die zweite Reise ist stärker selbstaktiv orientiert und bezieht Empfindungserlebnisse der Muskeln mit ein, um Differenzierungen verbessert wahrnehmen zu können. ⌂

- Ich liege entspannt und locker – mit jedem Atemzug werde ich ruhiger.
- Ich lasse mich von meinem Atem tragen.
- Meine Stirn ist glatt und entspannt.
- Meine Augen sind geschlossen und blicken ruhig und konzentriert in die Stirnmitte.
- Der Unterkiefer ist locker, der Mund unmerklich geöffnet.
- Ich lächle sanft.
- Ich liege entspannt und locker – mit jedem Atemzug atme ich Frische ein und löse Anspannungen mit dem Ausatmen.
- Meine Arme (Oberarme / Unterarme / Hände / Finger) spanne ich leicht an und löse diese Anspannung.
- Ich erlebe die Leichtigkeit und Lockerheit.
- Ich spiele mit den Fingern und ruhe aus.
- Ich spanne den Bauch leicht an, drücke die Wirbelsäule bewußt auf den Boden und löse diese Anspannung.
- Ich erlebe die Leichtigkeit und Lockerheit.
- Ich spanne die Muskeln des Gesäßes und der Oberschenkel an und löse diese Anspannung.
- Ich erlebe die Leichtigkeit und Lockerheit.
- Ich spiele mit den Zehen und ruhe aus.

- Ich liege entspannt und locker – mit jedem Atemzug werde ich ruhiger und genieße die Entspannung!

Am Ende unserer Reisen müssen wir die Entspannung zurücknehmen, es sei denn, wir möchten schlafen. Es ist besonders günstig, dieses Zurücknehmen mit einem tieferen Einatmen, dem Ballen der Hände zu Fäusten oder einem Räkeln und Gähnen zu verbinden. Der Übergang zum Aufstehen und Weiterüben wird hierdurch vorbereitet und erleichtert. Ein stufenweises Zurücknehmen beginnt bei den Extremitäten, die spielerisch bewegt werden, der Kopf soll leicht nach rechts und links gerollt werden, wir atmen tiefer und öffnen die Augen.

Ziel des Übens ist, daß jeder seinen «Reiseweg» selbst gestaltet und damit seinen individuellen Weg zur Entspannung findet.

Entspannung und Dehnung der Muskulatur

Die Elastizität der Muskeln ist eine Voraussetzung für das Bewegungslernen.

Ein Beispiel: Lassen sich die hüftbeugenden Muskeln nur eingeschränkt dehnen, behindern sie die vollkommene Streckung im Hüftgelenk. Das Umlernen der Stereotypien des Gehens, bei denen es gerade auf eine saubere Hüftgelenksstreckung ankommt, würde dadurch behindert oder unmöglich gemacht.

Um freie Bewegungen zu ermöglichen, sind eine gezielte und dosierte Relaxation (Entspannung) und Dehnung der richtigen Muskeln erforderlich. Wir wollen zunächst erläutern, was wir unter Relaxation und Dehnung verstehen.

Die Elastizität des Muskels hängt einerseits davon ab, wie stark er sich während des Auseinanderziehens aktiv anspannt. Er wirkt so der Verlängerung entgegen und vermindert die Dehnbarkeit. Eine Voraussetzung für freie Gelenkbewegungen ist, daß es nicht zu Aktivierungen der kontraktilen Muskelanteile kommt. Die Vermeidung der muskulären Aktivität bezeichnen wir als *Relaxation*. Sie zielt auf das Nervensystem, das den Muskel während des Auseinandergleitens durch die Hemmung von Kontraktionsimpulsen entspannt halten soll. Das wirkt auf den ersten Blick trivial, doch gerade das Entspannen der Muskeln stellt für viele ein großes Problem dar. Die Fähigkeit zum «Loslassen» muß oft erst wieder erlernt werden.

Demgegenüber konzentriert sich die *Dehnung* auf die passiven (nicht kontraktionsfähigen) elastischen Muskelanteile. Es handelt sich dabei um Bindegewebsstrukturen, die durch ihre Konsistenz die Dehnbarkeit der Muskeln mitbestimmen. So finden wir bei dauerverspannten Muskeln verstärkt Bindegewebsanteile, deren Elastizität vermindert ist. Im Extremfall ist der Muskel verkürzt. Mit der Dehnung des Muskels soll die Elastizität der genannten passiven Muskelanteile erhalten oder wiederhergestellt werden. Dehnung bedeutet passive Verlängerung des Muskels durch äußere Kräfte.

Relaxation und Dehnung werden bei unseren Übungen nicht getrennt, sondern laufen in der Regel gleichzeitig ab. Meist dominiert jedoch die relaxierende Wirkung. Es genügt oft, die Verspannung der Muskeln durch nervale Hemmung zu vermindern, um einen Längenzuwachs zu erreichen. Wenn die bindegewebige Verkürzung jedoch schon fortgeschritten ist, werden etwas intensivere Dehnungen erforderlich. Hier genügt die Relaxation allein nicht.

Achtung! Relaxation und Dehnung erhöhen nicht nur die Elastizität bestimmter Muskeln, sondern auch die Beweglichkeit der zugehörigen Gelenke. Mobilität bedeutet jedoch auch einen Verlust an Stabilität. Gerade lokale Verspannungen einzelner Muskelareale können die Folge von Störungen des betreffenden Gelenks sein. So finden wir bei Störungen der unteren Lendenwirbelsäule häufig auch stark verspannte Muskeln vor. Diese ohne begleitende stabilisierende Maßnahme zu dehnen hieße, das ohnehin gestörte Segment noch zusätzlich zu destabilisieren. Eine begleitende Kräftigung ist deshalb oft sinnvoll.

Es muß immer abgewogen werden, ob mobilisierend wirkende Übungen sinnvoll sind. So ist es beispielsweise bei hypermobilen Personen wichtig, bestimmte Dehnungsübungen sogar zu vermeiden, um die schon vorhandene (und oft durch bindegewebige Schwäche unterstützte) Instabilität nicht noch zu fördern.

Dehnung muß der Natur des Muskels entsprechen. Daraus ergeben sich folgende Regeln des richtigen Dehnens:

Erwärme dich vor dem Dehnen!

Die Dehnbarkeit der Muskeln hängt unter anderem von ihrer vorherigen Erwärmung ab. Außerdem wird die Gefahr von Verletzungen vermindert.

Vermeide das Nachfedern!

Wir kennen Dehnübungen meist als Federn in der Endstellung (z. B. Rumpfbeugen mit Nachfedern). Diese Technik wirkt zwar positiv auf die passiven Anteile des Muskels, stört aber den angestrebten Relaxationseffekt. Muskeln, die kurzzeitig intensiv gedehnt werden, antworten mit einer Kontraktion, um der «Störung» entgegenzuwirken. Jeder kennt diesen Mechanismus von der Prüfung des Kniesehnenreflexes. Die Dehnung der kniestreckenden Muskulatur, die der Arzt mit dem Reflexhammer hervorruft, wird mit einer kurzzeitigen Anspannung des Muskels beantwortet. Der Unterschenkel zuckt nach vorne. Mit intensivem Nachfedern provozieren wir diesen Effekt sogar mehrfach hintereinander und rufen eine erhöhte Gegenspannung des Muskels hervor.

Vermeide aktive Anspannungen!

Die Dehnung eines Muskels ist nicht möglich, wenn dieser aktiv anspannt. Anspannungen sollten also vermieden werden. Das ist in der Regel nur bei passiven Dehnlagerungen möglich, die keine Haltearbeit erfordern. Es ist beispielsweise wenig sinnvoll, Beinmuskeln im Stehen (z. B. im Ausfallschritt) dehnen zu wollen. Wir benötigen für den Stand eine Vielzahl von Muskeln. Es ist dabei selbst für den Bewegungsgeübten nahezu unmöglich, ausgerechnet den zu dehnenden Muskel zu entspannen.

Nimm dir Zeit!

Der Erfolg der Dehnübung hängt weniger von der Intensität der Dehnspannung als von deren Wirkungsdauer ab. Wir brauchen keine hohen Dehnungskräfte (Ausnahme: extrem verkürzte Muskeln). Hohe Intensitäten provozieren Schmerz und damit Gegenspannung. Außerdem liegt es in der Natur der muskulären Gewebe, daß sie auf länger andauernde Dehnungskräfte besser reagieren. Die Dehnübungen sind deshalb mindestens für die Dauer von 60 Sekunden durchzuführen, noch wirkungsvoller wären 120 Sekunden. Bei richtiger Technik werden wir nach etwa 20 bis 30 Sekunden ein sanftes «Auseinanderfließen» des Muskels spüren können. Die empfundene Dehnspannung läßt nach und gibt damit die Möglichkeit zum «Nachstellen» der Dehnhaltung.

Vermeide Schmerz!

Schmerz führt zu reflektorischen Schutzspannungen. Um diese zu vermeiden, arbeiten wir grundsätzlich im schmerzfreien Bereich. Wir gehen bei den Dehnlagerungen an die Untergrenze der Schmerzschwelle und überschreiten diese nicht. Im Verlauf der Dehnung wird sich diese erhöhen, so daß wir nach und nach die Dehnwirkung verstärken können. Bei Schmerzen, die nicht auf den «normalen» Dehnungsspannungsschmerz zurückzuführen sind, ist Achtung geboten! Sie sind meist Signale des Körpers für vorliegende Störungen. Diese sollten – gegebenenfalls ärztlich – abgeklärt werden. Auch deshalb: nie im Schmerzbereich üben!

Dehne schonend!

Auf gewisse Risiken der Dehnung wurde bereits hingewiesen. Wir können zudem die Dehnübungen so gestalten, daß sie für möglicherweise schon vermindert belastbare Abschnitte des Bewegungssystems schonend erfolgen und damit auch schädigende Wirkungen ausschließen. Hierzu dienen Lagerungen, die beispielsweise bestimmte Wirbelsäulenabschnitte schienen und schützen, oder die Vermeidung ungünstiger Dehnhaltungen. Aber auch das Arbeiten mit geringen Dehnkräften und die Nutzung von Relaxationstechniken wirken schonend.

Nutze die natürlichen Entspannungsmechanismen der Muskeln!

Wir können die Muskelentspannung unterstützen, indem wir bestimmte reflektorische Mechanismen nutzen. Dabei ist das muskuläre Zusammenspiel ebenso wichtig wie die muskelentspannende Wirkung bestimmter Blickwendungen unserer Augen oder spezieller Atemtechniken. Im einzelnen werden folgende Effekte eingesetzt:

Unmittelbar nach einer geringfügigen, aber gleichmäßigen Anspannung entspannt ein Muskel völlig. Er gibt dann einer mäßigen Dehnung besonders gut nach. Die Muskelverlängerung kommt nicht durch Erhöhung des Dehnungszuges zustande, sondern durch das Nachgeben des Muskels. Der beschriebene Mechanismus wird auch als Postisometrische Relaxation (PIR) bezeichnet.

Ein anderer Reflex sorgt dafür, daß sich ein Muskel besser entspannt, wenn dessen Gegenspieler kontrahiert. Es kommt zur sogenannten Antagonistenhemmung.

Im Zusammenhang mit Ein- und Ausatmung kommt es zu (ebenfalls reflektorischen) Erhöhungen bzw. Verminderungen der muskulären Grundspannung. Auch diese Atemsynkinesen sind für die Entspannung nutzbar.

Selbst die Blickwendung der Augen vermag auf den muskulären Entspannungszustand Einfluß zu nehmen, was zum Zweck der muskulären Relaxation eingesetzt werden kann.

Nutze Hilfsmittel!

Die Effektivität der Übungen kann verbessert werden, wenn man Hilfsmittel nutzt, die dem Übenden eine Rückmeldung über den aktuellen Entspannungszustand bestimmter Muskeln geben. Gerade zu Beginn ist die Fähigkeit, Entspannung zu erspüren, oft sehr gering. Die Rückmeldung über einen Übungspartner oder der Einsatz elektronischer Geräte würde sich deshalb anbieten.

Nackenmuskulatur △
(M. trapezius pars descendens, M. levator scapulae)

Mit einer Vorübung versuchen wir die am stärksten verspannten Fasern der Nackenmuskulatur zu erfühlen. Dazu neigen wir zunächst den Kopf mit dem Ohr so weit es geht auf die linke Schulter. Wir spüren den Zug der sich spannenden Muskelfasern auf der rechten Seite. Nun lassen wir den Kopf sehr langsam nach vorne hinuntersinken und achten darauf, daß die Nase zur Körpermittelebene orientiert ist. Wir erleben, wie sich benachbarte Muskelfasern der Nackenmuskeln in der passiven Dehnspannung ablösen. Aus der Vorneige rollen wir den Kopf nach rechts bis zur Seitneige. Auch hier wird in die sich spannenden Muskelfasern hineingespürt. Die Positionen der stärksten Spannungen merken wir uns. Sie geben die Richtungen an, in denen zu üben ist.

Wir sitzen bequem, wenn möglich angelehnt. Der Kopf wird in die Richtung des höchsten Spannungsgefühls geneigt. Die Schulter der anderen Seite wird fixiert, indem wir den Ellbogen dieser Seite Richtung Fußboden drücken. In allen Phasen der Übung verbleiben wir in der Vorspannung.

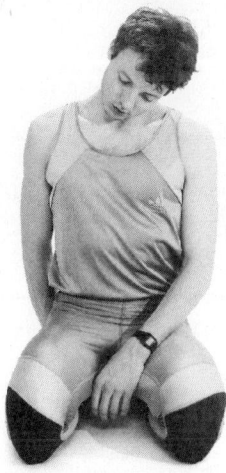 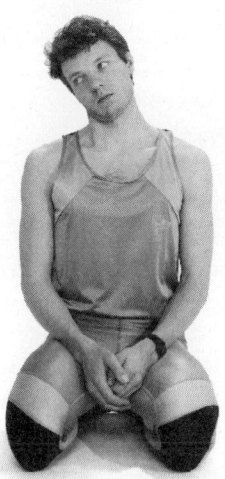

Erspüren verspannter Faserzüge der Nackenmuskeln *

Relaxation der Nackenmuskeln in Seitneige des Kopfes

Wenn wir den Kopf zu einer Seite geneigt haben, schauen wir – nur mit den Augen! – für sieben Sekunden in die der Seitneigung entgegengesetzte Richtung. Dann atmen wir tief ein. Mit der langsamen und tiefen Ausatmung schauen wir jetzt in die Richtung der Kopfneigung und lassen das Gewicht des Kopfes für ebenfalls sieben Sekunden wirken. Die Seitneigung wird sich geringfügig erhöhen. Die neue Kopfposition behalten wir bei und wiederholen die Übung noch zweimal. Sollte die Position des Kopfes nicht in der Seit-, sondern in der Vorneige liegen, so gilt prinzipiell der gleiche Ablauf, nur die Blickrichtung ändert sich. In der Anspannungsphase schauen wir (nur mit den Augen!) nach oben, mit dem Ausatmen nach unten.

* Für alle Abbildungen gilt, daß bei Beschwerden Schneider- oder Kniesitz zu meiden und schonendere Positionen vorzuziehen sind.

Keine zusätzlichen Kräfte (etwa durch Zug mit der Hand in die Seitneigung) aufbringen! Bei richtiger Technik reicht die Schwerkraft des Kopfes völlig aus. Die sen-
sible Halsregion wird geschont. Sollten trotzdem Beschwerden auftreten, ist die
Übung zu unterlassen und gegebenenfalls eine ärztliche Untersuchung erforderlich.
(Dies gilt prinzipiell!) Gewinnen wir trotz richtiger Ausführung keinen Bewegungsspielraum, so liegt eine verminderte Beweglichkeit der Halswirbelsäule vor.
Diese kann durch Wirbelgelenksblockierungen hervorgerufen worden sein. In keinem Fall darf durch zusätzliche Kraft «nachgeholfen» werden. Der sanfte Charakter muß gewahrt bleiben.

Muskeln der Kopfgelenke ⌂
(kurze Nackenmuskeln)

Wenn die kurzen Nackenmuskeln nicht genug dehnbar sind, so behindern sie unter Umständen das Vornicken und damit die ausbalancierte Kopfposition. Sie sollten deshalb vorher sanft entspannt werden.

In einer entspannten Sitzposition rotieren wir den Kopf leicht zu einer Seite (nicht
maximal drehen!). Wir nicken jetzt in den obersten Wirbelgelenken nach vorne, indem wir das Kinn Richtung Hals führen. Der Hals wird dabei nicht vorgeneigt,
seine Position bleibt nahezu unverändert aufrecht. Wir erreichen die Ausgangsstellung noch besser, wenn uns die Vorstellung gelingt, daß sogar der Kehlkopf nach
hinten «wandert». Die entstehende Vorspannung in der Nickstellung wird wiederum nicht aufgegeben.

Wir atmen langsam sechs- bis achtmal tief ein und aus. Bei der Einatmung schauen
wir (nur mit den Augen!) nach oben, bei der Ausatmung nach unten. Der Kopf
wird seine Position während der Einatmung kaum verändern, während der Ausatmung jedoch einen Bewegungsgewinn in Richtung des Vornickens erzielen, den wir
in die nächste Atembewegung «mitnehmen» und so – Zug um Zug – sanft erweitern. Danach wiederholen wir bei Rotation in die andere Richtung.

Da auch hier die empfindliche Halswirbelsäule einbezogen ist, sollte ebenfalls genau auf mögliche Beschwerden geachtet werden. Die Übung kann auch ohne Rotation ausgeführt werden.

Rückenstreckende Muskeln
(M. erector trunci)

Im Sitzen ⌂

Wir befinden uns im Schneidersitz oder legen die Fußsohlen aneinander. Wir runden den Rücken. In Gedanken versuchen wir mit der Nase den Nabel zu erreichen, wodurch eine maximale Rundung der Wirbelsäule erreicht wird.

Wir atmen langsam und tief. Der Oberkörper wird sich bei Einatmung minimal oder gar nicht heben, während des Ausatmens jedoch weiter absinken. Dabei gibt die rückenstreckende Muskulatur von selbst nach, entspannt sich und wird ausschließlich durch das Eigengewicht des Oberkörpers gedehnt. Von der neugewonnenen Position aus wiederholen wir die Übung etwa zehnmal.

Die Hauptwirkung der Übung läßt sich steuern. Neigen wir den Oberkörper weiter nach vorn, so treffen wir vor allem die Muskeln der Lendenwirbelsäule. Bleiben wir eher aufrecht, so wird vorwiegend der Bereich der Brustwirbelsäule relaxiert. Achtung! Die Übung mobilisiert die Wirbelsäule. Beobachten Sie den Effekt! Kompensierend die Bauchmuskulatur kräftigen! (Lassen Sie sich vorher beraten, ob die Übung für Sie günstig ist. Sie kann auch negativ wirken!)

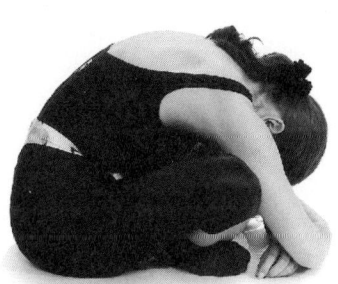

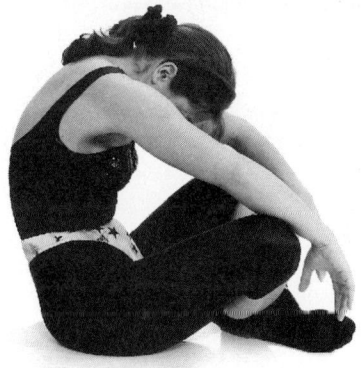

Dehnung der rückenstreckenden Muskeln vorwiegend im Bereich der Lendenwirbelsäule

Dehnung der rückenstreckenden Muskeln vorwiegend im Bereich der Brustwirbelsäule

Auf dem Pezziball ⌂

Wir liegen bäuchlings auf dem Pezziball und entspannen uns. Statt des Balles können auch Kissen, Polster usw. benutzt werden.

Wir spannen die rückenstreckenden Muskeln für sieben Sekunden leicht an, so als wollten wir uns aufrichten. Die Spannung bleibt jedoch so gering, daß es zu keiner Bewegung kommt. Dann atmen wir tief ein. Mit der betonten langsamen Ausatmung entspannen wir und lassen die Schwerkraft wirken. Zeit lassen!

Die Übung kann Menschen mit etwas größerer Leibesfülle Probleme bereiten. Nur durchführen, wenn sie als angenehm empfunden wird!

*Dehnung der rücken-
streckenden Muskeln
auf dem Pezziball*

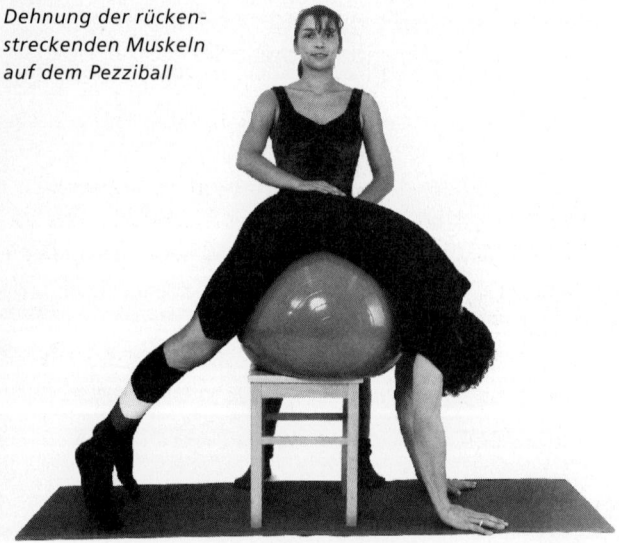

Rumpfdrehende Muskeln

Wenn Teilnehmer im Oberkörper sehr unbeweglich sind, kann man die rumpfdrehenden Muskeln dehnen und so einen mobilisierenden Effekt erzielen.

Drehsitz (aus dem Yoga) ⌂

Wir schlagen das rechte Bein im Sitzen über das linke und stellen den Fuß auf. Der linke Arm wird nun auf dem Oberschenkel des rechten Beines abgelegt. Die rechte

Yoga-Drehsitz

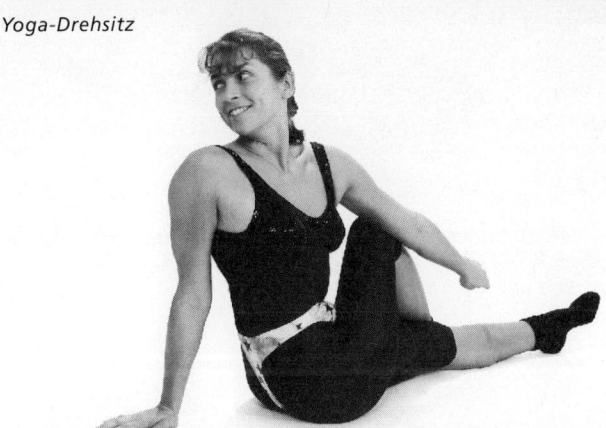

Hand stützen wir – soweit dies ohne Verkrampfung möglich ist – hinter dem Ge-säß auf. Die Drehung des Oberkörpers nach rechts wird durch die Rotation des Kopfes in dieselbe Richtung unterstützt.

In dieser Position atmen wir tief. Mit der Ausatmung können wir die Rotation Zug um Zug erweitern. Dabei wird die rechte Hand weiter herumgeführt. Auch das Blickfeld der Augen wandert, so daß wir schließlich möglicherweise direkt hinter uns sehen können.

Auch hier den Effekt genau verfolgen! Die Übung ist für Hypermobile nicht zu empfehlen! Übung in der entgegengesetzten Richtung wiederholen.

Drehlagerung im Liegen △

Wir liegen auf der linken Seite. Das rechte Bein ist gebeugt und liegt mit dem Knie auf. Die linke Hand liegt darauf und fixiert. Während Becken und Beine in dieser Position verbleiben, drehen wir den Oberkörper und den Kopf nach rechts. Der rechte Arm wird gestreckt nach rechts oben (kopfwärts) geführt und hängt ent-spannt etwas über dem Boden.

Wenn wir jetzt mit dem Schultergürtel flach aufliegen, können wir die Übung be-enden. Wir sind beweglich genug. Wenn nicht, so atmen wir in dieser Position tief ein und aus. Mit der Ausatmung wird sich die Rotation des Rumpfes nach und nach vergrößern, so daß die Hand, die zunächst «in der Luft» hing, sich dem Bo-den nähert.

Dehnlagerung in Wirbelsäulenrotation

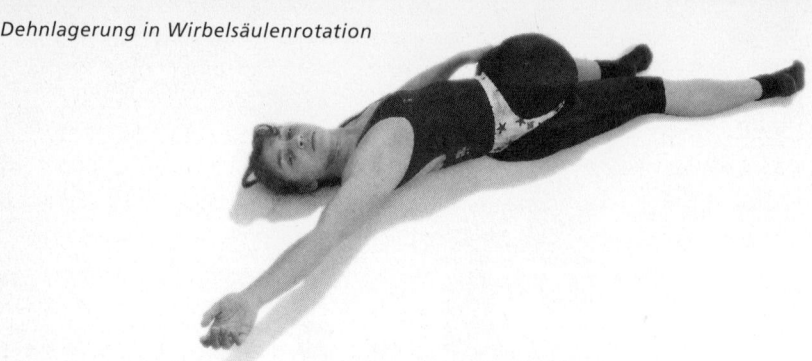

Es gelten dieselben Hinweise wie bei der vorherigen Übung.

Hüftgelenksbeugende Muskeln
(Lendendarmbeinmuskel, gerader Schenkelmuskel)

Partnerübung ⌂

Der Übende liegt entspannt auf dem Bauch. Sein Partner kniet sich über das rechte Bein und stützt sich mit der rechten Hand auf das Kreuzbein des Liegenden, um das Becken zu fixieren (Hohlkreuz soll vermieden werden). Mit der linken Hand wird das im Knie gebeugte linke Bein des Übenden langsam und vorsichtig so weit angehoben, bis der liegende Partner den Beginn der Schmerzschwelle signalisiert.

Dehnung des Lendendarmbeinmuskels: Der liegende Partner drückt das Knie leicht in Richtung Unterlage. Nach sieben Sekunden wird wieder entspannt. Der Partner hebt das Knie nun vorsichtig weiter an, bis wiederum das Signal zum Anhalten kommt. Die Übung wird insgesamt dreimal durchgeführt. Dabei kommt es zu einem deutlichen Beweglichkeitszuwachs in Richtung Hüftstreckung.

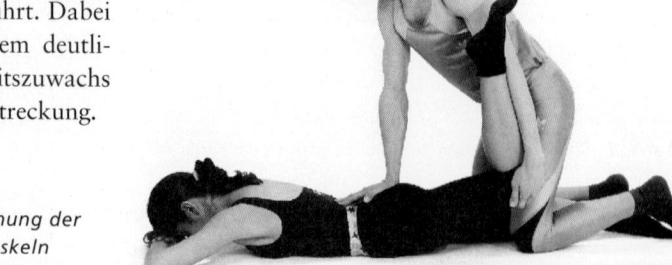

Partnerübung: Dehnung der Lendendarmbeinmuskeln

Dehnung des geraden Schenkelmuskels: Nachdem das Knie wie oben angehoben wurde, schiebt der kniende Partner mit der Schulter den Fuß des liegenden Partners in Richtung Gesäß. Das Knie wird dabei langsam gebeugt. Auch hier gibt der untere Partner ein Zeichen zum Anhalten. Er drückt danach sieben Sekunden lang mit dem Fuß gegen die Schulter des Partners und entspannt. Der kniende Partner erhöht jetzt vorsichtig die Kniebeugung, wiederum bis zum Haltsignal. Auch dieser Ablauf wird dreimal wiederholt (danach Seite wechseln).

Partnerübung: Dehnung des geraden Schenkelmuskels

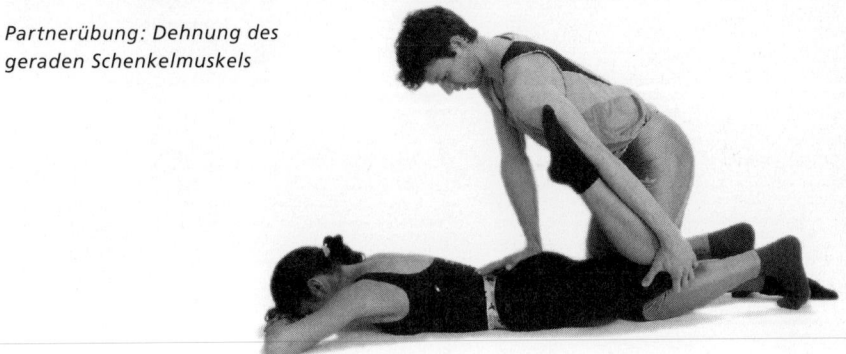

Die Übung erfordert viel Sensibilität und ist nur mit harmonierenden Partnern möglich. Das Haltsignal ist unbedingt zu respektieren! Wichtig sind das sehr langsame und sanfte Arbeiten und das Verharren in der neugewonnenen Position. Verstöße bedeuten Verletzungsgefahr!

Im Stand ⌂

Wir stützen im Stand ein Knie auf eine Unterlage (z. B. Sitzfläche eines Polsterstuhls).

Wir schieben das Becken nach vorne und halten diese Stellung. Dabei wird das Hüftgelenk des aufgeknieten Beines gestreckt. Wir versuchen die Streckung alle 20 bis 30 Sekunden zu vergrößern. Wenn wir dabei den Unterschenkel auf der Sitzfläche aufliegen lassen, dehnen wir den Lendendarmbeinmuskel. Fassen wir den Unterschenkel, so können wir über die Kniebeugung die Dehnung des geraden Schenkelmuskels dosieren.

Die Übung ist als einfache Alltagsübung geeignet. Es kommt jedoch nicht zu völliger Entspannung. Außerdem ergibt sich das Risiko der Hohlkreuzstellung.

*Links: Dehnung des Lendendarm-
beinmuskels am Hocker*

*Rechts: Dehnung des geraden
Schenkelmuskels am Hocker*

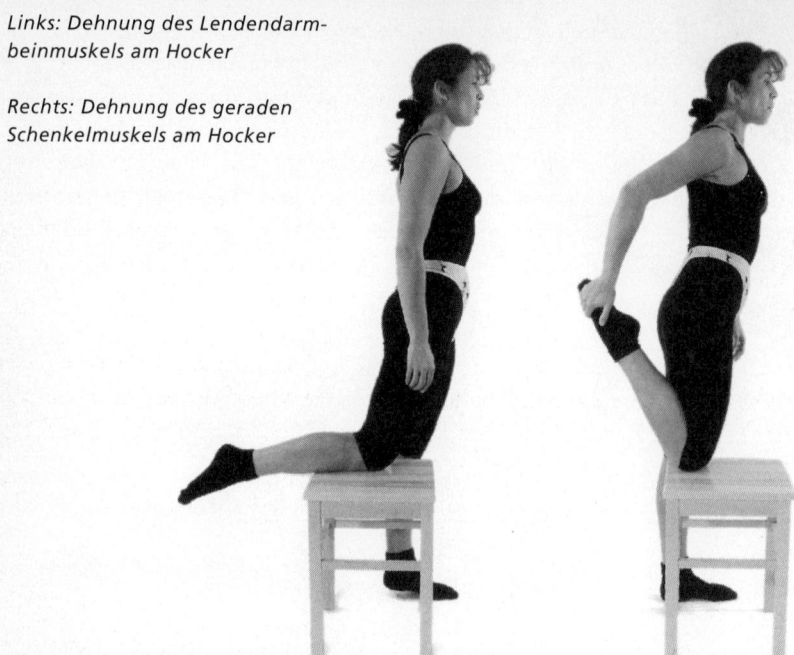

Hüftbeugerdehnung in Seitlage △

In der Seitlage fassen wir den Unterschenkel des obenliegenden Beines und führen
es in die Kniebeugung.

Wir versuchen das Knie nach hinten zu ziehen. Dabei kann das Anspannen der Gesäßmuskulatur helfen. Die Kniebeugung bewirkt die Dehnung des geraden Schenkelmuskels.

Da es auch hier leicht zum Hohlkreuz kommt, Gesäß und Bauchmuskeln anspannen. Die Übung wird dadurch komplizierter und ist deshalb nur einzusetzen, wenn
keine Partnerübung möglich ist.

*Dehnung der hüftbeugenden
Muskeln in Seitlage*

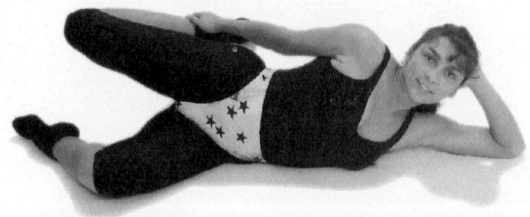

Dehnung des geraden Schenkelmuskels in Bauchlage ⌂

Der Übende liegt auf dem Bauch und hat ein Knie gebeugt.

Durch den Partner wird das Knie bis kurz vor den Dehnungsschmerz im Oberschenkel gebeugt (liegender Partner signalisiert!). Der Übende spannt leicht in Richtung Kniestreckung (7 Sekunden) an. Nach der Entspannung wird die Beugung vorsichtig vergrößert. Die Relaxationsphase sollte etwa 20 Sekunden dauern, danach wieder anspannen. Die Übung dreimal wiederholen.

Wenn die Ferse so weit dem Gesäß angenähert ist, daß lediglich eine Faust dazwischenpaßt, ist die Übung zu beenden. Zuviel Dehnung bedeutet Instabilität für das Knie! Signale des Übenden genau beachten! Die Kniebeugung kann auch durch den Übenden selbst gesteuert werden.

Dehnung des geraden Schenkelmuskels in Bauchlage

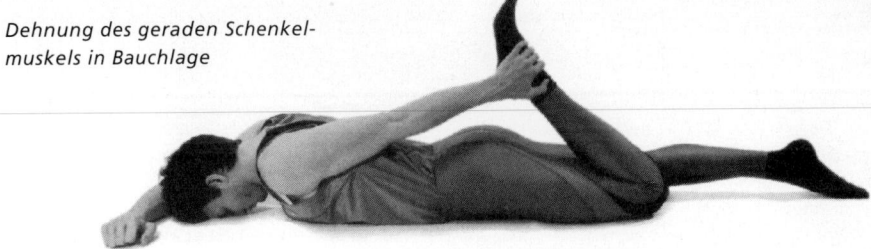

Dehnung des geraden Schenkelmuskels in Bauchlage als Partnerübung

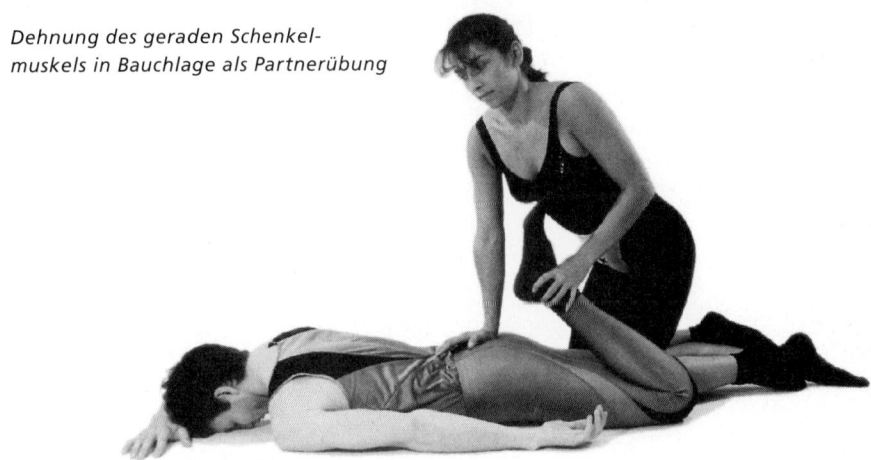

Rückseitige Oberschenkelmuskulatur (ischiokrurale Gruppe)

Im Sitzen ⌂

Wir haben im Sitz auf dem Boden die Knie so weit eingebeugt, daß wir den Oberkörper, den wir aktiv gestreckt halten, auf die Oberschenkel auflegen können. Die Hände umfassen die Knöchel.

Nun wandern wir mit den Fersen langsam nach vorne und strecken dadurch nach und nach die Knie. Der Effekt kann durch aktive Kniestreckung und den Zug der Arme unterstützt werden. Wir versuchen mit dem Oberkörper auf den Oberschenkeln zu bleiben. Es stellt sich eine Dehnspannung der rückseitigen Oberschenkelmuskeln ein. Kurz vor dem Schmerzpunkt halten wir an und lassen nun die Spannung etwa 30 Sekun-

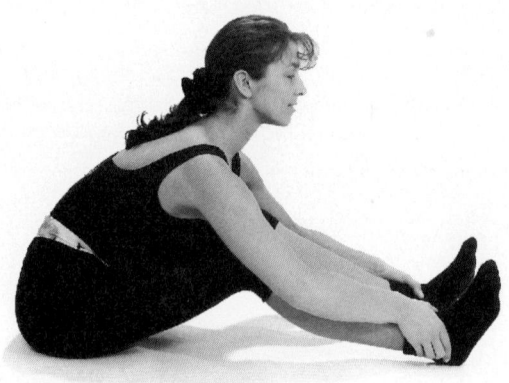

Dehnung der rückseitigen Oberschenkelmuskeln im Sitz

den wirken. Meist läßt dann die Spannung etwas nach, so daß wir nachregulieren können. Das wiederholen wir drei- bis fünfmal.

Zeit lassen! Die Übung führt auch bei guter Ausführung (aktive Rückenstreckung) in gewissem Umfang auch zur Dehnung der Rückenstreckermuskeln der Lendenwirbelsäule. Wenn wir diese Region schonen wollen, empfiehlt sich die folgende Übung.

In der Rückenlage ⌂

Wir liegen auf dem Rücken. Ein Bein wird nach oben geführt und durch einen Partner oder einen passiven Widerstand (Wandvorsprung, Tischkante, Schrankecke ...) über dem Oberkörper so fixiert, daß eine völlige Kniestreckung nicht mehr möglich ist.

Der Übende drückt das Bein mit beiden Händen kurz über dem Knie in die Streckung. Er kann selbst die Dehnspannung so dosieren, daß er leicht unterhalb der Schmerzgrenze bleibt. Nach jeweils 20 bis 30 Sekunden kann nachreguliert werden.

Die Übung ist rückenschonend und kann vom Übenden selbst gut gesteuert werden. Vorteil: Die zu dehnenden Muskeln sind absolut entspannt.

*Dehnung der rückseitigen Oberschenkel-
muskeln in Rückenlage als Partnerübung*

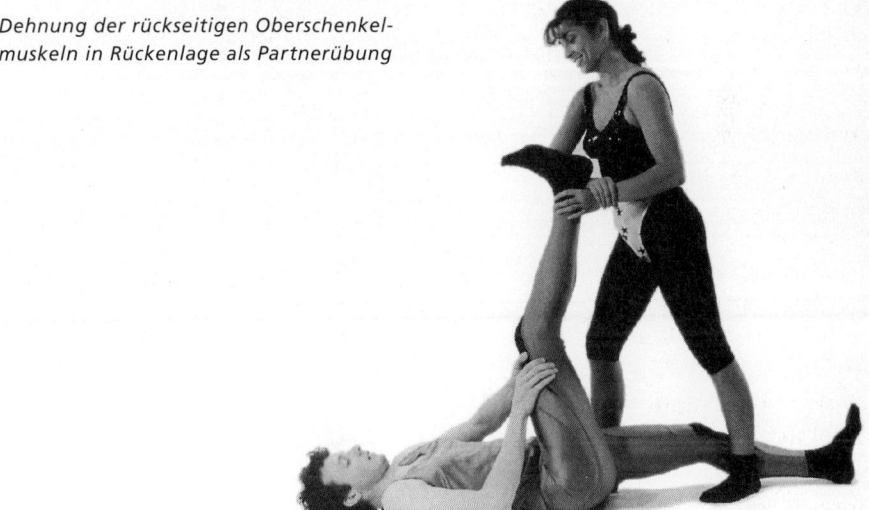

Dehnung der Oberschenkelanzieher
(lange und kurze Adduktoren)

Lange Adduktoren
In Rückenlage ⌂

Wir liegen auf dem Rücken mit dem Gesäß direkt an der Wand. Die Beine sind bei etwas gebeugten Knien maximal gespreizt. Sie lagern entspannt an der Wand.

Mit den Händen drücken wir die Beine in die Kniestreckung, bis die richtige Dehnspannung erreicht ist. Nach 20 bis 30 Sekunden wird sanft nachgedrückt, so daß sich die Knie langsam strecken. Wenn die Streckung erreicht ist, kann nachgestellt werden, indem die Spreizung der Beine bei nun wieder leicht gebeugten Knien erweitert wird.

*Dehnung der langen
Schenkelanzieher an
der Wand*

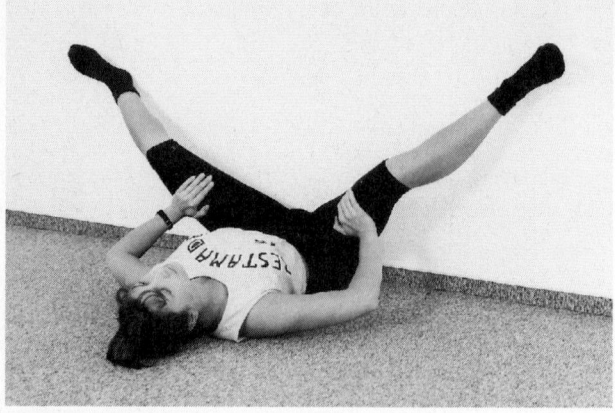

Kurze Adduktoren
In Rückenlage an der Wand ⌂

Die Ausgangsposition ähnelt der vorherigen. Jetzt werden jedoch die Knie mehr als 90 Grad gebeugt, die Fußsohlen liegen aneinander.

Mit den Händen wird die richtige Dehnspannung in der gespreizten Stellung eingestellt und gehalten. Nach 20 bis 30 Sekunden kann wieder nachreguliert werden. Der Effekt kann unterstützt werden, indem zunächst die Knie gegen den Widerstand der Hände für sieben Sekunden leicht nach innen gedrückt werden. Danach wird entspannt und mit den Händen eine weitere Spreizung bewirkt.

Beide Übungen sind rückenschonend und gut dosierbar. Die Unterlage darf nicht zu kalt sein (ggf. wärmende Decke oder Kleidungsstück unterlegen).

*Dehnung der kurzen
Schenkelanzieher an
der Wand*

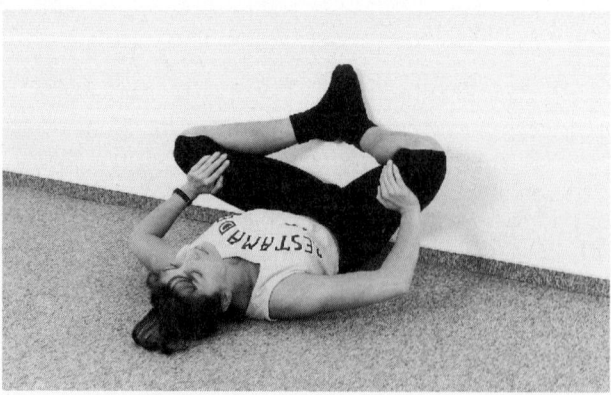

Kurze Adduktoren
Im Sitzen ⌂

Wir sitzen so auf dem Boden und legen die Fußsohlen aneinander. Die Hände fassen die Knöchel, die Unterarme nehmen mit dem Unterschenkel Kontakt und stellen die Dehnspannung unterhalb der Schmerzschwelle her. Wir achten darauf, daß wir im Lendenwirbelsäulenbereich nicht rund werden.

Die Knie werden für sieben Sekunden leicht gegen die Unterarme gedrückt, ohne sich jedoch zu bewegen. Danach wird entspannt. Mit den Armen

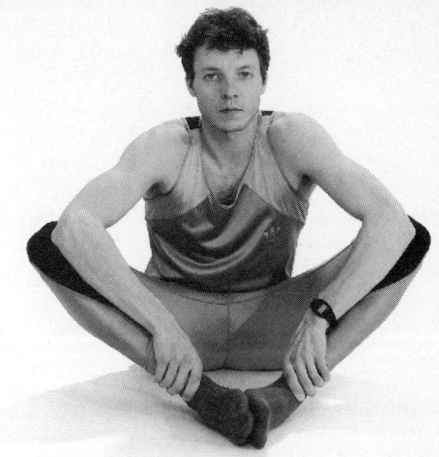

Dehnung der kurzen Oberschenkelanzieher im Sitz

können wir jetzt sanft die Knie weiter nach außen bringen, so daß ein kleiner Bewegungsgewinn erzielt wird. Von dort aus wird weitere zwei- bis dreimal wiederholt. Der Dehneffekt kann vom Becken aus unterstützt werden, wenn dieses nach vorne gekippt wird. Dazu spannen wir die Rückenstrecker an und neigen uns bei gestrecktem Oberkörper leicht vor.

Es kommt manchmal zu Gegenspannungen der zu dehnenden Muskeln. Die Wirbelsäule wird nicht optimal geschont.

Dehnung der hüftabspreizenden Muskeln (v. a. Schenkelbindenspanner) ⌂

Wir liegen auf einer (gepolsterten) erhöhten Fläche. Das obere Bein wird hinter dem Körper gestreckt und hängt passiv nach unten.

Wir spannen leicht an, als wollten wir das Bein nach oben heben, bewegen dieses aber nicht. Nach sieben Sekunden entspannen wir und lassen die Schwerkraft für etwa 20 Sekunden wirken. Wir wiederholen zwei- bis dreimal.

*Dehnung der hüftab-
spreizenden Muskeln
in Seitlage*

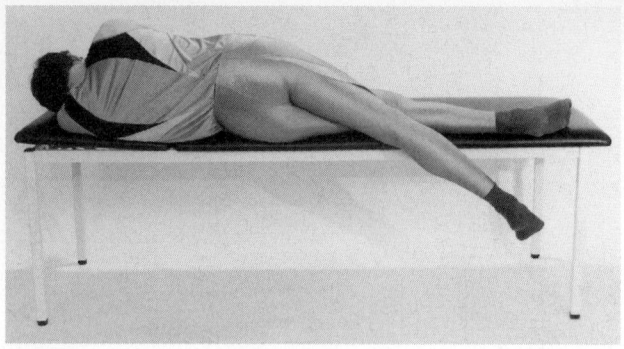

Dehnung der Wadenmuskulatur △

Die Abbildungen zeigen Möglichkeiten der Dehnung der Wadenmuskulatur. Problematisch ist die Übung im Stand, da hier Gegenspannungen der Muskelgruppe provoziert werden. Dies ist bei der Übung im Sitzen weniger der Fall. Hier sind jedoch auch die rückseitigen Oberschenkelmuskeln sowie die Lendenwirbelsäule beteiligt, was unter Umständen vermieden werden sollte. Bei beiden Übungen ist als unterstützender Mechanismus der Wechsel von Anspannung und Entspannung zu nutzen. Zur Anspannung wird die Fußspitze gegen einen Widerstand sohlenwärts leicht angespannt. Nach sieben Sekunden folgen Entspannung und Dehnung, die mindestens 20 Sekunden andauern sollten.

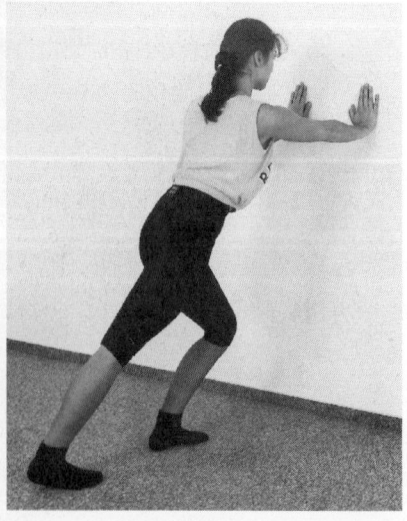

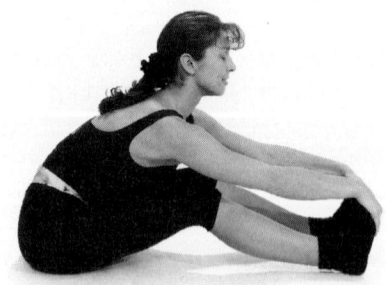

*Links: Dehnung der Wadenmuskulatur im
Stand*

*Oben: Dehnung der Wadenmuskulatur in
Kombination mit der Dehnung der rückseitigen Oberschenkelmuskeln im Sitz*

Ungünstige Bewegungsmuster ändern

Da die Bewegungsabläufe des Alltags offenbar eine wesentliche Ursache für Fehlentwicklungen sind, wollen wir versuchen, diese zu korrigieren. Die Schwierigkeit besteht darin, daß wir für alle Grundbewegungen bereits feste Programme besitzen, die sich – da automatisiert – immer wieder einschalten. Wollen wir ähnliche Bewegungen erlernen, so werden diese im Ablauf ständig durch die gewohnten alten Muster verfälscht. Wir nennen das Interferenz. Es ist beispielsweise für einen Tennisspieler problematisch, eine falsche Schlagtechnik zu verändern, wenn die richtige Technik sich nur im Detail unterscheidet.

Das läßt sich auf die Steuerung von Alltagsbewegungen übertragen. Haben wir uns angewöhnt, bei den kleinsten Handbewegungen die Nackenmuskeln miteinzusetzen, so ist es schwierig, die gleichen Bewegungen mit entspannten Nackenmuskeln durchzuführen. Oder denken wir daran, wie stabil unser Gangbild ist. Den Ablauf des Gehens zu verändern ist nicht leicht.

Um der Macht der gewohnten Bewegungsmuster zu entgehen, machen wir uns deren Gesetzmäßigkeiten zunutze. Sie laufen nämlich nur unter ganz bestimmten Bedingungen stabil und automatisch ab.

Dazu zählen:

- eine bestimmte Bewegungsgeschwindigkeit.
  Bewegen wir uns extrem langsam, so sind wir gezwungen, alles bewußt zu kontrollieren. Der Ablauf ändert sich und wird leichter beeinflußbar.
- die Lage der Körperteile.
  Führen wir die Bewegungen des Gehens beispielsweise in der Seitlage aus, so wirken die Schwerkraftverhältnisse völlig anders. Der Ablauf ist gestört und muß bewußt kontrolliert werden.
- die gleichen Empfindungen unserer Sinnesorgane.
  Gehen wir mit geschlossenen Augen, so fehlt eine wichtige Sinnesinformation. Auch wenn wir wissen, daß kein Hindernis vorhanden ist und wir von einer Person geführt werden, verfallen wir in ein völlig anderes Gangbild. Ähnliche Effekte erzielen wir, wenn wir die Beschaffenheit des Untergrundes ändern (Sand, schwankender Boden, Steine), das Gleichgewicht stören, bestimmte Körperregionen – etwa durch unterstützende Bandagen mechanisch reizen usf.

Ein Bewegungsneu- oder -umlernen muß immer den Weg über die *Bewußtheit* nehmen. Zunächst müssen wir die Bewegungen bewußt wahrnehmen und steuern, erst mit zunehmender Wiederholungszahl entwickelt sich die Automatie.

Dem Bewußtmachen der Bewegung dienen:

- das Training von Körpergefühl. Bewußtsein heißt spüren! (Siehe die Übungen im entsprechenden Kapitel!)
- eine genaue Vorstellung vom Bewegungsablauf zu erhalten. Veranschaulichungen helfen dabei!
- die Rückmeldung über die ablaufenden Bewegungen an den Übenden noch während der Aktion. Dieses «Feedback» hilft bei der Korrektur von Bewegungen. Es kann durch Partner, Spiegel, Video oder verschiedene elektronische Geräte gegeben werden.

Wenn wir uns unsere Bewegungen bewußt machen wollen, hat es wenig Sinn, sich auf das Anspannen oder Entspannen einzelner Muskeln zu konzentrieren. Das motorische Nervensystem organisiert zwar Bewegungen durch das Ein- bzw. Ausschalten der Muskeln, bewußt wird uns dies jedoch kaum. Wir werden nicht in der Lage sein zu sagen, welche Muskeln sich gerade an einer Bewegung beteiligen, sondern nehmen ein komplexes Bewegungsgefühl wahr. Wir spüren, ob sich Gelenke beugen, ob ein Widerstand zu überwinden ist und wie hoch die Geschwindigkeit der Bewegung ist. Um uns Abläufe bewußt machen zu können, müssen wir eine *Vorstellung von der Bewegung* haben. Den Hals strecken, die Schultern heben oder senken – das können wir nachvollziehen, nicht aber, wie es ist, wenn wir zur Ausführung der Bewegung beispielsweise einen Muskel anspannen und einen anderen gleichzeitig «loslassen».

Außerdem ist es wichtig, mit *möglichst wenig Kraftanstrengung* zu üben. Zu hoher Krafteinsatz führt dazu, daß Muskeln eingesetzt werden, die für die konkrete Bewegung eigentlich nicht erforderlich wären. Zudem wissen wir, daß Haltung feinfühliges Regulieren auf niedrigem Kraftniveau ist. Dieses Gefühl trainieren wir besser, wenn wir leicht und behutsam bewegen.

Alltagsbewegungen sind sehr vielgestaltig. Es gibt, abhängig vom jeweiligen Zweck, unendlich viele Möglichkeiten, den Arm zu heben. Gleich bleibt jedoch die Tatsache, daß der Arm gehoben wird. Das Armheben an sich stellt also einen grundlegenden Bewegungsablauf dar. Dieser wird im Alltag in vielen Varianten modifiziert. Wir machen uns zunutze, daß Bewegungen – ähnlich einem Baukastensystem – zusammengesetzt sind, und üben zunächst die grundlegenden Abläufe, die typisch für den Alltag sind und häufig wiederkehren. Wir nennen sie *Basisstereotypien*. Später sollen sie variabel angewandt und damit praxistauglich gemacht werden. Solche Basisstereotypien finden wir bei der Kopfsteuerung, der Schulterpositionierung, bei Armbewegungen, der Beckenstellung, beim Atmen, beim Gehen und sicher bei noch vielen weiteren Gelegenheiten.

Beim Erlernen der grundlegenden Bewegungsmuster belegen wir diese mit einem

Namen. Diese *Verbalisierung* hilft später bei der Festigung und Automatisierung. Zur Schulung von Alltagsbewegungen versuchen wir variable Methoden einzusetzen, die das Bewegungslernen unterstützen.

Kopfsteuerung

Die Kopfsteuerung beeinflußt die Körperhaltung des oberen Rumpfes. Typische Fehlhaltungen des Kopfes wurden bereits beschrieben.

Grundmuster der Bewegung: Wir bemühen uns, den Kopf gerade zurückzunehmen und nach oben herauszuschieben. Er darf dabei nicht ins Genick fallen. Der Hals soll «lang» gemacht werden. Obwohl der Hals in der Realität nicht viel länger gemacht werden kann, als er ist, erreichen wir durch diese Vorstellung, daß die Schultern nach unten wandern, die unteren Schulterblattmuskeln einsetzen und die Nackenmuskulatur entspannt.

Das Huhn (Vorübung für das Bewegungsgefühl) ⌂

Wir schieben den Kopf im Wechsel nach vorne und hinten. Er darf dabei weder nach vorn nicken noch in das Genick gezogen werden.

Das «Huhn» – der Kopf wandert gerade nach vorn und hinten

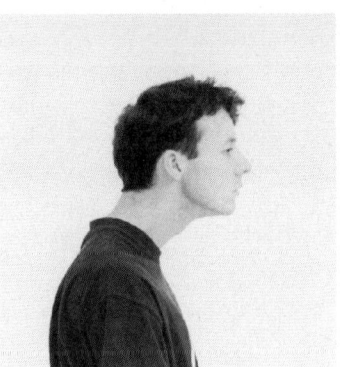 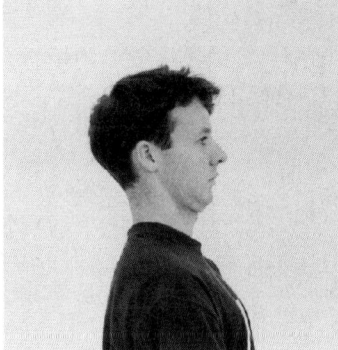

Sitzen an der Wand ⌂

Wir sitzen im Schneidersitz mit dem Rücken zur Wand, wobei das Becken die Wand berühren soll. Der Kopf wird nach hinten genommen, ohne ins Genick zu fallen. Gelingt es, die Wand mit dem Hinterkopf ohne Probleme zu berühren? Oft wird der Kopf ins Genick gelegt, oder es kommt zu inneren Widerständen, die eine lockere Bewegung verhindern.

Wir überprüfen mit diesen Übungen, ob die Korrektur der Kopfbewegung ohne Widerstand möglich ist. Wenn die Nase nach oben geht, ist das ein Zeichen, daß der Kopf in das Genick gezogen wird. Es ist darauf zu achten, ob ein Rundrücken

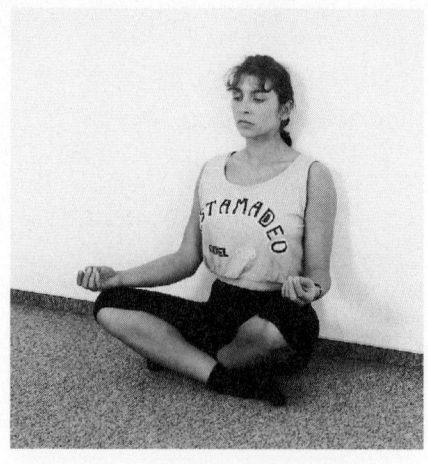

«Sitzen an der Wand» – erreicht der Hinterkopf ohne Spannung die Wand?

die Bewegung ungünstig beeinflußt. Meist ist das Vornicken aber in den oberen Gelenken der Wirbelsäule (Kopfgelenke) behindert. In diesen Fällen sollten die kurzen Nackenmuskeln vorsichtig und sanft relaxiert werden (siehe Entspannungs- und Dehnübungen).

Giraffe ⌂

Wenn der Kopf ohne Widerstand an die Wand gebracht werden kann, üben wir, ihn in dieser Sitzposition nach oben zu schieben. Der Hals soll lang gemacht werden. Die Schultern bleiben unten. Wir erspüren dies neue Haltungsgefühl bewußt und geben ihm den Namen «Giraffe». Die Übung wird uns zunächst etwas anstrengen. Wir versuchen bei den weiteren Wiederholungen den Kraftaufwand nach und nach zu vermindern, so daß die Bewegung letztlich fast wie von selbst erfolgt, das Kraftniveau also im untersten Bereich liegt.

Die Position kann gleich zur vorsichtigen Kräftigung genutzt werden, indem wir mit dem Hinterkopf gegen die Wand spannen. Weitere Kräftigungsübungen (siehe «Teleskop-Rübe» im Kapitel Kräftigung) sind ebenfalls möglich.

Steuerung von Schulter- und Armbewegungen

Hier geht es um das sinnvolle Zusammenspiel von Nacken- und Schultergelenksmuskeln.

Grundmuster der Bewegung: Bei Armbewegungen sollten die Muskeln des Schultergelenks zuerst und dominant arbeiten. Erst wenn die Arme mehr als 30 Grad vom Körper abgewinkelt sind, sollten die Nackenmuskeln unterstützend eingreifen. Mit zunehmender Armabspreizung steigt der Anteil der Nackenmuskeln. Wir müssen lernen, Schultergürtel und Schultergelenke unabhängig voneinander zu bewegen.

In der Armvorhalte △

Wir heben im Stand beide Arme gestreckt vor den Körper. Ein Partner überprüft, ob die Schultern mit hochgezogen werden (es ist oft der Fall). Wir versuchen die Schultern nun nach unten zu ziehen, ohne die Arme fallen zu lassen. Die Nackenmuskeln werden weniger angespannt sein. Der Partner prüft das und beobachtet, ob wir ins Hohlkreuz fallen. Wenn ja, so versuchen wir die Übung erneut und stabilisieren dabei den Rumpf.

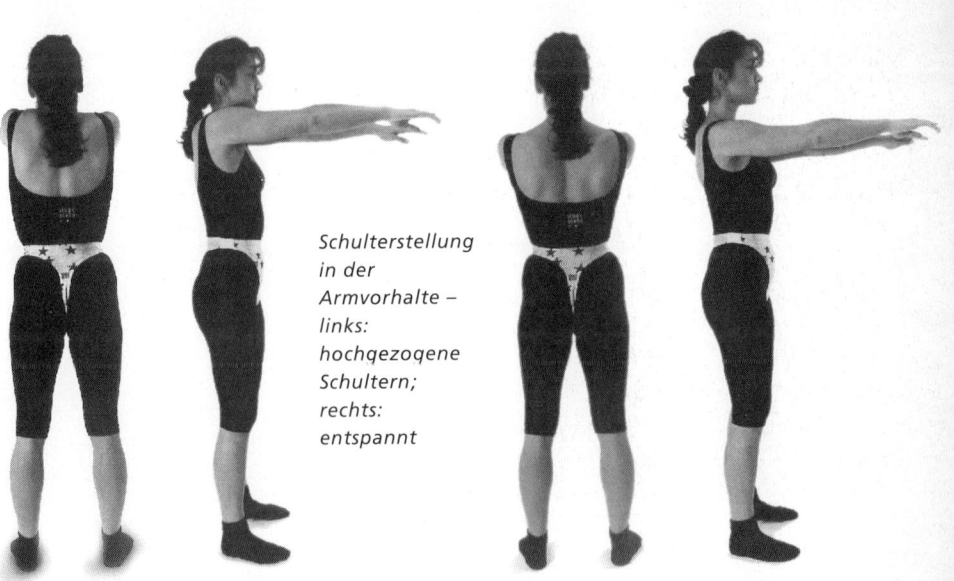

Schulterstellung
in der
Armvorhalte –
links:
hochgezogene
Schultern;
rechts:
entspannt

Biofeedback-Überwachung der Armbewegung

Wir überprüfen mit Hilfe eines elektromyographischen Meßgerätes, das uns die muskuläre Aktivität meldet, wie stark die Nackenmuskeln bei Armbewegungen beteiligt sind und wann sie mit ihrer Arbeit einsetzen. Dazu bewegen wir die Arme aus der locker entspannten Haltung langsam in die Hochhalte. Wir werden bemerken, daß die Nackenmuskeln oft sehr früh eingesetzt werden, meist schon bei den ersten Regungen der Hand.

Wir wiederholen das Ganze und achten jetzt darauf, daß der Kopf zurückgenommen und nach oben geschoben wird (Giraffe). Oft zeigt sich, daß der Nackenmuskeleinsatz in dieser Haltung geringer ist. Wir lernen, daß die Kopfstellung die Nackenverspannung mitbeeinflußt.

Nun überprüfen wir die Aktivität in der Hochhalte. Wenn wir die Arme jetzt (wie eine Autoantenne) nach oben hinausschieben, erhöht sich der Muskeleinsatz. Wir ziehen die Arme gestreckt in die Schulter hinein. Die Schulterblätter wandern nach unten, während die Arme erhoben bleiben. Wir stellen fest, daß nun die Nackenmuskeln deutlich weniger angespannt sind. Es ist also möglich, die Arme mit wesentlich geringerem Einsatz der Nackenmuskeln zu bewegen, als wir es im Alltag meist tun. Wir erspüren das neue Haltungsgefühl.

Die erarbeitete Haltung – nennen wir sie «Schultern unten» – können wir mit Hilfe des kleinen Gerätes weiter trainieren und festigen. Wir lassen uns die Aktivität der

Die «Antenne» – das Einziehen der Schultern korrigiert das Bewegungsmuster

Unten: EMG-Feedback-Rückmeldung der elektrischen Aktivität unserer Muskeln (hier am Oberarmbizeps)

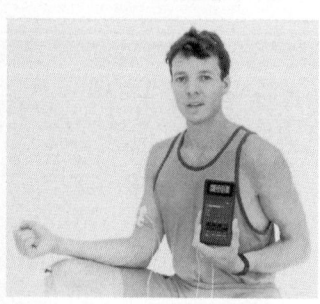
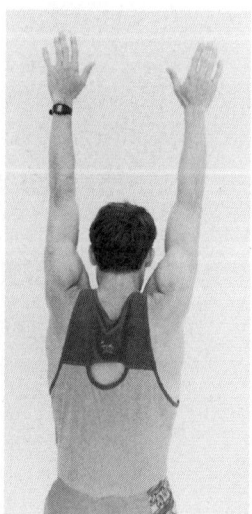
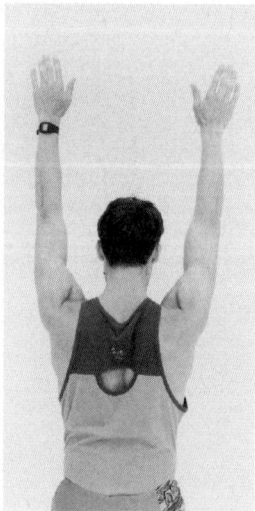

Nackenmuskeln rückmelden und versuchen sie bei den verschiedenen Bewegungen so gering wie möglich zu halten.

Es geht aber auch ohne Meßgerät, wenn ein Partner die Muskelspannung vorsichtig mit den Fingern prüft und sofort rückmeldet.

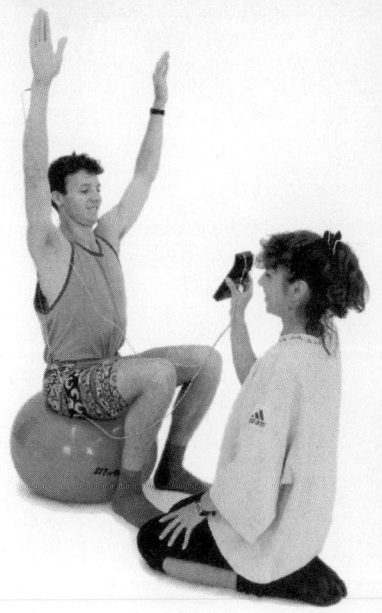

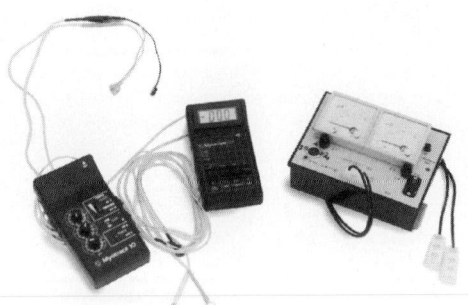

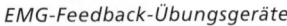

EMG-Feedback-Übungsgeräte

Koordinationsschulung mit Hilfe des EMG-Feedbacks

Partnerübung: Armabspreizen im Liegen

Trotz der Hilfe werden viele Übende Schwierigkeiten haben, die Nackenmuskeln optimal zu entspannen. Nachdem wir uns eine gute Bewegungsvorstellung erarbeitet haben, üben wir im Liegen weiter. Die Rückmeldung soll jetzt ein Partner übernehmen, der die Anspannung der Nackenmuskulatur ertastet. Wir wählen die Lage, in der die Entspannung besser gelingt. In der Regel wird das die Rückenlage sein, manchmal aber auch die Bauchlage. Zur Unterstützung des Bewegungsgefühls im Schultergürtel können wir zunächst die «Antennen»-Bewegungen wiederholen. Darauf aufbauend werden dann die Arme vom Körper aus langsam seitwärts geführt, wobei sie über die Unterlage gleiten und nicht abheben. Mit den Schultern orientieren wir uns abwärts, der Hals wird lang gemacht. Die erste Zuckung der Nackenmuskulatur wird vom Partner signalisiert. Wir stoppen die Bewegung und registrieren den erreichten Winkel zwischen Armen und Rumpf. Dann beginnen wir von vorn und versuchen den Bewegungsausschlag nach und nach zu vergrößern. Wenn es uns gelingt, die Arme «sauber» um mindestens 90 Grad abzuwinkeln, üben wir in der entgegengesetzten Lage (Bauch- bzw. Rückenlage) weiter. Sind wir auch in dieser ungünstigeren Position erfolgreich, können wir zum Üben im Sitzen oder Stehen – also gegen die Schwerkraft – übergehen.

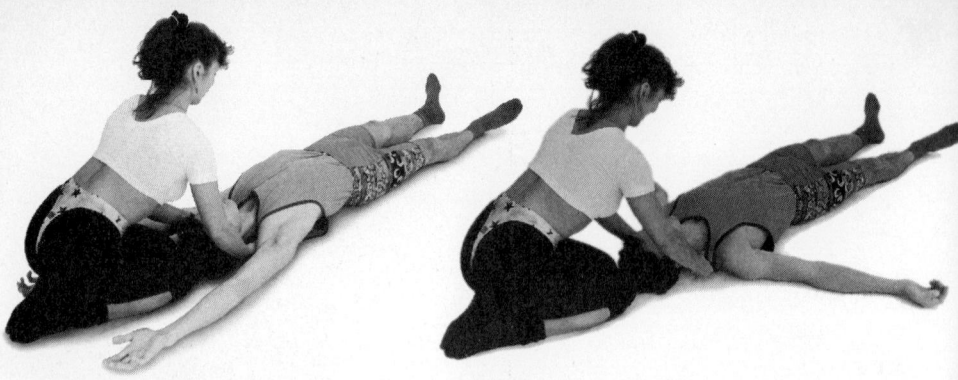

Die «Antenne» in Rückenlage
mit Partnerfeedback

Training der ökonomischen Steuerung des
Armhebens in Rückenlage mit Partnerfeedback

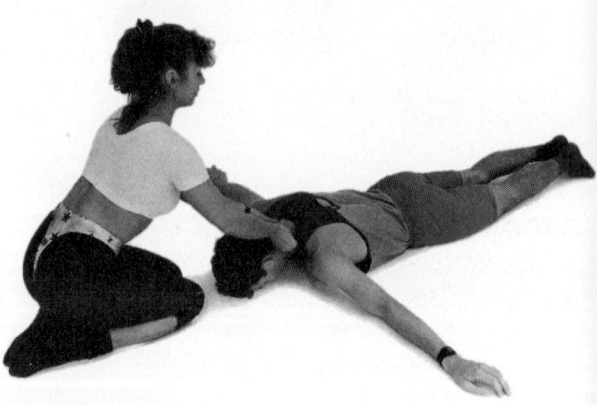

Training der Armsteuerung
in Bauchlage

Atmung und Schultergürtel

Verspannungen der Nackenmuskulatur werden auch durch übermäßige Beteiligung der Atmung provoziert. Bei Hochatmung beispielsweise ziehen wir den gesamten Brustkorb nach oben, statt ihn zu erweitern. Das bedeutet einen stärkeren
Einsatz der Nackenmuskeln, jedoch nur einen relativ geringen Effekt für die Luft-
ventilation. Wir wiederholen den falschen Ablauf buchstäblich mit jedem Atemzug. Deshalb sollten die erarbeiteten Bewegungselemente «Giraffe» und «Schultern unten» mit der Atmung koordiniert werden.

Koordination von Schulter-
gürtel und Atmung

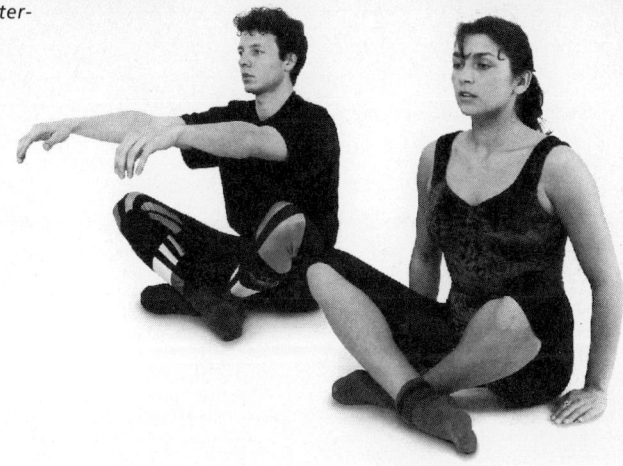

⌂

Diese Übung soll uns helfen, den richtigen Ablauf zu erspüren. Wir setzen uns entspannt auf den Boden. Um uns besser zu entspannen, können wir das Gesäß etwas
erhöhen (z. B. durch eine Turnmatte), die Füße sind auf dem Boden. Nachdem wir
eingeatmet haben, lassen wir die Luft passiv durch den Mund ausströmen. Wir erreichen so die Atemmittellage. Von dort könnten wir aktiv noch mehr Luft aus-
stoßen oder wieder einatmen. Wir tun jedoch keines von beidem, sondern atmen
nicht weiter. Der Mund bleibt leicht geöffnet. Auch den Kehldeckel lassen wir offen, so daß Luft ohne Widerstand ein- oder ausströmen könnte. Nachdem die Atmung auf diese Weise angehalten wurde, stützen wir uns mit beiden Händen etwas
ab, wobei die Kraft von den Schultern ausgehen sollte, nicht aus einer Armstreckung. Der Druck des Gesäßes zur Unterlage nimmt ab, ohne daß wir es aber
abheben. Während des Abstützens spüren wir nun am Luftzug im Mund, ob es zu
einer automatischen Aus- oder Einatmung kommt. Wenn die Bewegung ungestört
ausgeführt wird, so werden wir einen kühlen Lufthauch auf der Zunge und im
Rachen verspüren, der uns eine leichte Einatmung signalisiert. Die ökonomische
Haltung des Schultergürtels («Schultern unten») ist also mit einer Einatmung gekoppelt. Wir unterstützen die Einatmung in Ruhe, wenn wir die Schultern nach unten orientieren. Bei gestörtem Ablauf (was häufig anzutreffen ist) ist es umgekehrt,
die Einatmung wird von einer unökonomischen Nackenverspannung begleitet.

Wir wollen das harmonische Zusammenspiel von Atmung und Schultergürtel-
steuerung üben:
    In der gleichen Position heben wir die Arme nach vorne. Wir achten darauf, daß
die Schultern bei der Einatmung nach hinten/unten gehen. In einer anschließenden
Übung kehren wir den Ablauf um. Wir verbinden das Armheben mit einer Ausat-

mung und atmen ein, wenn die Arme nach unten gehen. Wir wiederholen beide Versionen mehrfach und spüren in den Brustkorb hinein. Wir werden bei der Verbindung Armheben – Ausatmung das Gefühl leichter innerer Widerstände und eines etwas gestörten Bewegungsflusses haben, während die Kopplung Armheben – Einatmung harmonischer abläuft.

Grundmuster der Bewegung: Wir erkennen, daß in der Ruheatmung unsere Elemente «Giraffe» und «Schultern unten» mit der Einatmung gekoppelt sind.

Steuerung der Beckenaufrichtung

Als Verbindung zwischen Rumpf und unteren Extremitäten sowie als Fundament der Wirbelsäule spielt das Becken eine große Rolle für die Statik. Das Vorkippen bzw. Aufrichten des Beckens wirkt sich auf den Verlauf der Lendenwirbelsäule und damit auf die Bandscheibenbelastung in dieser Region aus.

Bei der Korrektur der Beckenstellung muß individuell entschieden werden, ob ein Vorkippen oder ein Zurückrollen (Aufrichten) sinnvoll ist. Die nachfolgenden Koordinationsübungen zielen auf das mit einem Hohlkreuz kombinierte vorgekippte Becken, das wir bei unseren Teilnehmern häufig antreffen. Wir streben eine Aufrichtung (Zurückrollen) an, das Hohlkreuz flacht sich ab.

Grundmuster der Bewegung: Das vorgekippte Becken sollte im Stand und beim Gehen aufgerichtet werden. Das erfordert eine gute Streckung in den Hüftgelenken und den Einsatz der Bauch- und Gesäßmuskeln.

Beckenschaukel spüren. ⌂

In Rückenlage sind die Beine aufgestellt. Wir schieben eine Hand dort unter das Kreuz, wo sich die Wirbelsäule vom Boden abhebt. Die andere Hand faßt das Becken von der Seite. Nun heben wir die Beine etwa einen Millimeter vom Boden ab. Wir spüren, daß das Becken fußwärts «wegrollt». Gleichzeitig vergrößert sich unser Hohlkreuz, zu spüren an der Verminderung des Auflagedrucks. Wir setzen die Füße wieder auf und drücken uns jetzt mit den Füßen so ab, daß wir etwas kopfwärts gleiten, ohne jedoch auf der Unterlage zu rutschen. Das Becken «rollt» nun in die entgegengesetzte Richtung. Wir spüren einen steigenden Druck auf der Hand unter dem Kreuz. Die Wirbelsäule flacht sich ab. Wir wiederholen beide Bewegungen mehrmals und erkennen den Zusammenhang zwischen Beckenbewegung und Wirbelsäulenverlauf.

Beckenschaukel △

Die Bewegungen des Beckens lassen sich auch ohne die Hilfe der Beine durchführen. Wir «rollen» das Becken nach unten (Beckenkippung). Nun kehren wir die Bewegung um und rollen das Becken zu uns. Es liegt jetzt mit dem oberen Teil auf der Unterlage, das Steißbein ist abgehoben. Wir prägen uns dieses Haltungsgefühl ein und geben ihm einen Namen: «Beckenaufrichtung». Das Schaukeln des Beckens können wir dann mit zunächst noch leicht gebeugten, später mit gestreckten Beinen wiederholen. Es ist darauf zu achten, daß die Bewegung aus dem Becken kommt und nicht durch die Beine oder den Rumpf ausgelöst wird. Wir versuchen, die Bewegungen durch bewußte Einbeziehung von Bauch- und Gesäßmuskeln zu unterstützen. Es soll beim Üben aber nicht zu verkrampften Muskelspannungen kommen. Übungsvariationen in Bauch- und Seitlage folgen.

Die FELDENKRAIS-Uhr △

Das System von FELDENKRAIS bietet wertvolle Übungen für das Körpergefühl (siehe entsprechendes Kapitel). An dieser Stelle kann uns die FELDENKRAIS-Uhr helfen. Sie basiert auf der Vorstellung eines auf der Rückseite des Beckens angebrachten Zifferblattes. Wir versuchen den Punkt des höchsten Auflagedruckes des Beckens zu bestimmten Ziffern hin zu verschieben. Viele «Uhrzeiger»-Bewegungen des Beckens, wie zum Beispiel das Pendeln zwischen den Ziffern 10–11–12–1–2, helfen, das Becken besser zu kontrollieren. Der benötigte Kraftaufwand soll dabei sinken.

Beckenaufrichtung im Stehen △

Wir übertragen die Beckenaufrichtung auf andere Positionen, wie den Kniestand, Ausfallschritte und das Stehen. Dabei achten wir auf eine gute Streckung der Hüftgelenke, die wir anfangs aktiv durch Gesäßmuskeleinsatz unterstützen.

Beckenaufrichtung im Ausfallschritt

Beckenaufrichtung im Gehen ⌂

Wir reihen einige Schrittstellungen, in denen wir die Beckenaufrichtung zusammen mit der Hüftgelenksstreckung üben, aneinander. Indem wir die Pausen zwischen den Standphasen verringern, beginnen wir letztlich zu gehen. Wir konzentrieren uns dabei auf die saubere Streckung der Hüfte, gleichzeitig orientiert sich das Becken in die Aufrichtung. Unsere Hände kontrollieren die Bewegungen.

Hier ist auch Gelegenheit, mögliche seitkippende Bewegungen des Beckens zu kontrollieren. Wir achten darauf, daß es nicht zum Anheben oder Absinken einer Hüfte kommt.

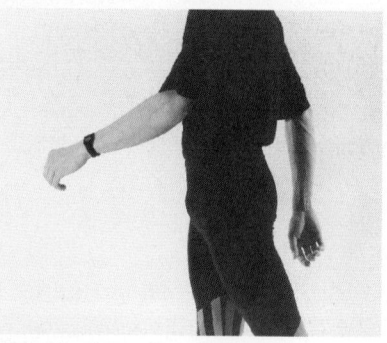

*Kontrolle der Beckenaufrichtung
während des Gehens*

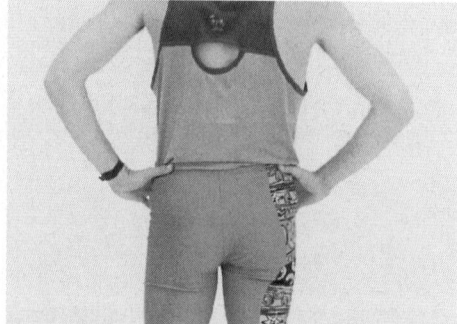

*Kontrolle der seitlichen Becken-
stabilität während des Gehens*

Kräftigung

Muskeln, die im Verhältnis zu ihren Gegenspielern zu schwach ausgebildet sind, müssen gekräftigt werden. Die Kräftigung dient also dem Ausgleich gestörter Beziehungen zwischen verschiedenen Muskeln, die für ein Gelenk «zuständig» sind. Aus dem harmonisierten Gelenk-Muskel-Zusammenspiel erfolgt jedoch nicht automatisch eine Haltungskorrektur. Erst mit der Aneignung sinnvoller Bewegungsmuster kann die Körperstatik harmonisch ausbalanciert werden. Kräftigung stellt einen notwendigen, jedoch nicht den entscheidenden Baustein in der Stufenleiter der Körperschule dar.

Kräftigung bedeutet nicht, daß ausschließlich die maximale Kraft eines Muskels gesteigert werden soll, sondern auch die Kraftausdauer. Wir erreichen damit die Muskelfasern, die für längerdauernde Haltearbeit eingerichtet sind. Haltung ist kein Akt der maximalen Anstrengung, sondern der ausdauernden Haltearbeit auf niedrigem Kraftniveau. Daraus ergibt sich, daß die Übungen relativ leichtfallen sollen, so daß je Serie 15 bis 25 Wiederholungen hintereinander möglich sind. Statische Übungen, bei denen es nur zur Anspannung, aber nicht zur Bewegung kommt, sollten drei- bis viermal etwa 6 bis 10 Sekunden gehalten werden.

Wichtige zu kräftigende Muskelgruppen sind:
- die Bauchmuskulatur,
  sie stabilisiert die Lendenwirbelsäule und hilft bei der Aufrichtung des Beckens;
- die Gesäßmuskulatur,
  sie ist ebenfalls an der Beckenaufrichtung beteiligt, beeinflußt aber auch das richtige Gangmuster und stabilisiert im Einbeinstand;
- die unteren schulterblattfixierenden Muskeln,
  sie sorgen dafür, daß die Schulterblätter wieder in Richtung Wirbelsäule und nach unten wandern, und korrigieren gleichzeitig die Position der Schultern;
- die gesamte Rumpfmuskulatur, die die Stabilisierung des Körpers vielseitig unterstützt.

Kräftigung der Bauchmuskulatur

Übungen zur Kräftigung der Bauchmuskulatur erfordern, daß wir die Beckenvorderseite und die Rippenbogen einander annähern. Wir müssen also «rund» werden und möglichst versuchen, mit der Nasenspitze den Nabel zu berühren. Auch wenn uns das nicht gelingen wird, führt uns diese Orientierung in die richtige Bewegungsrichtung. Wir wollen vermeiden, die Beuger des Hüftgelenks mit einzuschalten, sie sind ohnehin dominant.

Crunch ⌂

Wir liegen auf dem Rücken – die Füße sind aufgestellt – und rollen den Oberkörper Stück für Stück von der Unterlage ab. Die Füße werden dabei gegen die Unterlage gedrückt. Das Abheben der Füße ist ein Zeichen falscher Ausführung. Der Schwierigkeitsgrad läßt sich durch folgende Abwandlungen steigern:

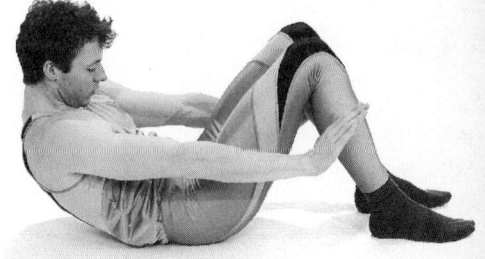

- Die Arme werden nach vorne gestreckt.

- Die Arme werden vor der Brust gekreuzt.

- Die Hände werden in den Nacken gelegt.

- Die Füße werden gegen
  die Wand gestellt.

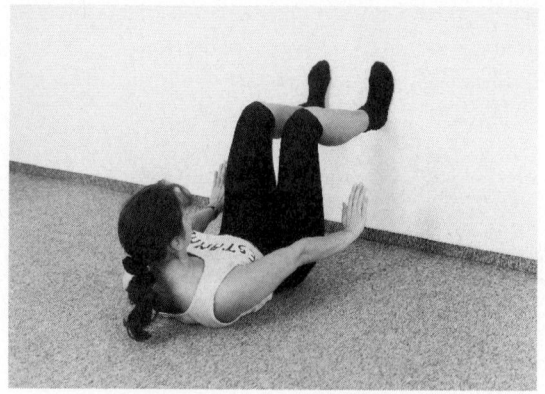

- Die Beine werden an die
  Wand gelegt.

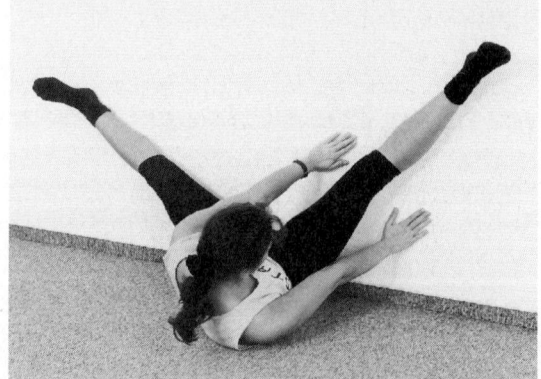

- Die Unterschenkel werden
  auf einen Hocker gelegt.

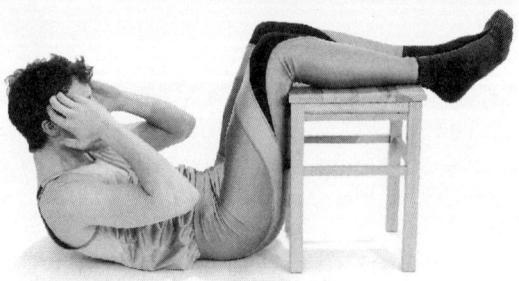

- Partnerarbeit:
- Wir führen die Übung rückwärts aus, der Partner gibt beim Ablegen Widerstand.
- Wir führen die Übung vorwärts gegen den Widerstand des Partners aus.

Dosierte Bauchmuskel-
kräftigung mit Partner

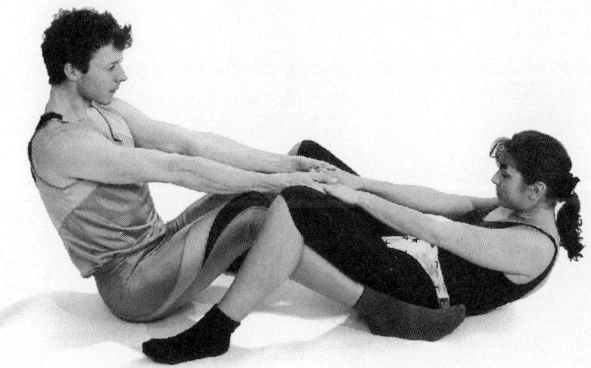

Die Rotation des Oberkörpers bei der Ausführung trainiert die schrägen Bauchmuskelanteile.

Training der schrägen
Bauchmuskelanteile

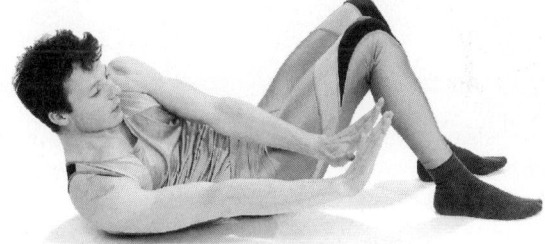

Pelvis-Lift △

Während mit den Crunches vorwiegend die oberen Bauchmuskeln trainiert werden, erlaubt der Pelvis-Lift die verstärkte Kräftigung der unteren Anteile. Wir versuchen in Rückenlage, die über dem Becken befindlichen Füße in Richtung Decke zu schieben. Dabei soll das Becken etwas von der Unterlage abheben. Da die Übung sehr schwer ist, sind wir schnell versucht zu schummeln, indem wir mit den Füßen Schwung holen. Dabei umgehen wir jedoch den erwünschten Mechanismus und ersetzen die Bauchmuskeln in ihrer Wirkung durch andere Muskelgruppen. Es ist deshalb besser, sich von einem Partner helfen zu lassen und damit einen sauberen Übungsablauf zu sichern.

Pelvis-Lift mit Partner

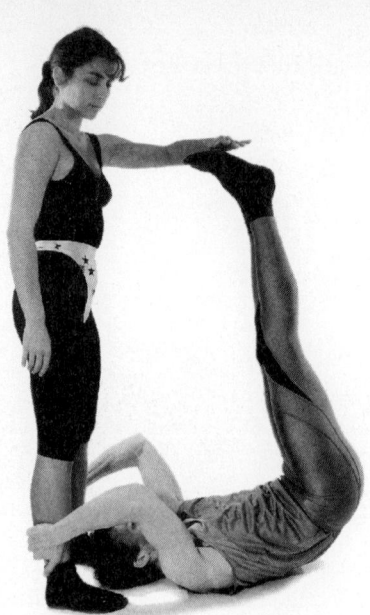

Wirbelsäulenschonende Versionen ⌂

Wir erreichen eine optimale Schienung der Lendenwirbelsäule (die ja bei der Bewegung in eine für sie unnatürliche Vorbiegung gezwungen wird), wenn wir die Bauchkräftigung als Kombination von Crunch und Pelvis-Lift ausführen. In der Ausgangsposition balancieren wir die gebeugten Beine so über dem Becken, daß es wenig Kraft erfordert, sie zu halten. Dann werden sowohl der Oberkörper als auch das Becken vom Boden abgehoben. Die Armhaltung kann wieder verändert werden, Rotationen des Rumpfes sind ebenfalls möglich. Eine statische Version ergibt sich, wenn wir die Hände gegen die Leistenbeugen stützen. Dabei kommt es nicht zu Bewegungen, sondern nur zu einer Spannung der Muskeln. Nach Möglichkeit sollten wir aber den dynamischen Übungen den Vorzug geben.

Wirbelsäulenschonende Versionen
der Bauchmuskelkräftigung
– für die geraden Bauchmuskeln
– für die schrägen Bauchmuskeln
– als statische Übung

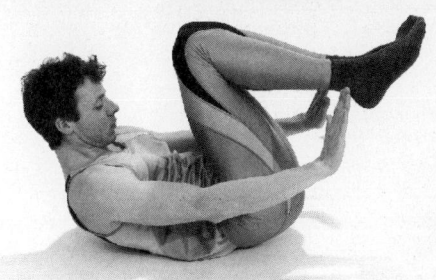

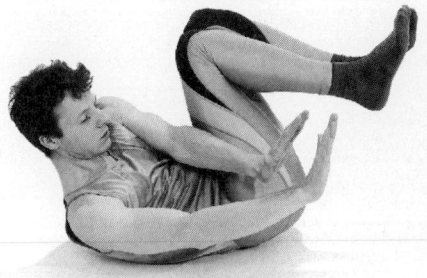

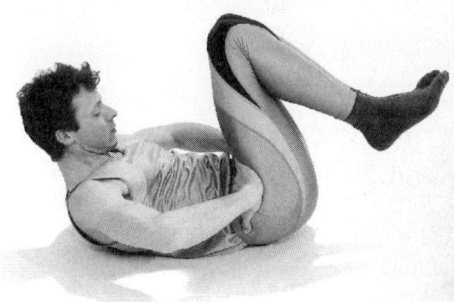

Kräftigung der Gesäßmuskulatur

Bei fixiertem Becken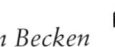

Wir knien mit einem Bein auf der Unterlage und legen den Oberkörper auf den Oberschenkel. Das Gesäß ist auf der Ferse fixiert! Das andere Bein wird nun bei rechtwinklig gebeugtem Knie angehoben und mit dem Fuß in Richtung Decke gedrückt. Die Übung ist sehr anstrengend, erreicht aber den Gesäßmuskel optimal.

*Gesäßmuskel-
kräftigung bei
fixiertem Becken*

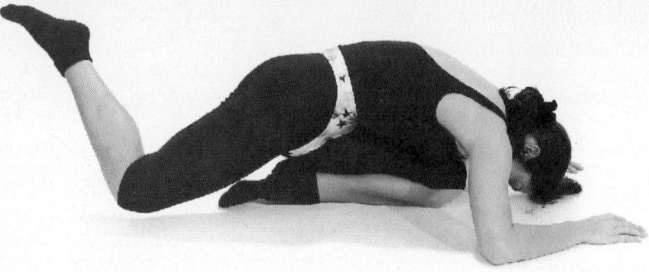

Aus dem Vierfüßerstand ⌂

Aus dem Vierfüßerstand führen wir ein im Knie gebeugtes Bein nach hinten oben. Wir können andere Fasern der Gesäßmuskulatur erreichen (Abduktoren), indem wir das Bein gleichzeitig nach außen bringen. Ein häufiger Fehler besteht darin, daß wir ins Hohlkreuz gehen und dabei die Wirkung der Gesäßmuskeln teilweise durch die der unteren Rückenstrecker ersetzen wollen, wie es bei Alltagsbewegungen oft geschieht. Um das zu vermeiden, spannen wir während der Übung den Bauch an und machen einen leichten Rundrücken.

*Gesäßmuskelkräftigung
aus dem Vierfüßerstand*

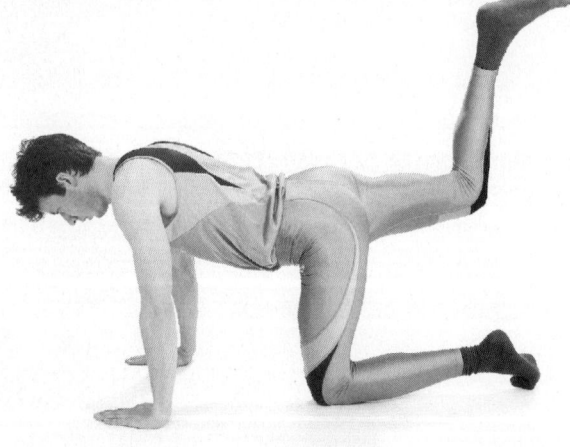

In Bauchlage ⌂

Aus der Bauchlage führen wir ein Bein gestreckt oder im Knie rechtwinklig gebeugt nach hinten oben. Um die abspreizenden Anteile der Gesäßmuskulatur zu erreichen, drehen wir die Fußspitze nach außen. Es ist darauf zu achten, daß das Becken gleichmäßig auf der Unterlage aufliegt und sich nicht zur Unterstützung zu einer Seite dreht.

Gesäßmuskelkräftigung in der Bauchlage

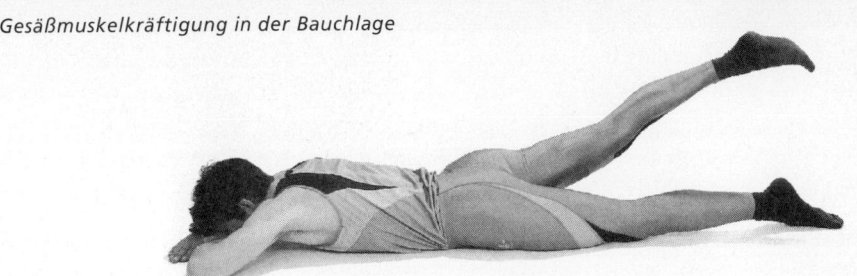

Kräftigung der unteren schulterblattfixierenden Muskeln

Die Kräftigung der unteren Schulterblattfixatoren sollte grundsätzlich im Rahmen der eingeübten Basisstereotypien des Schultergürtels erfolgen. Wesentlich dabei ist, daß sich die Schulterblätter zur Wirbelsäule hin und nach unten orientieren und Anspannungen der Nackenmuskeln vermieden werden. Bei richtiger Ausführung kommt es zu einer reflektorischen Entspannung dieser Muskelgruppe, was durch Tasten leicht überprüft werden kann.

Teleskop-Rübe ⌂

Im aufrechten Sitz legen wir die ineinander verschränkten Hände auf den hinteren Teil des horizontalen Schädeldachs. Der Kopf darf nicht vorgeschoben oder in das Genick gezogen sein! Jetzt ziehen wir die Schultern nach hinten unten und drücken dadurch über die Zugwirkung der Arme mit den Händen genau vertikal auf den Kopf. Gleichzeitig spannen wir mit dem Kopf dagegen, indem wir den Hals lang

Die «Teleskop-Rübe» zur Kräftigung der unteren Schulterblattmuskeln, Rücken gerade

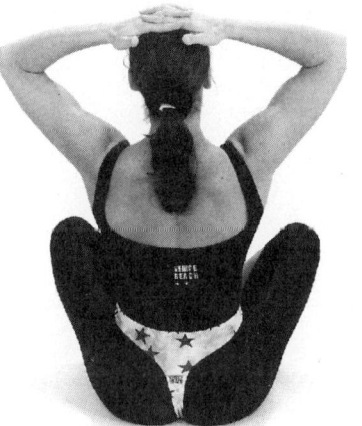
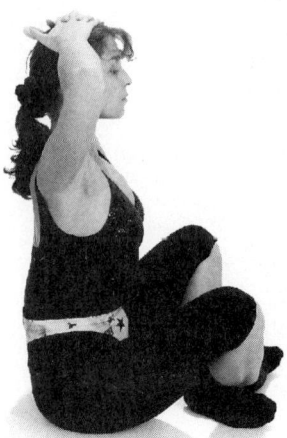

machen, den Kopf teleskopartig nach oben zu schieben versuchen. Die richtige
Ausführung ist an einem Spannungsgefühl zwischen den unteren Schulterblattspitzen und an der *Entspannung der Nackenmuskeln* zu erkennen. Gelingt die
Nackenentspannung nicht, so ist die Übung abzubrechen. Wir versuchen dann den
gleichen Ablauf in der besser entspannenden Rückenlage. Erst wenn es dort gut
und sicher funktioniert, kehren wir in den Schneidersitz zurück. Die Übung ist auch
zur Entspannung bei Nackenproblemen sehr gut geeignet.

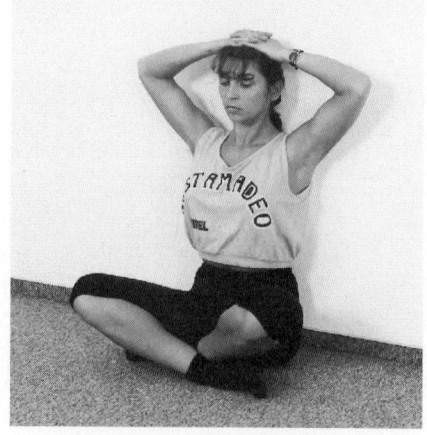

Die «Teleskop-Rübe» an der Wand
Wir erreichen drei Effekte:
1. Kräftigung der unteren Schulterblatt
*   muskeln*
2. Entspannung der Nackenmuskeln
3. Schulung der balancierten Kopf
*   position*

Schmetterling △

In der Bauchlage legen wir die Hände auf das Gesäß. In Gedanken sind wir Schmetterlinge, unsere Schultern die Flügel. Wir können mit den Flügeln schlagen, die
Schultern wandern dabei vor und zurück. Wir ziehen nun die Schulterblätter zusammen und schieben gleichzeitig die Arme in ihrer Verlängerungsrichtung den
Füßen entgegen. Die unteren Schulterblattmuskeln (und die Rückenstrecker der
Brustwirbelsäule) spannen an, die Nackenmuskulatur entspannt. Es kommt nur
zum Anheben der Schultern und nicht des ganzen Oberkörpers. Damit vermeiden
wir die Hohlkreuzbildung. Wir überprüfen wieder die Nackenentspannung.

Der «Schmetterling»
Koordinativ anspruchsvolle Übung zur
Kräftigung der unteren Schulterblattmus
keln bei gleichzeitiger Entspannung der
Nackenmuskeln

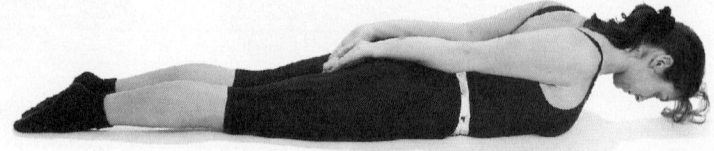

Fahrstuhl ⌂

Im Strecksitz stützen wir uns auf eine etwas erhöhte Kante (z. B. eine Turnmatte). Die gestreckten Arme schieben wir nach unten, so daß wir uns mit dem Gesäß vom Boden abheben. Gleichzeitig machen wir wieder den Hals lang, schieben den gut balancierten Kopf nach oben. Die Bewegung erfolgt ausschließlich im Schultergürtel.

Der «Fahrstuhl» –
die Bewegung kommt aus den Schultern!
Bei empfindlichen Handgelenken auch mit
aufgestützten Ellenbogen möglich.

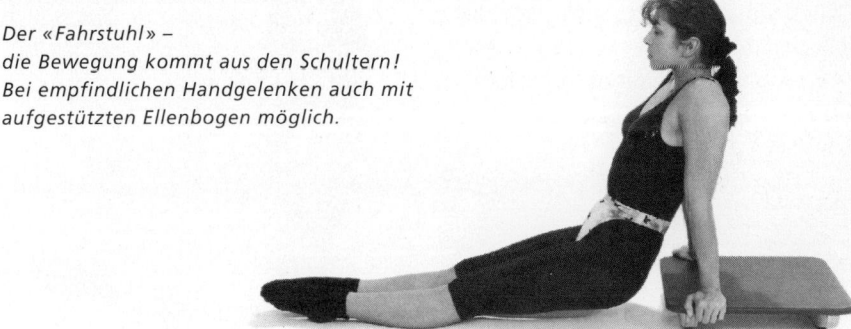

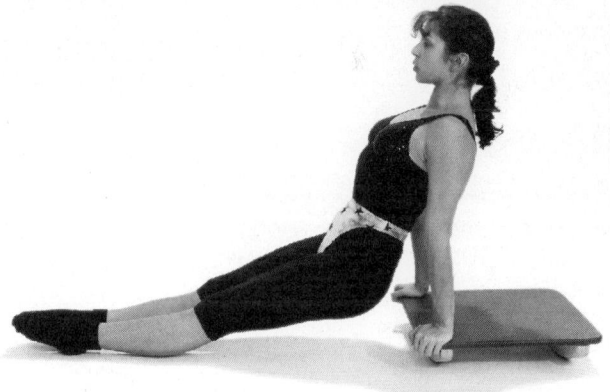

Ganzkörperkräftigung des Rumpfes

Neben der gezielten Kräftigung einzelner Muskelgruppen sollten auch die größere Muskelketten erfassenden Ganzkörperübungen eingesetzt werden, um die allgemeine Körperspannung zu verbessern.

Beine seitlich ablegen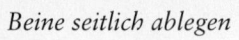

In der Rückenlage werden die Arme in
Schulterhöhe seitlich abgelegt. Wir heben
die Beine rechtwinklig an und führen sie
von einer Seite auf die andere. Die Schultern bleiben auf dem Boden. Zur Erleichterung kann die Übung auch mit gebeugten Knien durchgeführt werden. Achtung,
wirkt mobilisierend auf die Wirbelsäule!

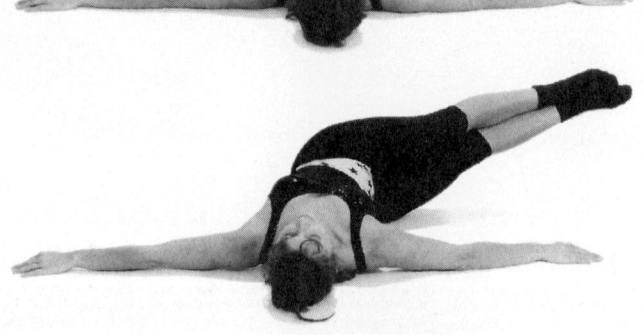

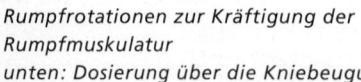

*Rumpfrotationen zur Kräftigung der
Rumpfmuskulatur
unten: Dosierung über die Kniebeugung*

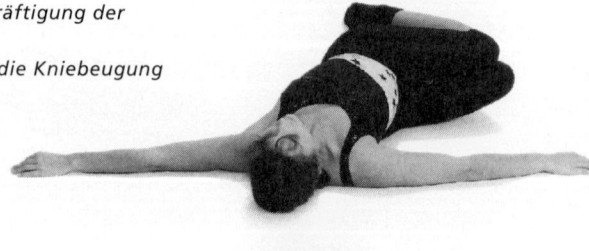

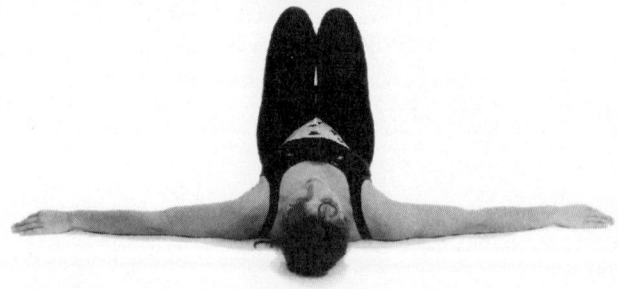

In der Seitlage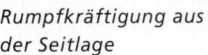

Wir liegen auf der Seite und stützen mit einer Hand vor dem Oberkörper ab. Durch das Anheben des Oberkörpers und der Beine bzw. des Beckens werden komplexe Muskelketten des gesamten Rumpfes angesprochen.

Rumpfkräftigung aus der Seitlage

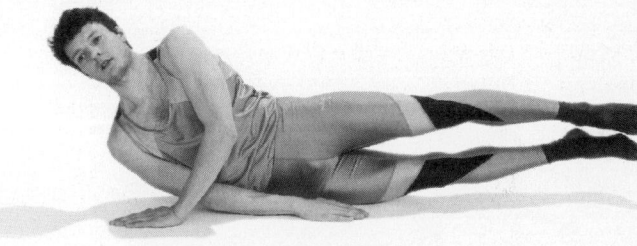

Rumpfkräftigung im Seitstütz

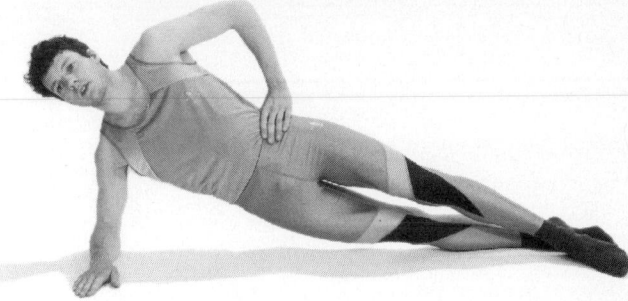

Kräftigung der Rumpfrückseite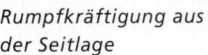

Übungen mit dem Ball kombinieren die Kräftigung mit der Balanceschulung, was sie besonders attraktiv macht. Liegestützversionen sind eine weitere Möglichkeit. Bei diesen statischen Übungen besteht die Gefahr, daß die ohnehin meist verspannte Muskulatur der Lendenwirbelsäule und der Oberschenkelrückseite die Hauptarbeit übernimmt. Deshalb sollen die unteren Schulterblattmuskeln und die Gesäßmuskulatur bewußt eingesetzt werden.

*Körperspannung mit dem Ball
Balanceschulung und Rumpfkräftigung
kombiniert*

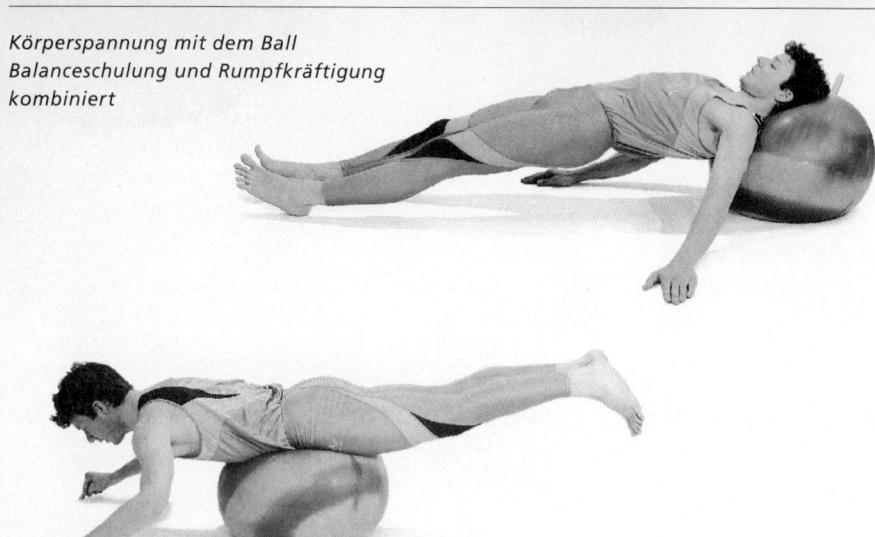

*Liegestütz rücklings zur
Rumpfkräftigung*

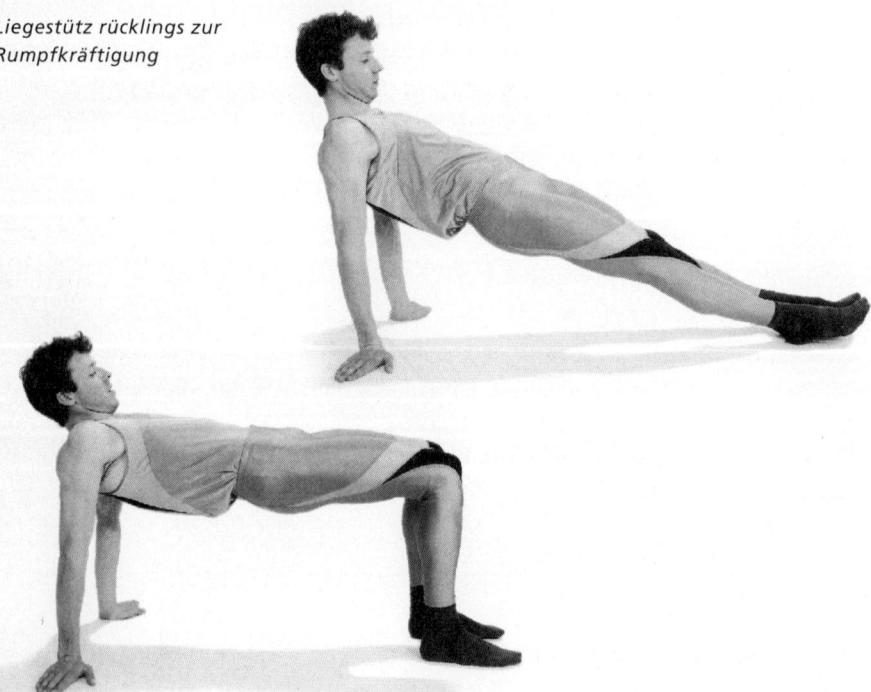

Training und Variation von Bewegungsmustern

Der Alltag vollzieht sich nicht in starren Bewegungsmustern, sondern in deren vielfältigen Variationen. Wir kennen beispielsweise viele Möglichkeiten des Armhebens im Alltag. Die Basisstereotypie, die wir (siehe S. 93ff) neu erlernt haben, ist noch nicht alltagstauglich. Wir müssen sie in die Alltagsbewegung integrieren.

Ziel des Bewegungstrainings ist deshalb, die erlernten Grundmuster der Bewegung von Kopf, Schultergürtel, Becken und Atmung (Basisstereotypien) zu festigen und für die Alltagspraxis anwendbar zu machen. Durch kontrollierte Wiederholungen wollen wir die Bewegungen automatisieren, so daß wir uns auch dann ökonomisch bewegen, wenn wir nicht darauf achten. Variationen bewirken, daß die Basismuster in den verschiedensten Situationen angewandt werden, also variabel verfügbar sind.

Dies ist ein sehr wichtiger Schritt der Körperschule. Wenn er nicht erfolgt, üben wir nur einmal in der Woche sinnvoll. Die unökonomischen Alltagsbewegungen bleiben also bestehen. Ziel ist es letztlich, das Bewegen im Alltag zum Training werden zu lassen.

Auch hier wollen wir die Gesetzmäßigkeiten unseres Körpers beachten. Es ergeben sich daraus folgende Prinzipien des Stereotyptrainings:

Es sind *viele korrekte Wiederholungen* der entsprechenden Bewegung erforderlich! Automatisierung ist – abhängig vom Charakter der Bewegung – erst nach mehreren hundert bis einigen tausend Wiederholungen erreichbar.

Um korrekte Ausführungen zu erreichen, müssen wir uns *bewußt kontrollieren*. Zu Beginn muß jede Einzelaktion über «den Kopf» ausgeführt werden. Erst nach und nach werden die Abläufe auch unbewußt richtig erfolgen. Bewußtheit ist dann besonders wichtig, wenn die Gefahr besteht, daß sich alte Muster wieder einschleichen wollen.

Wir vereinfachen uns die Arbeit durch *Verbalisierung*. Bestimmte Haltungen haben wir mit Namen belegt (z. B. «Giraffe»). Dieser ist mit einem charakteristischen Haltungs- und Bewegungsgefühl verknüpft. Bereits das Nennen des Namens soll entsprechende Haltungen und Bewegungen assoziieren. Das ist auch bei den häufigen Wiederholungen hilfreich.

Wir senken den Kraftaufwand! Haltung ist Balance! Während der vielen Übungswiederholungen reduzieren wir die eingesetzte Muskelanstrengung nach und nach. Erst wenn die Haltung mit einem Minimum an Kraft realisiert werden kann, besteht Aussicht, sie im Alltag umzusetzen.

Wir bauen die erlernten Grundbewegungsmuster in die verschiedensten Zweckbewegungen ein. Durch diese Verbindung erreichen wir die nötige Variationsbreite.

Die Basisstereotypien sollen in alle möglichen Anwendungen «verpackt» und damit praxisnah trainiert werden.

Wir koppeln verschiedene Basismuster miteinander. Dadurch sind wir gezwungen, mehrere Elemente gleichzeitig zu beherrschen.

In fortgeschrittenem Stadium sollen die Bewegungsaufgaben auch *unter erschwerten Verhältnissen* gelingen. Zu diesem Zweck ändern wir die Bedingungen, unter denen geübt wird, oder lassen die Bewegungen unter störenden Einflüssen ablaufen.

Wir üben bei steigendem Schwierigkeitsgrad. Dabei ist zu beachten, daß eine Steigerung erst dann sinnvoll ist, wenn die vorherige Stufe gut gemeistert wurde. Wir gehen den nächsten Schritt erst dann an, wenn wir die vorherige Aufgabe beherrschen.

Anfangs achten wir darauf, *ermüdungsfrei zu üben.* Deshalb sollen die Übungsteile nicht zu lang und die Pausen zwischen ihnen ausreichend sein. Mit zunehmendem Trainingserfolg sollte später höher und länger belastet werden, so daß ein gewisser Ausdauereffekt erzielt wird.

Wir nutzen die *Hilfsmittel* wie Partnerkontrolle, Feedback, Video und verschiedene Übungsgeräte.

Besonders auf dieser Stufe schöpft die Körperschule aus verschiedensten körperbezogenen Systemen. Neben Übungen aus dem Sport nutzen wir haltungsfördernde Elemente der Psychomotorik, des Yoga, des Systems von FELDENKRAIS, asiatischer Kampfkünste, aber auch der Rehabilitation, der Physiotherapie und anderer Quellen.

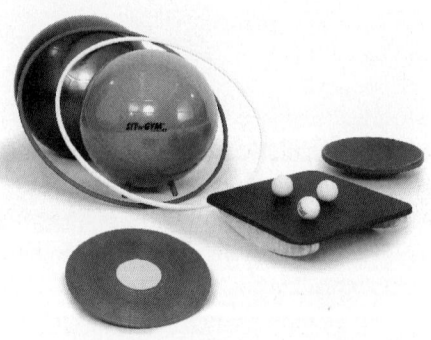

Übungsgeräte für die Bewegungsschulung

Bewegungsmuster in vielen Varianten

Wir verbinden nun die erlernten Basisbewegungsmuster des Kopfes, des Schultergürtels, des Beckenbereichs und der Atmung mit unterschiedlichsten Bewegungsaufgaben. Diese sind in ihrem Zweck – wie im Alltag – zunächst nicht auf die Schulung von Haltung gerichtet. Indem Elemente ökonomischer Haltung in die Zweckbewegungen eingebaut werden, lernen wir, unsere Haltung unter den verschiedensten Bedingungen zu kontrollieren. Ziel ist die automatisierte unbewußte Haltungskontrolle im Alltag.

Die Grundmuster der Bewegung, die wir üben wollen, sind:
- die «Giraffe» oder der «Schmetterling» in Verbindung mit der richtigen (Aus-)-Atmung.
- die Beckenaufrichtung und die kontrollierte Hüftgelenkstreckung bei den verschiedenen Schritt- und Standstellungen.

Sie sollen bei allen Bewegungen kontrolliert werden. Da sich dies als durchgängiges Prinzip ständig wiederholt, wollen wir bei der Beschreibung der Übungen darauf verzichten.

Varianten mit dem Pezziball ⌂

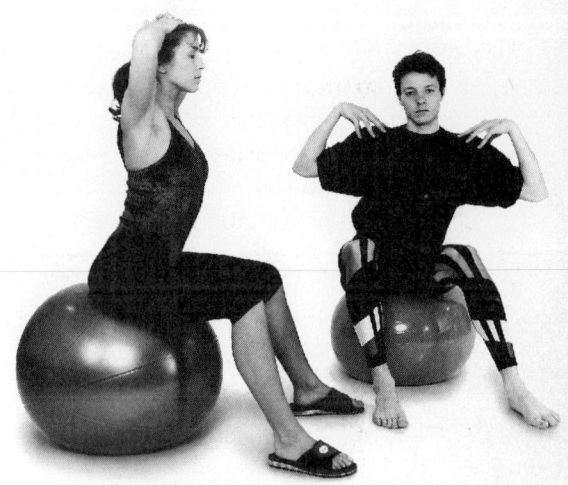

Im Sitz auf dem Pezziball haben wir die Möglichkeit, das Becken fast frei zu bewegen, sowohl zur Seite als auch vor und zurück. So können wir die Beckenschaukel, die Beckenaufrichtung und die Beckenkippung, die wir später auch im Zusammenhang mit dem Entlastungssitz nach BRÜGGER (1980) (siehe Kapitel «Alltagsbewegungen») benötigen, in Verbindung mit weiteren Aufgaben üben. Dies kann beispielsweise in Kombination mit einer Kraftübung («Teleskop-Rübe») oder als spielerische Version geschehen. Wir können aber auch die Kontrolle der Schultern sowie Balancefähigkeiten spielerisch kombiniert mit der Rumpfkräftigung (siehe S. 114) schulen.

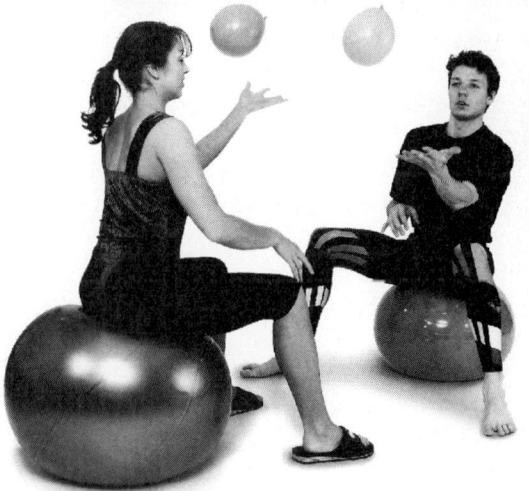

Oben: Kombination Beckenbalance – Schultergürtelkontrolle

Unten: Während des Spiels mit den Bällen bringen wir das Becken bewußt in verschiedene Positionen, die Schultern bleiben unten

Varianten mit dem Therapiekreisel
(Partnersicherung!) ⌂

Es bietet sich an, zu Beginn verschiedene
Standformen auf dem Therapiekreisel,
der als schwankender Untergrund konstruiert ist, zu üben. Dabei überrascht,
daß das Stehen mit hüftbreiten Beinen
größere Schwierigkeiten bereitet als mit
geschlossenen Beinen. Wir konzentrieren
uns auf das Haltungsgefühl und spüren,
daß die Regulierung des Gleichgewichts
mit breit gesetzten Füßen und gestreckten
Knien durch die Bewegungen des Beckens
erfolgt, während bei enger Fußstellung
vor allem die Sprunggelenke des Fußes
aktiv sind. Letzteres entspricht dem
natürlichen Mechanismus, den unser Bewegungssystem normalerweise nutzt,
während die erste Form ungewohnt ist
und dabei völlig andere Muskeln, Gelenke und auch Nervenbahnen eingesetzt
werden.

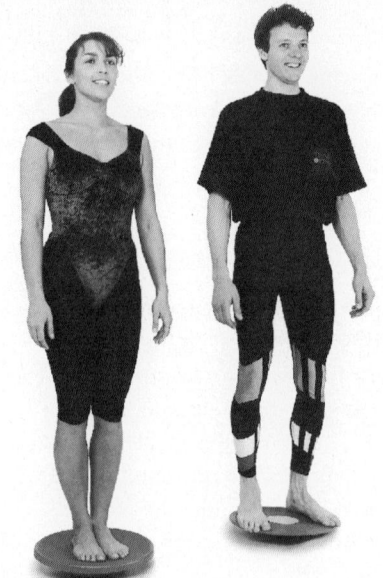

Auch der Einbeinstand sollte geübt werden. Nach der ersten Gewöhnung stellen
wir uns gleichzeitig Haltungsaufgaben für
Kopf, Hals, Arme, Schultern und Becken.
Bei unsicheren oder älteren Personen muß
darauf geachtet werden, daß der Untergrund nicht glatt ist. Gegebenenfalls ist
eine Person zur Sicherung einzusetzen.

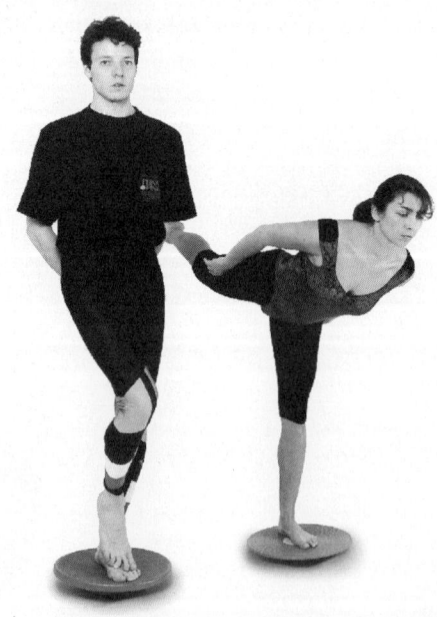

Oben: Das Stehen auf dem Therapiekreisel
gelingt mit enggesetzten Füßen meist besser

Unten: Einbeinstand und Standwaage auf
dem Kreisel

Weitere Variationen des Standes auf dem Kreisel:
- Standwaage nach vorn und zur Seite
- Standübungen mit gebeugten Knien (ein- und mehrbeinig)
- Yoga-Element «Baum» (Schultern!)
- Zehenstand
- mit dem Kreisel um die Körperlängsachse drehen.

Wenn wir die Augen schließen, sind wir noch stärker auf die Signale unseres Körpers angewiesen. Das Haltungsgefühl wird intensiviert. Durch die neue Anforderung vergessen wir schnell die Haltungskontrolle und verfallen in eine unökonomische Position. Deshalb ist ein ständiges Bewußtwerden der «eingebauten» Bewegungs- bzw. Haltungsaufgabe erforderlich. Bei unsicheren Personen dürfen die Augen nicht verbunden werden.

Der Schwierigkeitsgrad wird auch erhöht, wenn ein Partner zusätzlich von außen das Gleichgewicht stört. Der Übende soll die Störung möglichst schnell und zielsicher kompensieren und wieder in die Balance übergehen. Dabei dürfen die gestellten Aufgaben (z. B. Beckenaufrichtung) nicht vergessen werden.

Der «Baum» auf dem Kreisel, erschwert durch fehlende optische Orientierung: der Partner sichert

Balancekorrektur bei Irritation durch den Partner

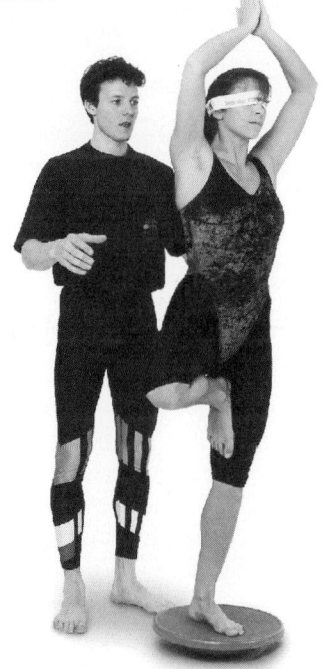
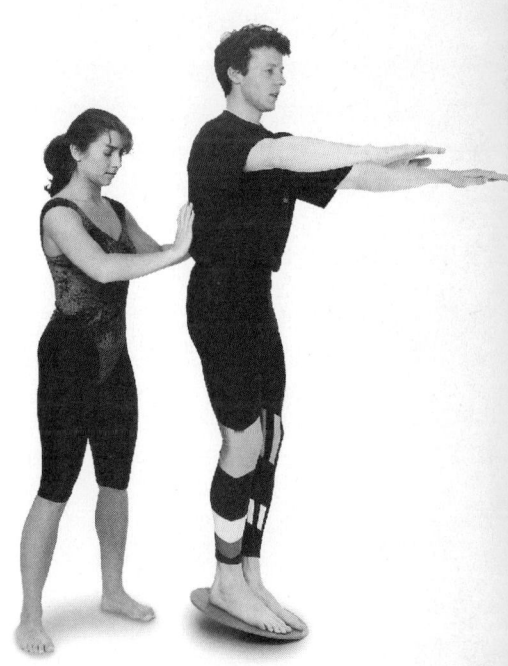

Durch Training erreichen wir bald gute Fortschritte. Im Ergebnis können einzelne ihre Körperkontrolle auf ein hohes Niveau bringen.

Balanceleistung und Körperkontrolle können zusätzlich unterstützt werden, indem wir Elemente der Technik des «short foot», die JANDA entwickelte, integrieren. Dabei beugen wir im Stand auf dem Therapiekreisel Knie- und Hüftgelenk leicht und orientieren die Fußspitzen – ohne sie wirklich zu bewegen – nach außen. Die Gesäßmuskulatur wird dadurch angespannt. Hinzu käme noch eine spezielle Fußspannung, die schrittweise erlernt werden muß. Dieses Verfahren ist aufwendig und kann in der Regel nur im Einzeltraining eingesetzt werden.

Der «kurze Fuß»
Es wird durch das Nachhintenziehen der Zehen erreicht (nicht einkrallen), das Fußgewölbe richtet sich dabei minimal auf, wird kürzer. Die Meßfühler unserer Füße werden dadurch sensibler, die Haltung besser reguliert.

Übungsposition für die Technik des «short foot»

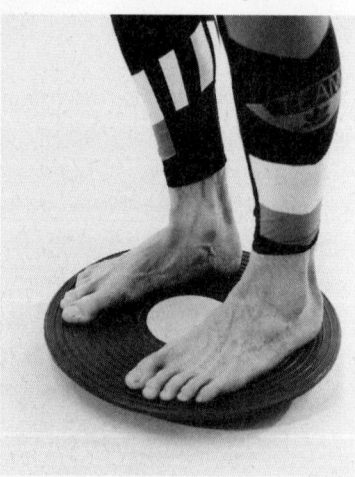
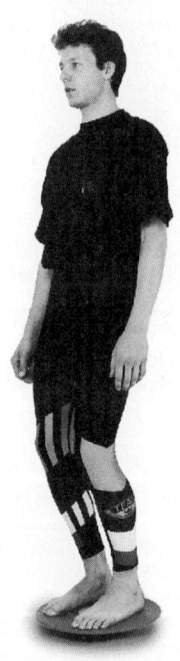

Die Möglichkeiten des Therapiekreisels sind damit noch nicht ausgeschöpft. So können wir auf- und absteigen, auf- und abspringen, übersteigen, überspringen und Partnerspiele durchführen. Eine weitere spielerische Variante ergibt sich, wenn wir eine aus mehreren Scheiben aneinandergereihte «Brücke» überwinden müssen. Darüber hinaus können wir auf der Scheibe den Schneidersitz oder die «Becken-schaukel» üben. Dabei sind immer wieder Basisbewegungsmuster als Aufgabe zu integrieren. Durch Verwendung unterschiedlicher Geräte können wir den individuellen Verhältnissen jedes einzelnen Teilnehmers gerecht werden.

Aufspringen und sofor-
tige Haltungskontrolle
auf dem Kreisel

Twist mit dem Partner
als Spielform mit Musik

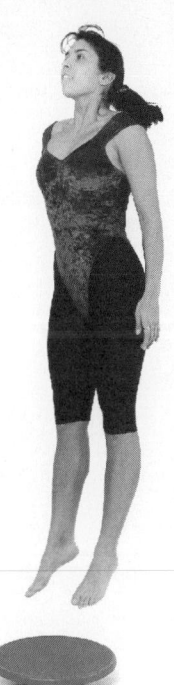
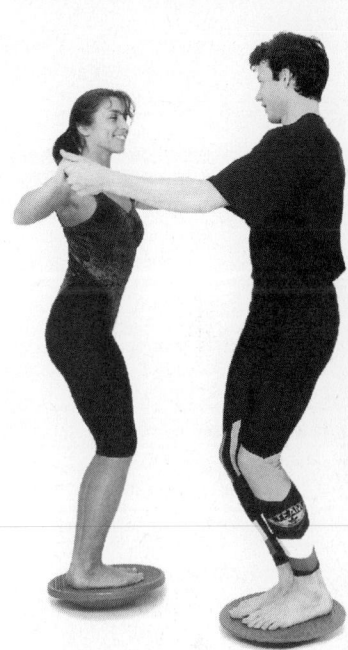

Überwinden einer
Kette von Therapie-
kreiseln als spiele-
rische Koordinations-
und Konzentrations-
übung

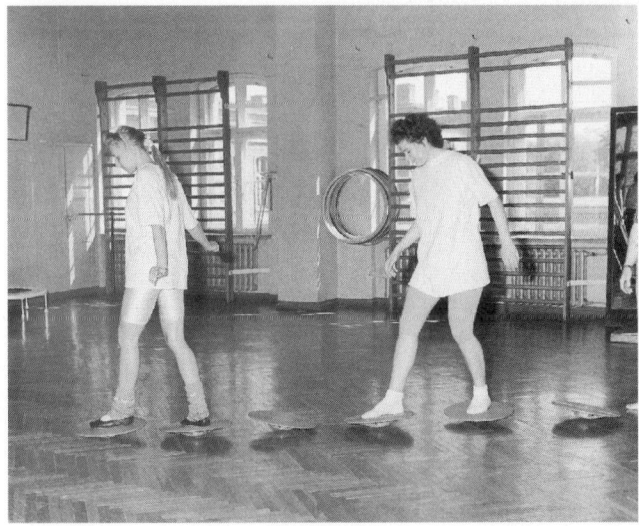

*Der Schneidersitz auf dem
schwankenden Untergrund
erfordert gute Kontrolle der
Beckenstellung*

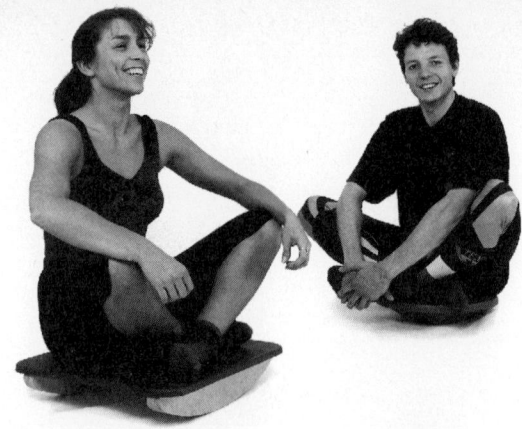

*Üben der «Beckenschaukel»
auf dem Kreisel*

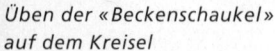

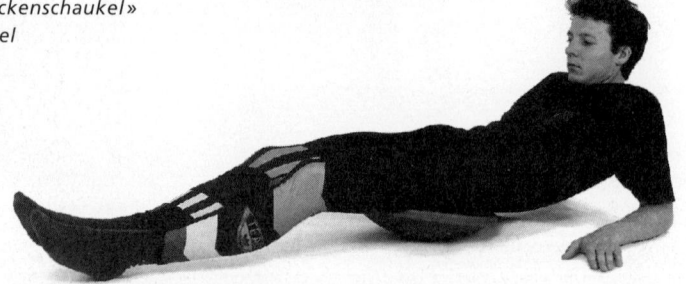

Varianten mit dem Minitrampolin ⌂

Beim Federn oder Springen wirken Schwerelosigkeit und erhöhte Schwerkraft abwechselnd auf den Körper ein. Wir sind bei jeder Wiederholung gezwungen, die Haltung neu zu stabilisieren. Der dynamische Wechsel der Schwerkraftverhältnisse und die hohe Wiederholungsfrequenz (etwa 80 Wiederholungen pro Minute) machen den Einsatz des Minitramps sehr effektiv. Auch hier nützen wir die Bewegung des Federns oder Springens als «Verpackung» für die damit verknüpften Aufgaben der Basisbewegungsmuster von Schulter- und Beckengürtel. So ist beispielsweise in einem Fall auf die Kopfposition besonders zu achten, in einem anderen auf die Beckenaufrichtung.

Bei der Arbeit mit dem Minitramp besteht eine gewisse Verletzungsgefahr. Deshalb beschränken wir uns anfangs darauf, nur zu federn, ohne ganz abzuheben. Ältere und unsichere Übende erhalten durch einen Haltegriff oder Partner zusätzliche Sicherung. Außerdem ist die Dauer des ununterbrochenen Übens auf maximal eine Minute zu beschränken. Danach muß eine Pause eingelegt werden. Nur Bewegungserfahrene und konditionell gut Trainierte können längere Zeit hintereinander üben.

Um Fortgeschrittene stärker zu fordern, können wieder die Augen geschlossen (nicht verbunden) werden. Das ist jedoch nur bei Standvariationen und bei leichtem Schwingen zu empfehlen. Ein Partner sollte sichern.

Es kommt vor, daß ein Teilnehmer beim Schwingen oder Springen Schmerzen im Kreuzbereich und eventuell auch in ein Bein ausstrahlend verspürt. Besonders wenn diese beim einbeinigen Üben auf einem Bein deutlich stärker sind als auf dem anderen, könnte dies ein Zeichen für eine Vorschädigung sein. Bei Schmerzen ist deshalb zunächst das Üben abzubrechen und eine ärztliche Untersuchung erforderlich.

Übungsbeispiele:

Zur Gewöhnung federn wir in unterschiedlichen Standvariationen
- beidbeinig, Füße hüftbreit gesetzt
- beidbeinig, Füße eng gesetzt
- einbeinig

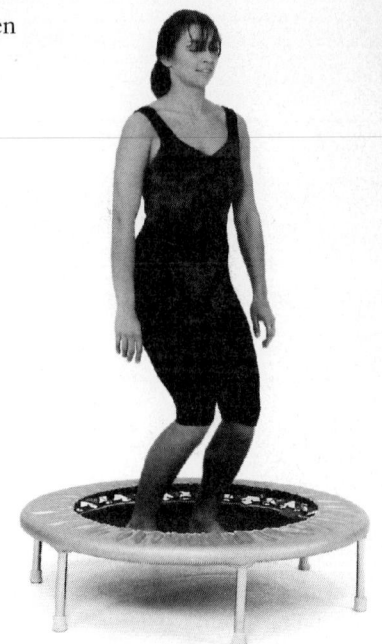

Da wir in der Regel partnerweise arbeiten, hat der Partner die Gelegenheit, unser Federn zu beobachten. Er wird wahrscheinlich feststellen, daß wir alle guten Haltungsvorsätze vergessen, während wir mit der neuen Umgebung beschäftigt sind. Wir fallen wieder in eine unökonomische Haltung. Außerdem beobachten wir sehr oft eine ungenügende Körperstabilität. Das bedeutet, daß sich unser Körper nicht als eine geschlossene Einheit bewegt, sondern sich seine «Einzelteile» selbständig machen und mehr oder weniger unkontrollierte Einzelbewegungen von Armen, Kopf, Rumpf und Beinen entstehen.

Wir stabilisieren deshalb bewußt den Rumpf, indem wir Hüft- und Kniegelenke minimal beugen, das Becken aufrichten und dabei Gesäß- und Bauchmuskeln in Spannung bringen. Unser Körpergefühl wird uns jetzt mehr innere Stabilität während des Schwingens signalisieren.

Nach einer Pause kommt nun die Komponente der Schultergürtel- und Kopf-

Links: Federn mit Kniebeugung und
Beckenkontrolle
Rechts: Federn mit Armseithalte –
Schulterkontrolle!

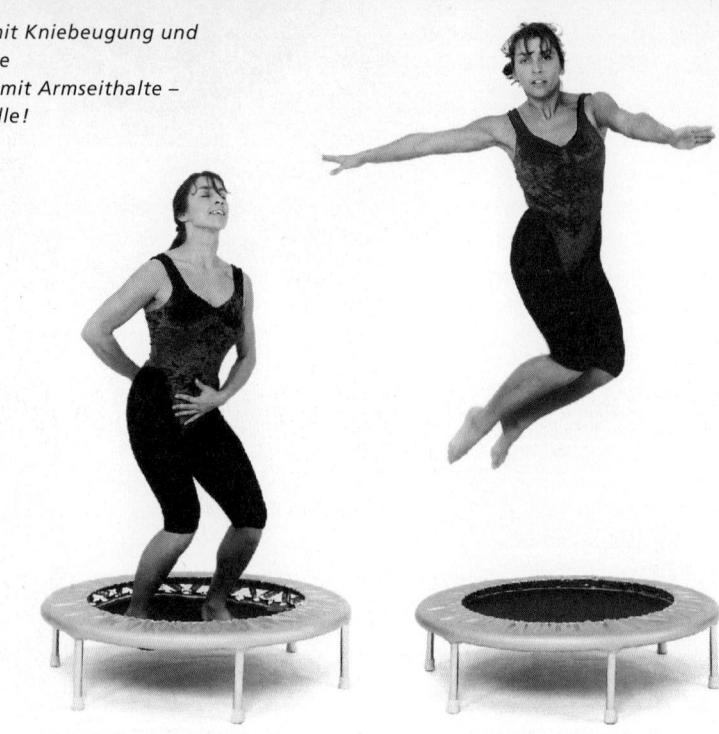

steuerung hinzu. Wir wiederholen und achten darauf, den Kopf in die «Giraffen-stellung» zu bringen sowie die Schultern nach hinten zu nehmen («Schultern un-ten»). Nach und nach federn wir stärker, bis wir vom Gerät abheben und in das Springen übergehen.

Nachdem wir eine Weile gesprungen sind, machen wir wieder eine Pause. Wir steigen ab und erspüren unsere Haltung, vor allem im Bereich des Schultergürtels. Viele empfinden dabei eine erhöhte Grundspannung der unteren Schultergürtel-muskeln, wodurch die gut ausbalancierte Haltung unterstützt wird. Durch das wie-derholte Ansprechen der Muskeln während der Durchschwünge kommt es in der Tat zu einer schrittweisen Erhöhung der Muskelgrundspannung. Diesen Effekt machen wir uns zunutze.

Als nächstes kombinieren wir die erlernte Schwung- bzw. Sprungtechnik mit Arm-bewegungen. Wir führen während des Übens auf dem Minitramp die Arme
• zur Seite,
• nach vorne,
• bis zur Hochhalte,

Links: Springen mit variabler Armhaltung und Kontrolle des Schultergürtels
Rechts: Training der Seitstabilität des Beckens mit Einbeinschwüngen

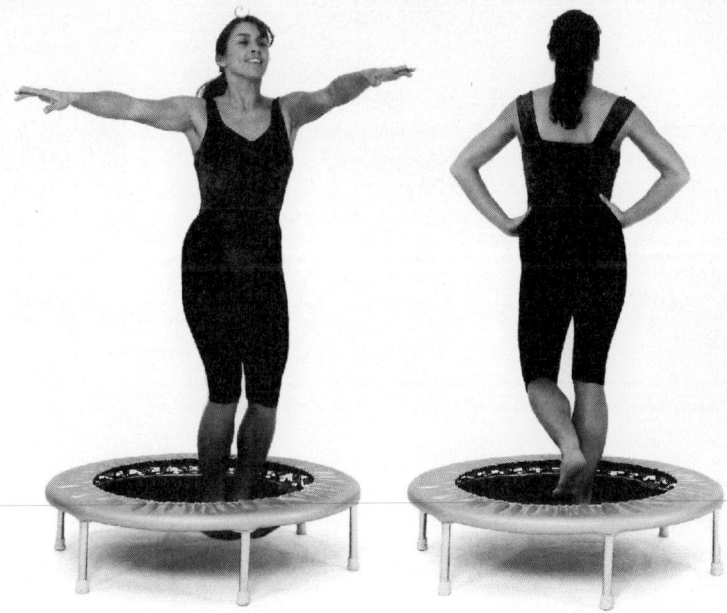

- beide Arme in unterschiedlichen Richtungen.

Dabei kontrollieren wir wieder die Haltungen von Kopf, Schultern und Beckenbereich.

Um die Beckenstabilität in Richtung Seitneige zu kontrollieren und zu verbessern, schwingen wir auf einem Bein. Mit den Händen an den Hüften prüfen wir, ob das Becken stabil bleibt oder zu einer Seite nickt. Wenn es stabil ist, schwingen wir stärker bis zum Abheben. Die Intensität ist immer so weit zu erhöhen, bis gerade noch Stabilität gehalten werden kann. Wenn wir dies regelmäßig wiederholen, können wir schrittweise steigern und erreichen somit einen Trainingseffekt.

Weitere Kombinationen sind:
- wechselseitig links-rechts schwingen (laufen),
- wechselseitig in bestimmten Rhythmen (2–2; 4–4 etc.) schwingen,
- einbeiniges Schwingen in Kombination mit Beckenaufrichtung, «Giraffe» etc.

Weitere Bewegungsmöglichkeiten sind:
- Schwingen im Einbeinstand;
- der Yoga-«Baum» im Stand, im Schwingen;

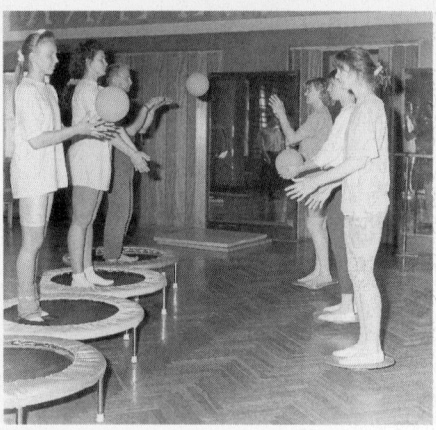 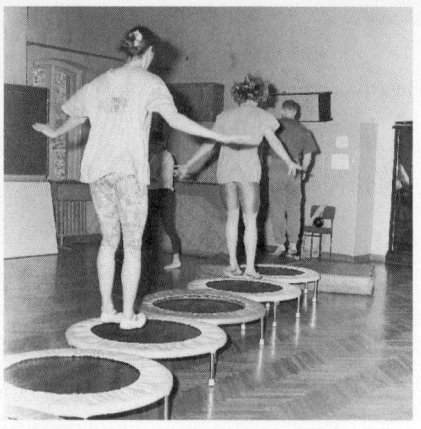

Während des Schwingens oder Springens werden Bälle geworfen oder andere Bewegungsaufgaben gestellt. Der Partner übt dabei auf dem Kreisel

Sprungreihe über eine Kette von Minitramps

- Spielformen, wie z. B. Ballzuwerfen und -fangen mit Partnern;
- verschiedene Sprungaufgaben (für Fortgeschrittene), wie z. B. «Twist»-Sprünge
- Federn aufgekniet, im Sitzen usw.

Achtung, nur für sportliche Teilnehmer!

In der Kombination mehrerer Minitramps lassen sich Sprungreihen durchführen. So sind beidbeinige, einbeinige und Schrittsprünge möglich. Hier wird insbesondere auf eine saubere Hüftgelenksstreckung ohne Beckenkippung geachtet. Die Schulung der Kopfstellung darf nicht erfolgen. Es besteht erhöhte Verletzungsgefahr. Deshalb sollten nur koordinativ sichere Sportler üben. Sicherung ist wichtig!

Spiele

Basisbewegungsmuster lassen sich auch in Spielformen abwechslungsreich üben. Bei den nachfolgenden Beispielen werden *die bekannten und zuvor erarbeiteten Haltungen von Kopf, Hals, Schultern und Becken integriert.* Gleichzeitig schulen wir Kondition und Koordination auf unterhaltsame Weise.

Ballon tanzen lassen ⌂

Mit Luftballons sind viele Spiele möglich. So kann der Ball mit der Hand geführt werden (Ball immer in der Schwebe halten). Wir gehen dabei langsam in die Hocke, legen uns hin und stehen wieder auf. Eine andere Möglichkeit besteht darin, den Ball entweder nur mit dem Kopf oder nur mit der Schulter in der Luft zu halten. Jeder kann sich noch weitere Bewegungen überlegen und den Schwierigkeitsgrad erhöhen. Dabei nehmen wir uns vor, den Hals lang zu machen, die Schultern während der Bewegungen zu kontrollieren oder das Becken aufzurichten. Zusammen mit einem oder mehreren Partnern ergeben sich weitere Varianten.

Übungen mit dem Luftballon zwingen uns in einen langsameren Bewegungsablauf

Nasenmalerei ⌂

In Liegestützstellung (Arme weit auseinander, Füße maximal schulterbreit) senken wir den Körper so dicht wie möglich über den Boden. Der ganze Körper bildet eine gerade Linie (kein Hohlkreuz!). Die Nase stellt jetzt einen Stift dar, mit welchem wir je nach Kraft ein Haus, eine Kirche oder ein Schloß zeichnen. Dabei ergibt sich die Bewegung der Nase und des Kopfes aus der Ganzkörperbewegung.

Klettern ⌂

Wir stellen uns den Fußboden als eine Kletterwand vor und «klettern» die imaginäre Wand hinauf. Um nicht hinunterzufallen, achten wir darauf, mit dem Körper möglichst nahe an der «Wand» zu bleiben. Wir befinden uns also so flach wie möglich am Boden, ohne ihn jedoch zu berühren (Hohlkreuz vermeiden!). Mit einer Hand bzw. einem Fuß tasten wir sehr vorsichtig und langsam nach neuem Halt. Es sind immer nur drei Punkte belastet (beide Füße und eine Hand bzw. beide Hände und ein Fuß). Am Anfang versuchen wir nur auf der Stelle das Gewicht so zu verschieben, daß eine Hand bzw. ein Fuß vom Boden gelöst werden kann. Dann probieren wir größere Strecken zu überwinden. Wer – einmal am «Gipfel» angekommen – noch genügend Kraft hat, schreibt mit der Nase seinen Namen in die «Felswand».

«*Bodenklettern*»

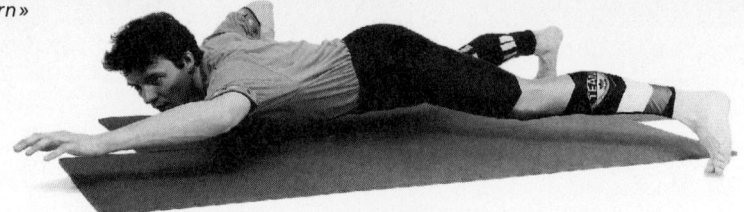

*Körperspannung
halten*

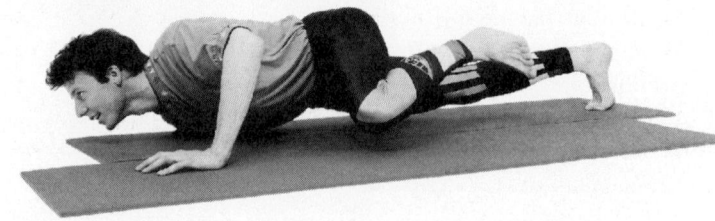

Schwungübungen

Wir stehen etwa schulterbreit und senken die Hüfte bei aufrechtem Oberkörper ab. Am ausgestreckten Arm lassen wir einen Reifen um das Handgelenk kreisen. Wir führen die Schultern nach unten und halten den Arm bewegungslos gestreckt. Damit der Reifen weiterdreht, müssen wir jetzt den gesamten Rumpf aus den Beinen heraus rhythmisch heben und senken. Wir variieren das Tempo und achten stets auf die Schulterposition sowie Kopfhaltung und Beckenaufrichtung.

*Schultern unten
lassen und Schwung
aus dem Körper
holen!*

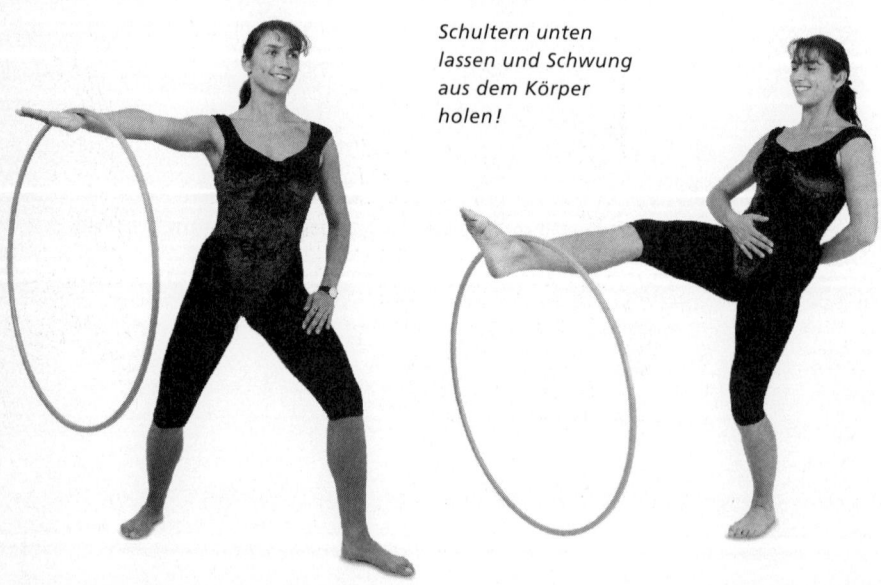

In einer zweiten Variante lassen wir den Reifen am Fußgelenk kreisen, wobei das Bein vorgestreckt ist. Wir achten besonders darauf, nicht ins Hohlkreuz zu gehen! Noch schwieriger wird es mit seitlich abgespreiztem Bein.

Spring aus dem Kreis! ⌂

Wir stehen in einem Reifen und springen in die Höhe. Wer es schafft, bringt die Knie dabei bis an die Brust. Wir versuchen im Grätschstand zu landen, so daß sich beide Füße seitlich außerhalb des Kreises befinden. Aus dieser Stellung springen wir wieder in den Reifen zurück. Die Knie bleiben immer leicht gebeugt (nicht beim Landen durchstrecken!). Beim nächsten Sprung landen wir so, daß ein Bein vor und das andere hinter den Reifen gesetzt wird. Dabei ist zu beachten, daß die Hüfte beim Springen mitgedreht wird (rechtes Bein vorn – Hüfte rechts auch vorschieben). Es sollen nicht nur die Beinmuskeln gekräftigt, sondern auch die nötigen Hüftdrehungen bewußt geübt werden. Beim Landen nicht auf den Reifen kommen, Sturzgefahr! Für die Übungen kann z. B. auch ein Kreis aufgezeichnet werden.

Sprungvariationen mit dem Reifen

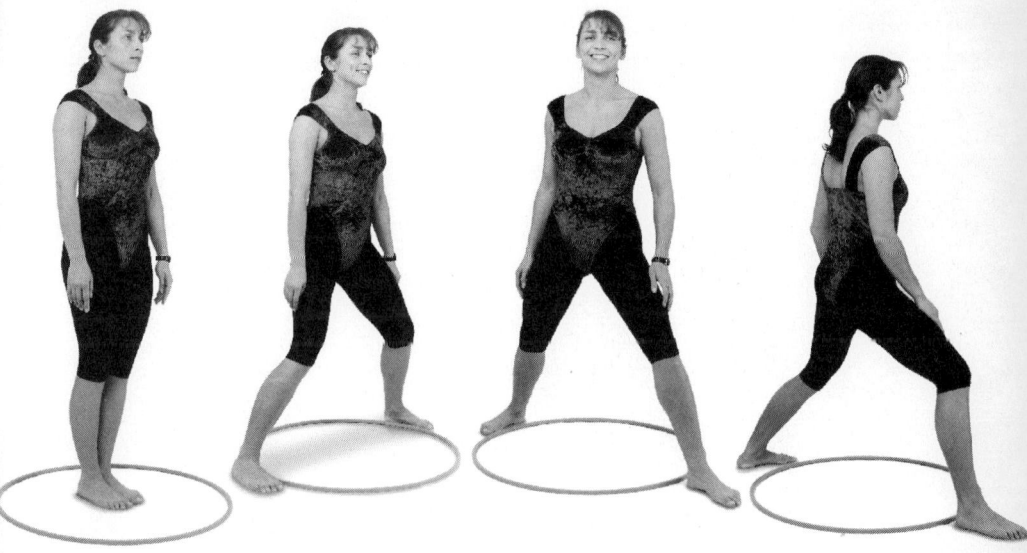

Einbeinkniebeuge mit Partner ⌂

Wir stehen uns frontal gegenüber. Beide Partner heben das rechte Bein, das der andere mit
seiner linken Hand hält. Beide geben sich die
noch freie rechte Hand und halten sich fest.
Jetzt versuchen wir langsam in die Kniebeuge
zu gehen.

Eine Variante ist das gemeinsame Hüpfen
in dieser Stellung durch den Raum. Natürlich
wird die Übung auch mit dem linken Bein
durchgeführt. Wir sollten uns auf den Partner
einstellen. Tiefkniebeuge vermeiden!

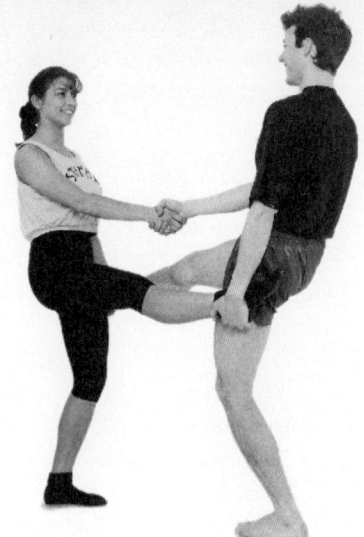

Skifahren ⌂

Beide Partner stehen sich mit gebeugten Knien frontal gegenüber und fassen sich an
den Händen. Wir stellen uns vor, an den Füßen befänden sich Skier und wir wollten im Schnee den Hang hinunterwedeln. Dazu springen wir jetzt ganz flach zuerst

«Skiwedeln» mit Partner

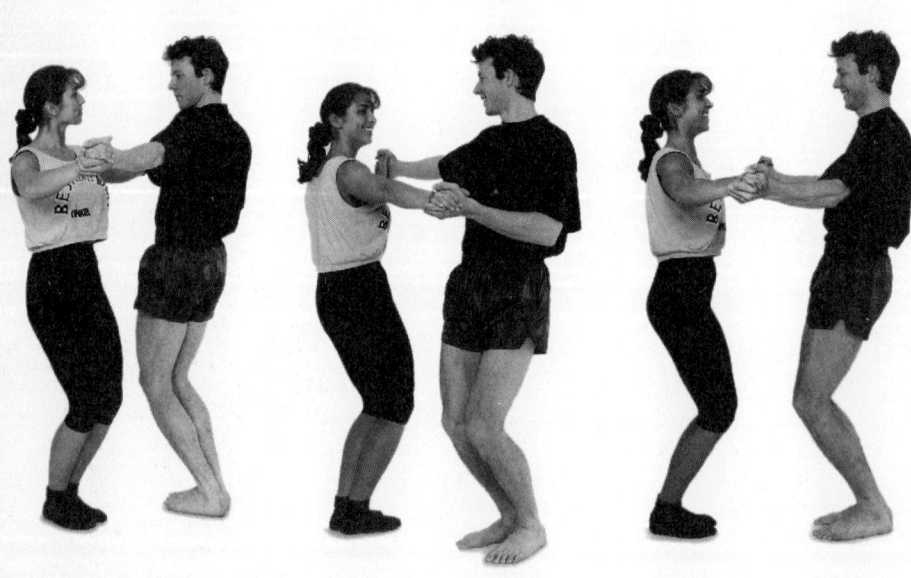

beide nach rechts, in die Mitte und anschließend nach links. Die Sprungbewegung wird vorrangig durch das Drehen der Hüfte mit gleichzeitigem Vorschieben der Beine hervorgerufen. Die Knie sollten immer gebeugt bleiben. Je besser die Übung klappt, um so mehr Schwung kommt zustande, und die Arme werden beim seitlichen Springen mehr und mehr gestreckt.

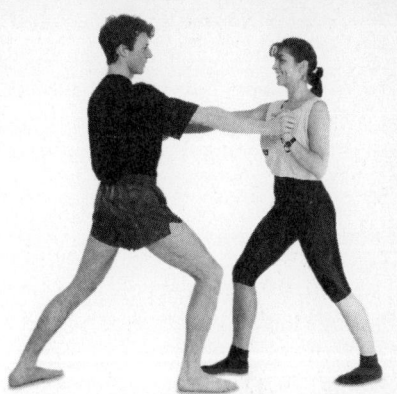

Gleitspringen △

Wir stehen in Schrittstellung partnerweise voreinander und fassen unsere Hände in Schulterhöhe. Beide haben ihr rechtes Bein vorne sowie den rechten Arm vorgestreckt. Der linke Arm ist gebeugt. Wir senken leicht das Becken und richten es gleichzeitig auf. Die Schultern bleiben tief, der Hals lang, der Kopf ist nicht vorgeschoben. Nun springen wir flach um, das heißt, die Position der Beine und Arme wechseln. Wir nehmen also links Arm und Bein vor, rechts zurück, um danach wieder in die vorherige Position zu gleiten usw. Nach kurzer Zeit werden wir mit unserem Partner einen gemeinsamen Rhythmus gefunden haben. Wir achten darauf, nicht nach oben abzuspringen, sondern mit den Füßen flach zu gleiten, der Kopf soll sich nur wenig auf und ab bewegen. Die Übung läßt sich beliebig variieren:

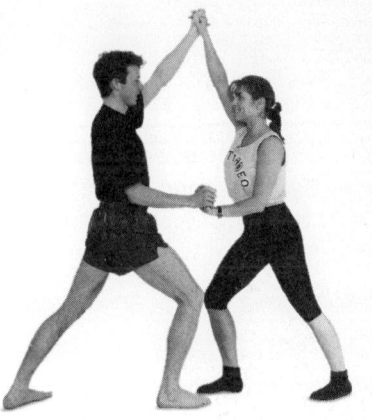

- Wir erhöhen oder verlangsamen das Tempo.

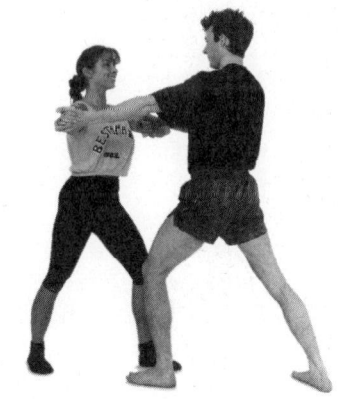

Koordinationsübung: Gleitsprünge, Armbewegungen in verschiedenen Richtungen und Haltungskontrolle (v. o. n. u.): Arme im Wechsel nach vorne (hier im «Paßgang»), Arme im Wechsel nach oben, Arme im Wechsel zur Seite

- Wir gehen während des Gleitspringens langsam immer tiefer.
- Wir beginnen in gekreuzter Stellung: rechtes Bein und linker Arm vorne.
- Wir arbeiten mit den Armen in vertikaler Richtung.
- Wir arbeiten mit den Armen in seitlicher Richtung.
- Wir springen mit den Füßen nach «Hampelmann»-Manier in die Grätsche und zurück.
- Wir nicken während der Übung mit dem Kopf oder schütteln ihn.
- Wir arbeiten mit den Armen in unterschiedliche Richtungen, etwa rechts nach vorn, links nach oben...
- Wir kombinieren Bein, Arm und Kopfbewegungen auf unterschiedlichste Weise; wechseln während des Springens.
- Ein Partner schließt die Augen, der andere führt. Später üben beide im «Dunkeln».

Die Übungen sind auch einzeln ohne Partner möglich. Wichtig: Vorher gut erwärmen!

Knieschiebekampf ⌂

Beide Partner stehen sich gegenüber und heben das rechte oder linke Knie zur Brust. Jetzt versuchen wir uns gegenseitig mit dem hochgeführten Knie aus dem Gleichgewicht zu bringen. Vorsicht, nicht mit den Knien zusammenstoßen!

Pantomimen

Wir stellen pantomimisch verschiedene Themen dar und achten dabei auf die Haltung von Kopf, Hals, Schultern und Becken. Beim Gehen oder Laufen wollen wir die Hüftstreckung ohne Hohlkreuz üben. Der Phantasie sind keine Grenzen gesetzt, wenn wir Themen wie

- «Tagesablauf einer Sekretärin»,
- «Ein Tag im Leben des Indianers ‹Qualmende Socke›»,
- «Abenteuer auf dem Pferderücken»,
- «Aufstieg zum Matterhorn»,
- die Verwandlung von Tieren oder
- Roboter

gestalten.

Die folgenden Spielformen sind sowohl für die allgemeine Schulung des Körpergefühls als auch für das Training der bekannten Bewegungsabläufe geeignet.

Roboterspiel ⌂

Ein Partner ist der Roboter und wird durch den hinter ihm Stehenden gesteuert, indem dieser vorher vereinbarte Zeichen in Form von Berührungen gibt. Das Antippen der linken Schulter kann «Kurve nach links» heißen, ein Druck zwischen den Schulterblättern etwa «Gib Gas!» usw. Wir erschweren, indem wir dem «Roboter» die Augen verbinden und bestimmte Haltungs- bzw. Bewegungsaufgaben stellen.

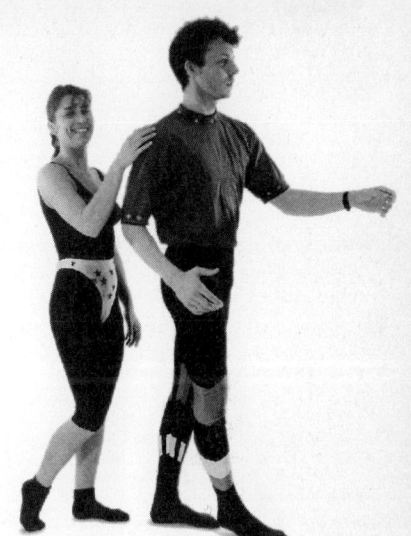

Zeitlupe ⌂

Wir werden beim Gehen oder anderen Bewegungen immer langsamer und langsamer. Dabei müssen wir mehr und mehr die Einzelbewegungen kontrollieren. Diesen Zustand nutzen wir für das Üben von Haltungs- und Bewegungsaufgaben und das Erspüren der Abläufe.

Standbild ⌂

Wir werden so langsam, daß wir letztlich zum Stillstand kommen und erstarren. Wir spüren unsere Haltung, den Druck der Unterlage, die Winkel einzelner Gelenke, Muskelspannungen und beurteilen, ob die Haltung gut ist. Das Standbild können wir auch aus einem normalen Bewegungstempo heraus einnehmen.

Ein Tag im Dunkeln ⌂

Ein Partner hat die Augen verbunden. Der andere führt den «Blinden» wie beim «Roboterspiel» oder mit Hilfe eines Reifens (Tuchs) um die Hüfte. Die Wahrnehmung des eigenen Körpers und der Umwelt verändert sich etwas. Unser Körpergefühl wird stärker, die Bewegungsabläufe sind anfangs noch etwas gehemmt. Die Reise dauert mindestens fünf Minuten. Wir wechseln mehrfach die Richtung, variieren das Tempo, die Gangart, überwinden Hindernisse und vollbringen Gleichgewichtsleistungen. Bewegungs- und Haltungsaufgaben werden eingebaut. Am Ende angekommen, ruhen wir einige Zeit aus, spüren unseren Körper. Danach wechseln wir.

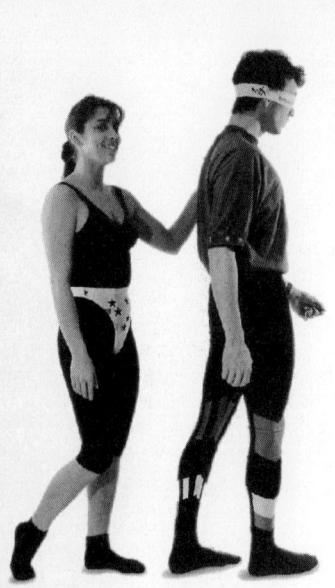

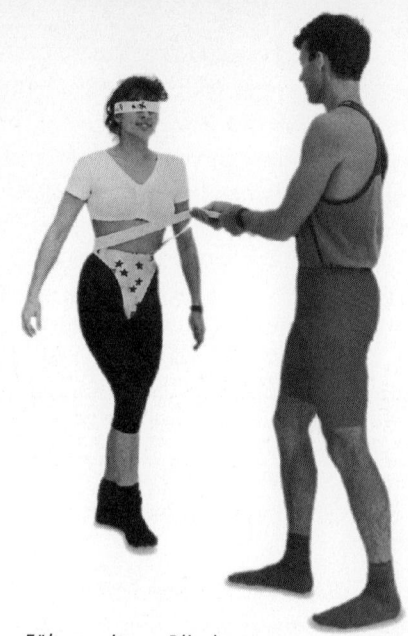

Bei Wegfall der optischen Informationen sind wir um so mehr auf unser Körpergefühl angewiesen

Führen eines «Blinden»

Radfahren ⌂

Beide Partner liegen auf dem Rücken und legen ihre Fußsohlen bei rechtwinklig gebeugten Beinen aneinander. Ein Partner ist Radfahrer, der andere «Fahrrad», indem er den Pedalwiderstand reguliert. Der Radfahrer hat eine bestimmte Strecke zu absolvieren. Sein Gegenüber gibt auf «geraden Strecken» leicht nach und verliert auch bei schneller «Fahrt» nicht den Kontakt. «Bergauf» setzt er hohen Widerstand entgegen, «bergab» nahezu keinen. Wir trainieren das Fühlen mit den für die Haltung wichtigen Sohlen und die schnelle koordinierte Reaktion.

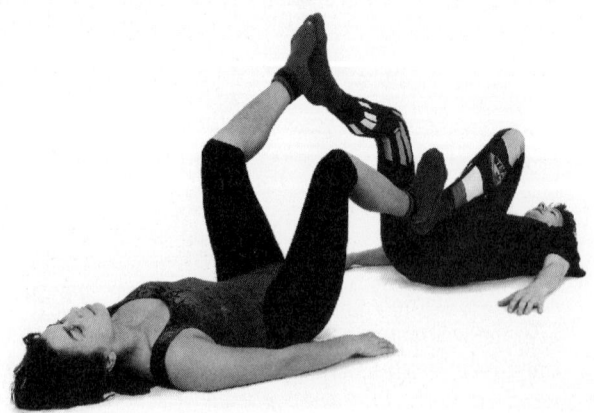

Siamesische Zwillinge ⌂

Zwei Partner sind durch einen Ball zwischen ihren Oberkörpern miteinander verbunden, der nur durch dosierten Druck gehalten wird. Die Paare laufen um die Wette, tanzen, erfüllen Haltungs- und Bewegungsaufgaben. Sie drehen sich in entgegengesetzter Richtung um sich selbst, versuchen so viele Drehungen wie möglich, ohne den Ball zu verlieren. Die Lage des Balles zwischen den Partnern wird gewechselt. Wir probieren die Übungen mit Luftballons, Softbällen, Medizinbällen.

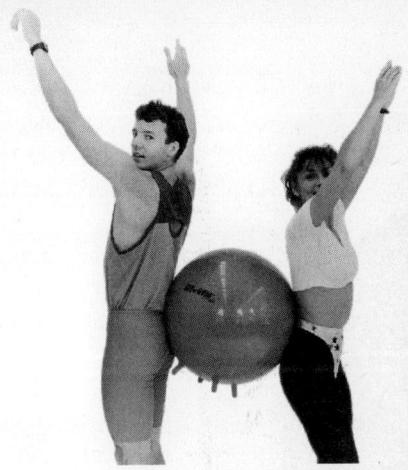

Zeitungsrennen

Mit der entfalteten Doppelseite einer Zeitung vor dem Bauch laufen wir los. Das Blatt wird nur durch den «Fahrtwind» gehalten. Durch Zusammenfalten halbieren wir die Fläche. Wir werden das Tempo erhöhen müssen, um das Blatt nicht zu verlieren. Nach jedem weiteren Versuch verkleinern wir das Zeitungsblatt und erhöhen so die Schwierigkeit.

Hund, Katze, Giraffe…

Auf vorher vereinbarte Zeichen nehmen wir aus verschiedenen Bewegungen heraus unterschiedliche Haltungen ein und verharren. Zu solchen Haltungen gehören auch Extreme, die die Bewegungsmöglichkeiten ausloten, wie etwa die «Katze mit dem runden Buckel», der «Hund mit dem durchgedrückten Kreuz» oder die bereits bekannte «Giraffe». Dieses Spiel macht vor allem Kindern Spaß.

Von links nach rechts: «Hund», «Katze», «Giraffe»

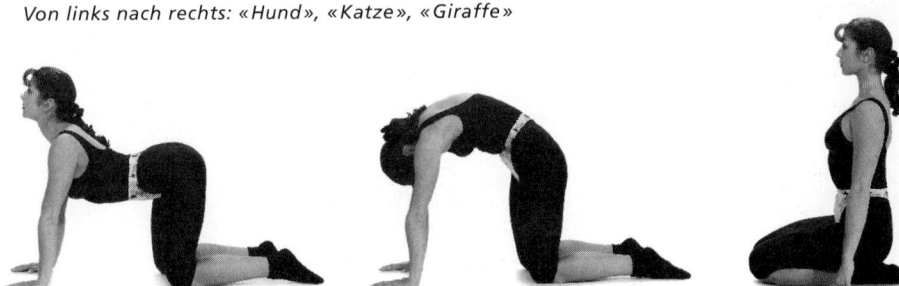

Schieb den Kreis weg!

Bei dieser Gruppenübung (6–8 Personen) bilden 5 bzw. 7 einen Kreis. Sie schließen sich so fest wie möglich zusammen. Der Kreis darf sich nicht wegschieben lassen (ganz fest stehen). Von außen versucht eine Person den Kreis zu verschieben, indem sie mit den Händen gegen den Rücken (möglichst in Schulterhöhe) eines Mitspielers drückt. Durch Körperspannung, Armstreckung und vor allem Einsatz der Hüfte (mit vorbringen) soll der Kreis bewegt werden. Nach 3–4 Wiederholungen wird gewechselt, so daß jeder einmal schieben muß.

Schlange beißt sich in den Schwanz

Eine größere Gruppe bildet eine Reihe. Dabei faßt jeder seinem Vordermann auf die Schultern oder an die Hüfte. Die erste Person versucht, die letzte der Schlange zu erfassen bzw. zu berühren. Die anderen helfen, das zu verhindern.

Drehkreisel

Mehrere Personen bilden einen Kreis. Eine außenstehende Person erhält die Aufgabe, einen der den Kreis bildenden Mitspieler zu berühren. Der Kreis versucht das zu verhindern, indem sich alle so bewegen, daß die zu fangende Person immer vom Fänger weggedreht wird.

Gordischer Knoten

Wir stehen im engen Kreis. Mit geschlossenen Augen gehen wir aufeinander zu und ergreifen die Hände, die wir gerade zu fassen bekommen. Wir öffnen die Augen und stellen fest, daß sich ein nahezu unlösbarer Knoten gebildet hat. Wir versuchen jetzt, diesen zu entwirren, ohne loszulassen. Durch Übersteigen und Drehungen gelingt das meist, so daß ein großer oder mehrere kleine Kreise übrigbleiben. Wir wiederholen das gleiche mit geschlossenen Augen.

Die Skulptur

Ein Spieler bildet den Mittelpunkt und stellt eine Phantasiepose dar. Weitere kommen hinzu und ergänzen das Bild mit wiederum eigenen Phantasiestellungen. Das Ergebnis kann als Foto dokumentiert werden.

Goldene Gans

Ein Fänger versucht die in einem begrenzten Feld befindlichen Mitspieler zu fangen. Er bleibt an der Stelle am gefangenen Spieler «kleben», wo er ihn berührt hat. Die beiden setzen die Verfolgung in dieser Konstellation gemeinsam fort. Weitere Gefangene «kleben» in gleicher Weise fest, bis sich eine eigentümliche Prozession miteinander Verwachsener gebildet hat.

Der Ball ist heiß

Die Spieler laufen durcheinander. Ein großer Ball ist im Spiel. Er darf nicht den Boden berühren. Da er aber «heiß» ist, kann man ihn nur kurz berühren und muß ihn gleich weiterwerfen. Wir bemühen uns, bestimmte Haltungsaufgaben zu erfüllen. Um die Intensität zu erhöhen, bringen wir mehrere Bälle ins Spiel.

Klauen wie die Raben

Zwei Mannschaften haben jeweils ein gleichgroßes Spielfeld (z. B. die Hälfte eines Volleyballfeldes) zur Verfügung sowie eine Anzahl verschiedener Gegenstände. Jede Mannschaft versucht, möglichst viele Gegenstände der anderen Mannschaft in ihr Feld zu holen. Die Spieler dürfen sich dabei gegenseitig nicht behindern. Wichtig ist, daß wir uns vor allem beim Aufnehmen und Ablegen der Gegenstände bewußt rückengerecht verhalten.

Bälle durch das Feld

Bei gleicher Aufstellung versuchen wir Bälle durch das Feld der Gegenpartei zu rollen. Die Gegner bemühen sich, die Bälle abzufangen. Für jeden Ball, der die hintere Begrenzungslinie des Gegnerfeldes überschreitet, wird ein Punkt gezählt. Beim Bücken beachten wir die Regeln rückengerechten Verhaltens.

FELDENKRAIS – Bewegen wie von selbst

An verschiedenen Stellen haben wir bereits auf das System von FELDENKRAIS hingewiesen. Es stellt eine wertvolle Quelle für die Körperschule dar, da es auf ähnlichen Vorstellungen von Haltung und Bewegung basiert. MOSHE FELDENKRAIS (1904–1984) entwickelte ein System von über 1000 Übungsfolgen, das Bewußtheit und Bewegung miteinander verknüpft.

Im Editorial seines Buches «Die Feldenkraismethode in Aktion» (1990) heißt es:

«Die Übungen der Feldenkraismethode haben zum Ziel, die Kontrolle über den eigenen Körper zu verbessern, fehlerhafte Bewegungsmuster zu korrigieren, Spannungen zu reduzieren und die Spontaneität zu wecken.»

In grundsätzlichen Punkten gibt es also Übereinstimmung zwischen FELDENKRAIS und dem Anliegen der Körperschule. Das kommt auch in den Grundregeln, die FELDENKRAIS (1990, 20f) für seine Übungen aufstellte, zum Ausdruck:

FELDENKRAIS-Übungen finden mit minimalen Krafteinsätzen statt:

«Jede Bewegung sollte leicht, behutsam und bequem ausgeführt werden, wie beim Schneiden weicher Butter.»

FELDENKRAIS-Übungen erfolgen bewußt. Zu diesem Zweck wird das Bewegungstempo vermindert:

«Sie müssen sich langsam genug bewegen, damit der für die langsamen Bewegungen zuständige Teil ihres Gehirns, der die Handlungen organisiert, Schritt hält mit Ihrem Tun.»

FELDENKRAIS-Übungen vermeiden Schmerz, Anstrengung und Ermüdung:

«Was Sie tun, muß angenehm sein, wenn Sie lernen und etwas verändern wollen. ... Wenn es schwierig wird, ist es an der Zeit, aufzuhören und sich auszuruhen.»

FELDENKRAIS-Übungen lassen Freiraum für Individualität:

«Die Lektion ist eine Gelegenheit für Sie, herauszufinden, was für Sie selbst richtig ist. Und Ihr eigenes Wohlbefinden, Ihr Behagen und Ihre Freude daran sind Ihre Führer.»

Aus dem reichen Übungsgut wollen wir hier nur einige wenige Beispiele nennen, die einen sehr nahen Bezug zum Anliegen der Körperschule haben. Wir glauben, daß sie – selbst bei nicht immer ganz kunstgerechter Ausführung – von großem Nutzen sind. Ausgangsstellung ist immer eine Position, die mit minimalem oder ohne Aufwand eingenommen und gehalten werden kann.

Die meisten Bewegungen sind so unkonventionell, daß wir sie wahrscheinlich nie zuvor auf diese Weise ausgeführt haben dürften. Das heißt, es besteht kein fertiges Bewegungsprogramm für sie in unserem motorischen Gedächtnis. Wir üben neue Funktionen, lernen, den Körper einmal ganz anders zu steuern und zu fühlen. Viele Teilbewegungen werden uns zunächst nicht bewußt, obgleich wir sie ausführen. Mit fortschreitender Übungszeit wird das Maß an körperlicher Bewußtheit wachsen.

FELDENKRAIS-Sitzungen bauen sich schrittweise auf. Jede Teilbewegung wird mehrfach hintereinander – oft 20- bis 30mal – ausgeführt. Dabei übt jeder in seinem eigenen Rhythmus. Während der Wiederholungen werden wir erkennen, daß die Bewegungen fließender und leichter werden. Wir reduzieren den Kraftaufwand, bis wir den Eindruck haben, daß die Bewegungen von selbst ablaufen.

Die folgenden Erläuterungen einiger Übungen reduzieren sich auf ein für das Verstehen des Prinzips notwendiges Minimum. Interessierten empfehlen wir die entsprechende Literatur, die wir im Anhang aufgeführt haben. Am besten ist es, die Übungen unter Anleitung zu erlernen.

Rumpfschaukel ⌂

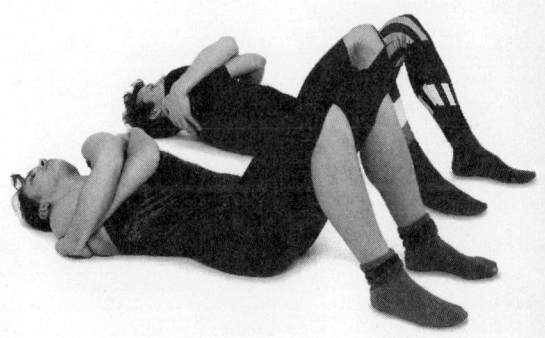

In Rückenlage werden die Knie bei aufgestellten Füßen so balanciert, daß sie ohne Kraftaufwand in ihrer Stellung verharren. Wir fassen mit der linken Hand auf das Schulterblatt der rechten Schulter und mit der rechten Hand auf das der linken, wobei ein Arm unter dem anderen hindurchreicht.
Durch abwechselndes Ziehen mit den Armen kommt der Rumpf ins Schaukeln. Nach den ersten 25 Wiederholungen halten wir inne und versuchen uns zu erinnern:

- War auch der Kopf mit in Bewegung?
- Lag das Becken still?
- Waren die Beine beteiligt?
  Bewußt können nun schrittweise verschiedene Kombinationen der Mit- und Gegenbewegungen von Kopf, Rumpf, Becken und Beinen ausgeführt, die Arme in der Haltung verändert werden. Jede Variation wird 25mal bewußt und behutsam durchgeführt. Am Schluß wird die Auflage des Körpers in Ruhe erspürt. Sehr langsam aufstehen und die Haltung kontrollieren!

Pyramide ⌂

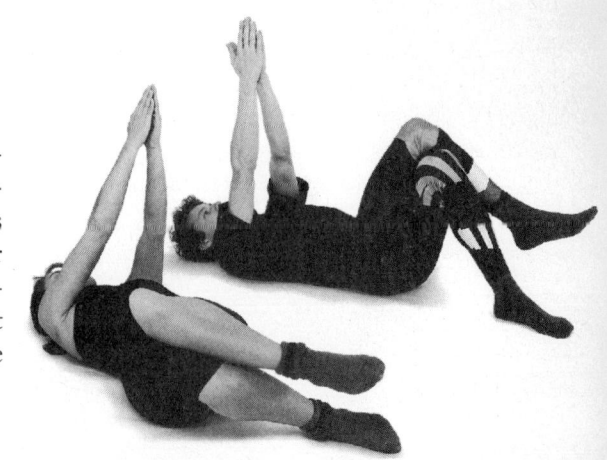

Wir nehmen die gleiche Ausgangslage wie bei der «Rumpfschaukel» ein und schlagen dann das rechte Bein über das linke. Wir lassen die Beine nach rechts heruntersinken und atmen aus. Mit der Einatmung bringen wir sie wieder in die Ausgangsposition.

Wir wiederholen im eigenen Rhythmus und vermindern den Kraftaufwand. Dann strecken wir die Arme nach oben und legen die Handflächen aneinander. Wir schieben jetzt bei gestreckten Armen die rechte Schulter nach vorne und atmen aus. Die Handflächen bleiben zusammen. Im Ergebnis neigt sich die gebildete Pyramide mit ihrer Spitze nach links. Danach gehen wir in die Ausgangsstellung zurück. Wir wiederholen mehrmals.

Später kombinieren wir Schulter- und Beinbewegungen miteinander.

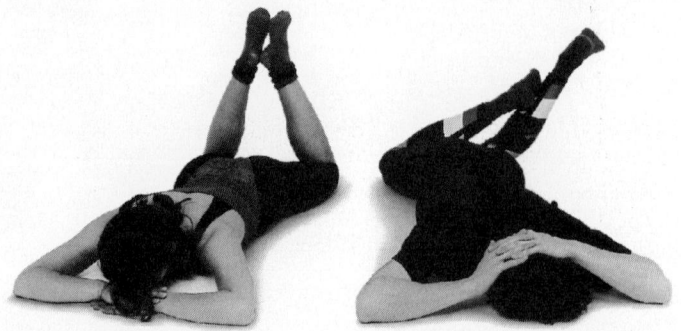

In der Bauchlage lassen sich ähnliche Übungen durchführen. Auch hier wird bei verschiedenen Kopf- und Armhaltungen variiert. Teilweise wird nur «in Gedanken» geübt – ohne tatsächliche Bewegungen (mentales Üben).

Vom Sitzen zum Stehen ⌂

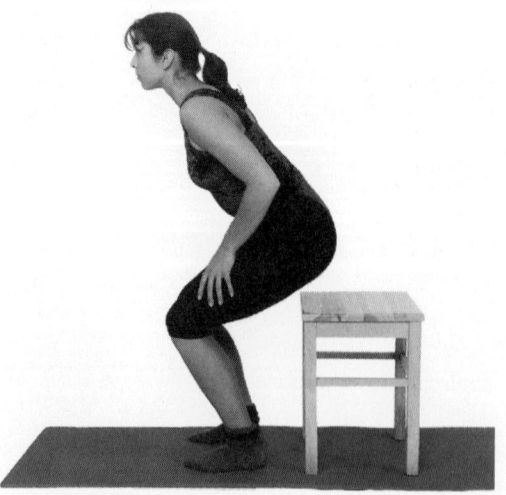

FELDENKRAIS zeigt auch, daß triviale Alltagsbewegungen wie das Aufstehen von einem Stuhl oft unökonomisch erfolgen. Meist kommt es zu früh zum Stemmen der Füße, was den Aufwand erhöht. In einer Übungsfolge lernen wir, den Körperschwerpunkt näher über die Standfläche zu bringen. So können wir alte reflektorische Mechanismen, die

Auch das Aufstehen von einem Stuhl kann mit FELDENKRAIS ökonomischer werden

uns beim Aufstehen helfen, besser nutzen. Nach einigen Vorübungen schwingen wir mit dem Oberkörper – auf der Vorderkante eines Stuhls sitzend – vor und zurück. Dabei entspannen wir die Bein- und die Nackenmuskeln. Durch Wiederholung erreichen wir eine Minimierung der Anstrengung. Wenn es gelingt, die Stemmphase der Beine spät einsetzen zu lassen, erreichen wir einen harmonischen und leichten Bewegungsablauf. Variationen helfen bei der Festigung.

Atmung und Haltung

Die Atmung ist verbunden mit dem Wechselspiel von *Einatmung – Innehalten/ Wirkenlassen* und *Ausatmung – Ruhepause/Wirkenlassen.*

Jeder Mensch hat dabei seinen individuellen Rhythmus. Atmen stellt einen dynamischen Wechsel von Spannung und Entspannung, von Bewegung und Ruhe, von Hinführen und Wegführen dar. Das differenzierte Erleben dieses Wechselspiels erfordert ein Bewußtsein, das trainiert werden kann. Im Mittelpunkt folgender Übungen stehen die engen Zusammenhänge zwischen Körperhaltung, Wahrnehmung, Vorstellung und Atmung.

Die doppelte Funktion der Atemmuskeln

Atmen heißt nicht allein, die Luft ein- und ausströmen zu lassen. Mit der vermeintlichen isolierten Atembewegung sind viele Mitbewegungen (Synkinesen) verknüpft, die von uns nicht bemerkt werden. Gekoppelt an die Atmung, sorgt unser Nervensystem für Erregungs- und Hemmprozesse sehr vieler Muskeln – bis zu denen der Zehen oder des Nackens. Selbst der Rhythmus des Herzens wird von der Atmung beeinflußt. Atemmuskeln sind auch Haltungs-Muskeln. Das Zwerchfell ist nicht nur der wichtigste Einatemmuskel, sondern spielt in Abstimmung mit anderen Gruppen eine wichtige Rolle für die körperliche Stabilisierung.

Um dieser doppelten Funktion gerecht zu werden, stehen uns zwei Wege, diese Muskeln zu steuern, offen:

Ein unbewußter – der uns automatisch atmen läßt, ohne daß wir diesen Vorgang wahrnehmen, und ein bewußter – der uns erlaubt, gewollt tief durchzuatmen, die Luft anzuhalten oder eine Kerze auszupusten.

Weil wir aber mit anderen Dingen genug zu tun haben, verlassen wir uns weitgehend auf die Automatie. Atmung wird uns im Alltag nicht bewußt und so auch nicht deren gestörter Ablauf. Der auf die Körperhaltung gerichtete Teil der Funktion unserer Atemmuskeln entgleitet so nach und nach unserer Kontrolle.

Ziel dieses Übungsabschnittes ist deshalb, durch die Kopplung von Bewegung und Atmung Körperkontrolle zurückzugewinnen. Wer in der Lage ist, Atembewe-gungen bewußt zu kontrollieren, erweitert seine Möglichkeiten, den eigenen Kör-per sinnvoll einzusetzen.

Wichtige Quellen sind alte ostasiatische Theorien und Methoden, z. B. aus Indien, China und Japan, Erfahrungen aus der Atemtherapie, FELDENKRAIS und Studien zu praxisrelevanten Grundhaltungen und Grundübungen.

Ein kleiner Test △

Wir legen uns auf den Rücken oder sitzen entspannt. Im Hintergrund kann ruhige Musik laufen. Nach einigen Minuten erspüren wir unsere eigenen Atemzüge, die wir – ohne sie zu beeinflussen – wie «Außenstehende» automatisch fließen lassen. Wir beantworten uns folgende Fragen:
* Wie viele Atemzüge pro Minute finden statt?
  Es sollten in der entspannten Ruhesituation nicht wesentlich mehr als zehn sein.
* Atme ich durch die Nase oder auch durch den Mund?
  Die Nasenatmung sollte genügen.
* Wie ist das Zeitverhältnis zwischen Ein- und Ausatmung?
  Es sollte etwa 1:2 betragen.
* Kommt es zu einer Atempause?
  Wenn wir entspannt sind, schließt sich an die Ausatmung eine kurze Ruhepause an.
Wenn wiederholt Abweichungen auftreten, dann könnte die Regulation der Atmung gestört sein.

Übungshinweise

Einige wesentliche Hinweise sollen beim Schritt-für-Schritt-Üben berücksichtigt werden und entsprechend den Situationen und der Befindlichkeit angewendet wer-den.
* Der gesamte Atemzyklus sollte beginnend mit der individuellen natürlichen Atemzeit willentlich verlängert und weicher bzw. feiner werden.
* Das Üben sollte in sauerstoffreicher Umgebung – wenn möglich in freier Natur – stattfinden. Der Ablauf sollte am Anfang immer gleich organisiert sein und erst später zu individuellen Formen des Übens führen.
* Das Aus-Atmen sollte anfänglich besonders betont werden, um den Atemimpuls deutlicher erspüren zu lernen und das Nachgeben beim Atem-Holen bewußt zu erfahren. Es gilt zu lernen, beim Aus- und Einatmen zwischen Spannung und Entspannung zu wechseln.
* Für alle Übungseinheiten sind das Atmen durch die Nase wichtig sowie die Kon-

zentration auf Atemzüge oder das Orientieren an entsprechenden Zähleinheiten, die Kräftigung von Zwerchfell und Atemmuskulatur.
- Die Bauchatmung sollte anfänglich im Mittelpunkt des Übens stehen.
- Das Ausatmen in Konzentrations- und Erholungsphasen sollte im allgemeinen länger als das Einatmen sein. Atmung und Haltung sollten weiche, volle und ruhig ausschwingende Atemzyklen zulassen.

Atem spüren ⌂

Wir sitzen im freien Sitz (oder anfänglich gestützt an einer Wand) mit aufrechtem Rumpf entspannt auf dem Boden. Günstig ist der Schneidersitz, der Fersensitz oder der Sitz mit herangezogenen, aufgestellten Füßen. Die Arme können locker um die Knie gelegt sein.
- Wir beobachten das Einatmen durch die Nase und den natürlichen Vorgang, der sich beim Ausatmen vollzieht.
- Wir kontrollieren die Bewegungen des Bauches/Unterbauches und nehmen das Atmen bewußt wahr.
- Wir lassen den Atem frei fließen und versuchen auch Einzelheiten zu beobachten (Kopf/Schulterhaltung/Zunge am oberen Gaumen, locker usw.).
- Wir bemerken die Atemimpulse, das Fließen des Luftstromes und wie sich die Atembewegungen in den Becken- und Bauchraum hinein erstrecken.
- Wir legen die Hände locker auf den Bauch und «atmen in die Hände hinein».
- Wir «riechen» unseren Lieblingsduft und sinken mit jedem Ausatmen etwas tiefer in eine Ruhe- und Entspannungsform hinein.
- Wir erspüren wieder unseren Körper und unsere Haltung als Ganzes, atmen tief aus und ein, räkeln oder strecken uns und versuchen erfrischend zu gähnen.

Käferbrummen ⌂

Wir sitzen auf dem Boden im freien Sitz (auch gestützt an der Wand möglich). Günstig sind der Schneidersitz, Fersensitz, Sitz mit angezogenen, aufgestellten Füßen.

Wir üben das Käferbrummen, indem wir durch die Nase einatmen, die Ohren durch die Zeige- oder Mittelfinger verschließen und beim Ausatmen einen Brummton erzeugen, den wir innerlich bewußt wahrnehmen und entspannt verfolgen.
- Wir genießen den gleichmäßigen langgezogenen Ton und die Vibration und erleben die verlängerte Ausatmung als angenehme Entspannungsphase.
- Das Käferbrummen kann dann auch mit offenen Ohren gemeinsam und einzeln geübt werden, wobei besonders ein vielstimmiger Klang mehrerer Teilnehmer ein anregendes und interessantes Erleben darstellen kann.

- Das Käferbrummen wird auch als ein Summen geübt, indem ein stimmhaftes «S» geformt wird. Die feine Vibration hilft Spannungen zu lösen.
- Wir legen eine Hand flach auf die Brust und fühlen beim Ausatmen die Intonation von ausgewählten Vokalen.
  Es sind alle Vokale möglich, und neben den klassischen Silben «om»/«aoum»/«man» können auch weitere Kombinationen ausprobiert werden.
- Wir vergleichen die Stimmhöhen, die Vibrationen und die Differenzierungen der Schwingungen in den verschiedenen Körperbereichen.
- Wir versuchen uns auf eine Empfindungs- und Wahrnehmungseinheit zu konzentrieren, den Klang/den Ton wirken zu lassen und ihn zu erleben.
  Z. B. «I» ist höher gelegen als «O» und klingt im Kopf hell und leicht.
  «U» ist tief unten gelegen und klingt dunkel, beruhigend und warm o. ä.

Rücken an Rücken mit einem Partner erleben wir die Übungen besonders intensiv und lebendig.

Vibrationsübertragung
Rücken an Rücken

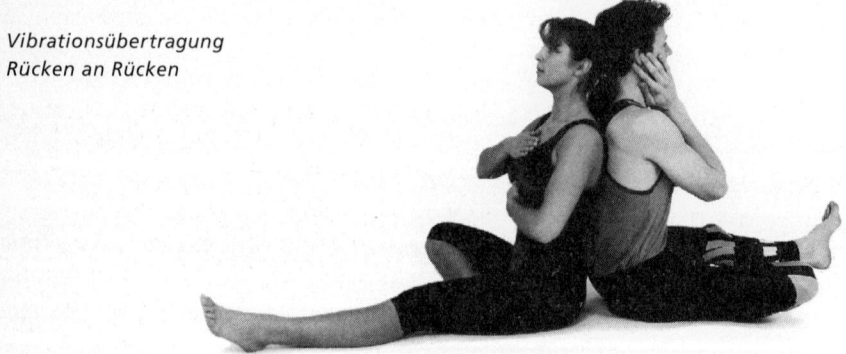

Flug ⌂

Wir sitzen auf dem Boden im freien Sitz. Die Arme sind an den Körper herangenommen. Die Handflächen liegen in Brustbeinhöhe aneinander, Daumen und Zeigefinger berühren das Brustbein. Diese Haltung entspricht der klassischen indischen «Anjali»-Gruß- und -Huldigungshaltung.

- Wir beobachten die Atmung und achten auf einen natürlichen und ruhig fließenden Ablauf. Die Augen sind halbgeschlossen oder geschlossen.
- Wir spüren den sanften Druck der Handflächen / der Fingerkuppen / des Handinnenhohlraumes / der einzelnen Fingerkontakte und suchen uns individuell mit der Einatmung immer wieder einen Konzentrationspunkt, der mit der Ausatmung entspannt und gelöst wird.

- Mit dem Einatmen werden die Hände in verschiedene Haltungen geführt, beim Ausatmen wird bewußt entspannt. Es sollte erst nach mehrmaligen Atemzyklen die Haltung der Hände z. B.:
  - in Brusthöhe
  - etwas entfernt, vor der Brust
  - in Kopfhöhe
  - auf dem Scheitelpunkt des Kopfes
  - über dem Kopf
  verändert werden.
- Mit dem Einatmen werden die aneinandergelegten Hände in den verschiedenen Haltungen so gewendet, daß die Handrücken zueinanderkommen. Dies erfolgt durch eine dynamische Bewegung. Die Fingerspitzen werden körpernah nach unten geführt, die Arme in Brustkorbhöhe nach vorn gestreckt und in Verbindung mit der Ausatmung über die Seithalte weit und weich zurück in die Ausgangshaltung geführt.
  Der Ablauf soll wie ein «Flug» erlebt werden. Bei den Armbewegungen beachten wir die erlernten Grundbewegungsmuster von Schultern, Hals und Kopf.

Variation der Handhaltung
in der Atementspannung

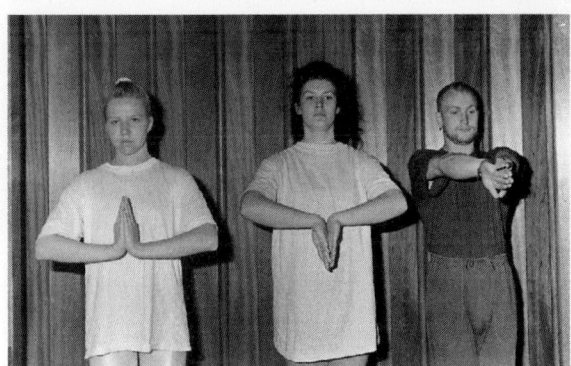

Brustatmung △

Wir sitzen auf dem Boden im Fersensitz und legen die Hände mit den Handflächen seitlich auf die Rippen. Wir erspüren bewußt die Brust-Atmung, indem wir versuchen, «in die Hände hineinzuatmen», so daß sich die Rippen dehnen.
- Mit dem Ausatmen lösen wir die Spannung und lassen dazwischen wieder die natürliche Atmung zu. Konzentriert versuchen wir schließlich wieder die Brustatmung.

Rückenatmung

Wir sitzen auf dem Boden im Fersensitz und beugen uns langsam nach vorn unten. Die Unterarme liegen auf dem Boden. Die Hände können ineinandergelegt sein und der Kopf daraufgelegt werden. Wir erspüren die Rückenatmung.
• Mit dem Vorbeugen wird ausgeatmet. Wir konzentrieren uns auf das Einatmen «in Richtung Rücken» und lassen dazwischen wieder die natürliche Atmung zu, indem wir uns aufrichten. Konzentriert wiederholen wir schließlich wieder die Rücken-Atmung.

Der Bär

Wir sitzen auf dem Boden mit angezogenen Beinen und aufgestellten Füßen. Die Knie können mit den Armen umschlungen oder die Hände unter den Kniekehlen verschränkt werden.
• Wir atmen durch die Nase ein und aus, stoßen uns sanft und weich mit den Fußspitzen ab und rollen rückwärts ab und wieder auf.
• Wir beobachten die Atmung und konzentrieren uns im Sitz wieder auf die natürliche Atmung.
• Die Bewegung kann durch eine schwungvolle Gewichtsverlagerung und den Unterschenkeleinsatz bei der Roll-Aufbewegung intensiviert werden. Öfter wiederholen.
• In der Rückenlage mit zur Brust gezogenen Knien rollen wir nach links und nach rechts. Wir beobachten unser Atemverhalten. Nach ca. acht Wiederholungen entspannen wir uns durch den Fluß der natürlichen Atmung.

Rollmännchen

Wir sitzen mit angezogenen Beinen und aufgestellten Füßen. Die Hände helfen durch das Umschließen der Füße den Oberkörper aufzurichten.
• Wir atmen ruhig und natürlich.
• Wir verlagern das Gewicht so, daß ein seitliches Rollen eingeleitet wird. Wir kommen wieder in den aufrechten Sitz und atmen ruhig und entspannt. Dann rollen wir zur anderen Seite, wobei eine harmonische Bewegung angestrebt wird.

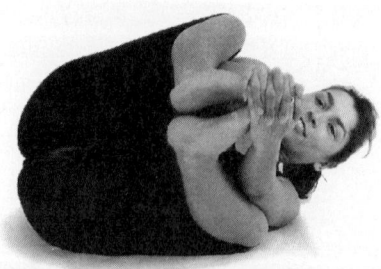

Dieses Rollmännchen bereitet im fortgeschrittenen Üben den Teilnehmern viel Freude, so daß es in verschiedene Programme eingebunden werden kann.

Übungen im Schneidersitz oder ähnlichen Haltungen sind bei Kreuzschmerzen manchmal ungünstig. Es liegt im Ermessen des einzelnen, diese zu meiden.

FELDENKRAIS-Übung für die bewußte Atmung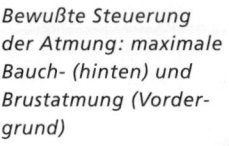

Wir liegen auf dem Rücken, die Fußsohlen sind aufgestellt, die Knie werden balanciert. Wenn wir Probleme bekommen, die Atembewegungen zu spüren, können wir zur Kontrolle eine Hand leicht auf den Bauch, die andere auf den Brustkorb legen. Unter Beachtung der bereits erläuterten Hinweise zu den FELDENKRAIS-Sitzungen üben wir eine Abfolge von Atembewegungen:

• Wir atmen so tief ein, wie es uns ohne Unbehagen möglich ist. Wir halten die Luft in der Einatmung an und spüren den Druck auf die Unterlage, die Brustkorbausweitung.

Weitet sich der Brustkorb nach allen Seiten, auch nach hinten?

Erhöht die Wirbelsäule ihren Auflagedruck?

Bewußte Steuerung der Atmung: maximale Bauch- (hinten) und Brustatmung (Vordergrund)

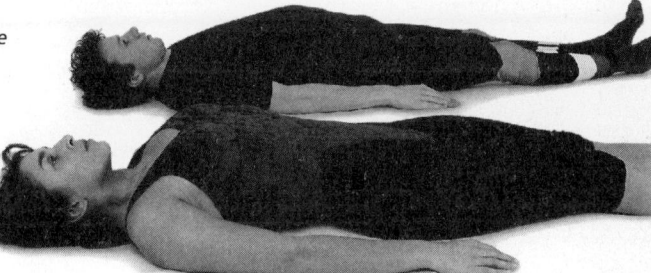

Sobald wir das Bedürfnis danach verspüren, atmen wir aus.

• Wir füllen den Brustkorb mit Luft, bis die Atemwelle am Hals angekommen ist. In der angehaltenen Einatemstellung bewegen wir den Brustkorb auf und ab, ohne Luft ein- oder ausströmen zu lassen. – Ausatmen.

• Nachdem wir den Brustkorb wieder mit Luft gefüllt haben, «stoßen» wir die Luft ohne ein- oder auszuatmen in den Bauchraum. Der Brustkorb senkt sich, der Bauch hebt sich, darf dick und rund werden. – Ausatmen.

• Wenn uns dies gelingt, lassen wir in der Einatmung Brust und Bauchdecke sich wie zwei Waagschalen abwechselnd auf- und abbewegen. Ohne zu atmen, «schalten» wir zwischen Bauch- und Brustatmung hin und her. Wir achten darauf, nicht zu pressen. – Ausatmen.

• Nun trennen wir Atmung und Bauch- bzw. Brustbewegungen. Während wir die

«Waagschalen» wechselseitig heben und senken, atmen wir langsam und ruhig. Wir achten darauf, daß beide Aktionen nicht synchron ablaufen, sondern jede ihren eigenen Rhythmus beibehält.

• Wir wiederholen das Ganze in Seitlage, später in Bauchlage.
• Wir drehen uns auf den Rücken, ruhen uns aus und spüren unsere Atmung, die Unterlage, die Entspannung.

Atemwelle ⌂

In Rückenlage spüren wir den kühlen Lufthauch im Nasenrachen-Raum. Nun lenken wir den energiespendenden Strahl in verschiedene Regionen unseres Körpers. Wir atmen in den Rücken, den Bauch, den Beckenboden, die Schulter etc. Wir atmen vollständig ein und aus und spüren, wie sich Bauch und Brust heben. Heben und senken sie sich als Ganzes?
Spüren wir die Atemwelle?
Bewegt sie sich aufwärts zum Hals oder von oben nach unten?
In welche Richtung bewegt sie sich bei der Ein- bzw. Ausatmung?
(Normalerweise lassen wir die Atemwelle von unten nach oben laufen. Ungewohnt wird es, wenn wir versuchen, bei der Ausatmung die Welle von oben nach unten laufen zu lassen, das heißt, es senken sich zuerst die Rippen von der obersten beginnend. Erst ganz zum Schluß senkt sich die Bauchdecke.)

Elemente asiatischer Kampfkünste

«Beherrschst du den eigenen Körper nicht – wie kannst du dann den Weg finden und ihn beherrschen?» (Liezi in: Dolin 1988)
Diese Frage nach dem Weg zur inneren Harmonie zwischen Geist und Körper entstammt historischen Überlieferungen aus dem alten China. Ähnliche Ideale kennen wir aus der Antike Griechenlands. Alte Hochkulturen, deren Menschenbild nach dem Leitsatz geprägt war, daß nur in einem gesunden Körper ein gesunder Geist wohnt, können uns wertvolle Impulse auf dem Weg zu körperlicher Harmonie geben. In bezug auf die Körperlichkeit sind wir weit hinter ihnen zurückgeblieben. Das hat uns veranlaßt, einfache Elemente fremder Körperkulturen für unser Anliegen zu erschließen.
Bei der Suche nach Möglichkeiten, die zur behutsamen Steigerung der Muskelkraft und Körperharmonie führen, wurden uns die uralten Lehren der asiatischen Kampfkunst zu einer wichtigen Quelle. Dort fanden wir die im Rahmen der Körperschule erarbeiteten Grundbewegungsmuster und Haltungen wieder. Das Bewegungsverhalten in den alten körperorientierten Kulturen war also instinktiv phy-

siologisch sinnvoll und entsprach der Natur des Menschen weit mehr als das heutige. Die Übungen stellen komplexe Anforderungen dar, die dem Übenden ein besseres Verständnis für seinen Körper geben. Gerade bei den sehr langsamen Ausführungen wird die Harmonie von Bewegungen deutlich, so vor allem bei Übungen wie Tai Chi Chuang. Diese sehr weiche, fließende Form der gleichzeitigen Kräftigung und Dehnung der Muskulatur und des mentalen Trainings besitzt derzeit eine große Popularität.

Vor dem Üben

Auch wenn wir aus gesundheitlicher Sicht Tai Chi sehr empfehlen, stellt die Komplexität der Bewegungsfolgen für viele Anfänger eine Überforderung dar. Deshalb soll eine begrenzte Auswahl von einfachen, den asiatischen Kampfkünsten entlehnten Bewegungen dazu beitragen, unseren Körper kontrolliert einzusetzen und ihn besser kennenzulernen. Mit der Zeit werden sich positive Effekte einstellen, die zum Beispiel in Schmerzlinderung, gesteigerter Vitalität und einer natürlichen Freude am eigenen Körper Ausdruck finden. Daß bis zum Erreichen dieser Ziele auch Schweiß vergossen werden muß, sollte nicht vom Üben abhalten. Am Anfang kann es vorkommen, daß sich am nächsten Tag Muskelkater in Gegenden des Körpers einstellt, die wir bisher nie bewußt gespürt haben. Er ist ein Zeichen dafür, daß wir uns auf neue und unbekannte Weise beansprucht haben.

Die ausgewählten Bewegungen und Standpositionen sind in ähnlicher Form in fast allen Kampfkünsten zu finden. Aspekte der Verteidigung, des Angriffs und philosophische Bezüge wollen wir nicht näher betrachten.

Ziele des Übens im Kontext der Körperschule sind vielmehr:

- Durch die Art der Übungen und Bewegungsfolgen sollen große Muskelgruppen gekräftigt und/oder gedehnt werden.
- Durch die ruhig fließenden Bewegungen sollen dem Teilnehmer seine Muskelarbeit bewußt, die Bewegungssteuerung und die haltungsökonomisierenden Balancefunktionen verbessert werden.
- Die Übungen erfordern eine bestimmte und von uns angestrebte Körperhaltung, die wir bei der Vorstellung der Übungen näher beschreiben werden. Grundbewegungsmuster werden angewandt.
- Die Bewegungen verlangen trotz ihrer Einfachheit ein bestimmtes Maß an Konzentration. Die Kopplung von körperlichem und mentalem Training wird geübt.

Die zuvor erarbeiteten Grundbewegungsmuster werden an vielen Stellen integriert. So ist bei fast allen Bewegungen darauf zu achten, die Schultern nach hinten unten zu führen. Dabei werden die Hände an die Hüfte gelegt (nicht gestützt), um ein Hochziehen der Schultern zu vermeiden. Die Kopfhaltung soll aufrecht sein, das Becken leicht rückwärts aufgerichtet werden. Zum besseren Verständnis stellen wir

uns vor, den Bauchnabel nach oben weisen zu lassen. Durch die an der Hüfte auf-
gelegten Hände können wir die Bewegung besser kontrollieren. Bei allen Ständen
gilt generell, daß beide Füße fest mit der gesamten Sohle auf dem Boden stehen und
parallel nach vorn gerichtet sind (keine V-Stellung).

Ausgangsstellung △

Bei aufrechter Körperhaltung werden die Knie etwas gebeugt und das Becken leicht
aufgerichtet (Bauchnabel weist leicht nach oben).

Vorwärtsstellung △

Nach Einnahme der Ausgangsstellung wird das rechte Bein in einem leichten Aus-
wärtsbogen nach vorn außen geschoben (der Fuß bleibt am Boden) und das Körpergewicht auf das vordere Bein verlagert. Die Füße stehen etwa schulterbreit auseinander, das hintere Bein ist völlig gestreckt. Danach soll die andere Seite
vorgleiten. Dazu wird das hintere Bein an das vordere gebeugt herangeführt (also
wieder Ausgangsstellung) und in der gleichen Weise wie bereits beschrieben vorgeschoben. Zur Unterstützung der tiefen Körperposition kann man sich direkt über
dem Kopf eine niedrige Decke vorstellen, die kein Aufrichten ermöglicht. Wir bleiben also in einer niedrigen Ebene und versuchen mit aufrechtem Oberkörper vor-
wärtszugleiten.

Die Haltung läßt sich gut kontrollieren, die Belastung ist über die Anzahl der
Schritte dosierbar. Jeder soll seine eigenen Grenzen selbst erkennen und die Be- und
Entlastung nach eigener Entscheidung gestalten.

*Ausgangsstellung und
Gleiten in die Vorwärts-
stellung*

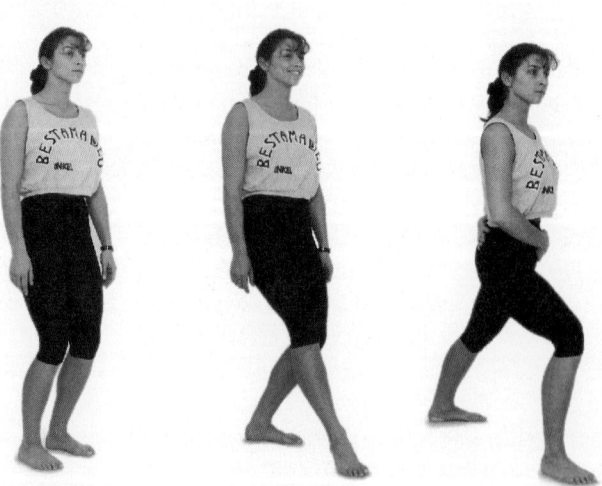

Vorwärtsschrittstellung mit Anheben des Knies △

Hier gibt es zwei Möglichkeiten der Ausführung:

a) Aus der Vorwärtsstellung wird das Knie des hinteren Beines in Richtung Brust geführt. Der Oberkörper bleibt dabei locker und entspannt. Zur Unterstützung der Bewegung wird das Becken leicht vorgeschoben, wodurch eine verstärkte Hohlkreuzbildung in der Lendenwirbelsäule vermieden wird. Das Standbein bleibt bei der Ausführung leicht gebeugt, das vordere Bein soll möglichst lange gehalten werden. Der Übende kann hierbei gut Hüftstellung und Schultergürtel kontrollieren.

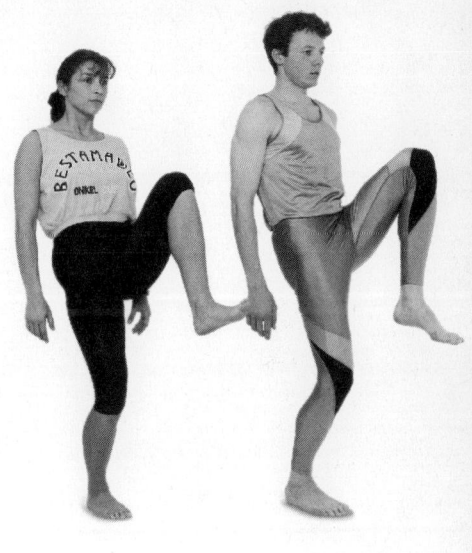

b) Der Übende verbindet diese Haltearbeit mit dem Vorwärtsgehen (wie bei der Vorwärtsstellung). Der Schwierigkeitsgrad wird also erhöht. Bei dieser dynamischen Abfolge wird das hintere Bein an das vordere Bein geführt (beide Beine sind leicht gebeugt), nachfolgend zur Brust gehoben, gehalten, kurz vor dem Standbein aufgesetzt und abschließend der Körper in die Vorwärtsstellung geschoben.

Beinarbeit und Standschulung △

Aus der Ausgangsstellung wird das rechte bzw. das linke Bein zur Brust geführt (wie in der vorherigen Übung) und im Anschluß nach vorn gestreckt. In dieser Position wird das Bein etwas gehalten, wieder zur Brust gezogen und abgesetzt. Die Übung sollte anfangs sehr langsam ausgeführt werden. Eine zweite Bewegungsrichtung nach dem Anheben des Beins ist die Seitwärtsstreckung. Schließlich kann nach der Ausgangsstellung das Bein auch nach hinten geführt werden. Je nach Beherrschung können die Übungen anfangs einzeln durchgeführt und dann, ohne abzusetzen, verbunden werden.

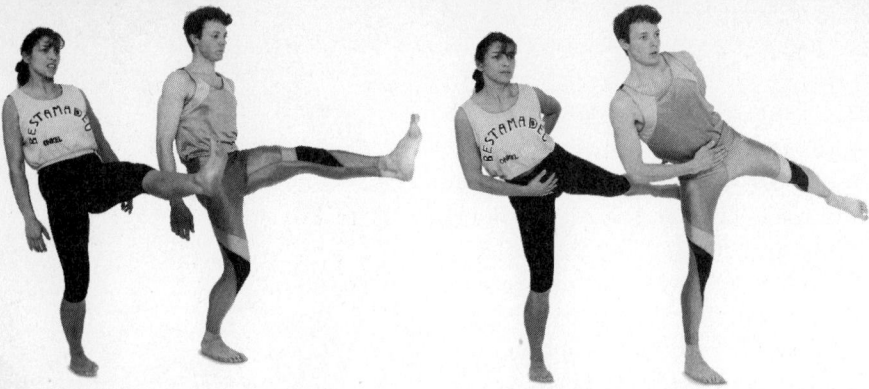

Anheben und Vorstrecken des Beines   *Beinheben zur Seite*

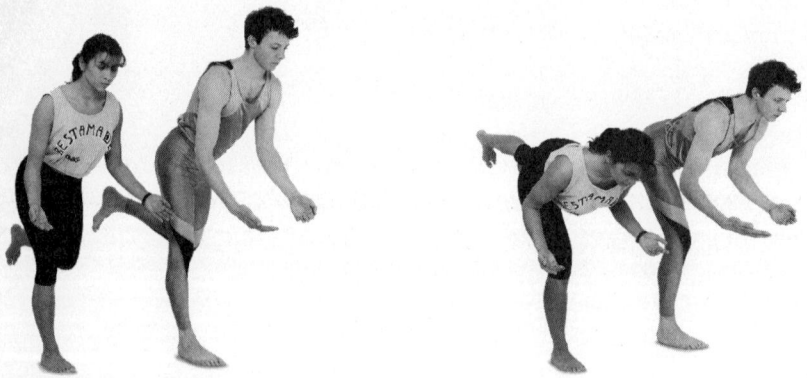

Anheben und Rückführen des Beines (links und rechts)

Seitwärtsstellung △

Wir gehen in den Grätschstand, die Füße stehen parallel. Die Knie werden anfänglich nur leicht gebeugt und nach außen gedrückt. Dieser Stand erinnert an einen Torbogen. Der Übende soll nun versuchen, die Bauch- und die Gesäßmuskulatur anzuspannen, wodurch das Becken vorgeschoben und aufgerichtet wird. Diese Stellung wird kurz gehalten. Nach mehreren Ausführungen senken wir die Hüfte etwas weiter ab. Dabei ist es günstig, die Ausatmung zum Senken einzusetzen. Die Beine können nach und nach weiter auseinandergeschoben werden. Später wiederholen wir die Übung in einem tieferen Stand.

Wand wegschieben ⌂

Bei dieser Übung wird auf bewußten Einsatz der Rumpfmuskulatur Wert gelegt. In der Ausgangsstellung werden die Hände (Innenflächen zeigen in Richtung Gesicht) seitlich hüfthoch gehalten. Die Ellenbogen bleiben so dicht wie möglich an der Hüfte.
Jetzt wird der Körper langsam in die Vorwärtsstellung geschoben, wobei die Arme ebenfalls langsam vorgeführt werden. Kurz vor der Endstellung erfolgt eine Drehung der Hände, die Arme werden durchge-

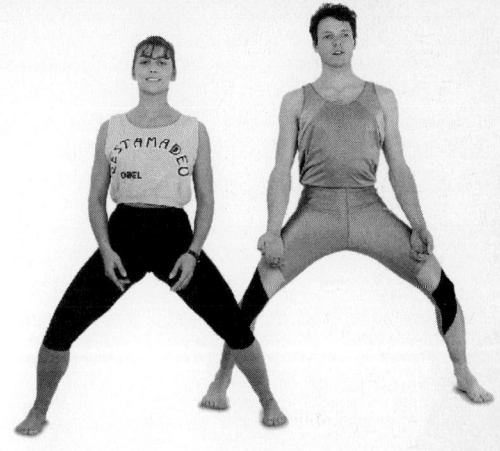

Seitwärtsstellung

streckt. Wir stellen uns eine Wand als Hindernis vor, die wir mit aller Kraft wegdrücken, und erspüren dabei den Kraftfluß der eigenen Muskulatur von der Wade über die Gesäß- und Rumpfmuskulatur bis zu den Armen. Der Oberkörper bleibt aufrecht, die Arme verharren in Schulterhöhe. Wir achten darauf, die Schultern nicht hochzuziehen. Bei guter Ausführung werden die Nackenmuskeln kaum belastet, die Kraft kommt aus der Hüfte.

Links: Langsames Vorgleiten
Rechts: Vorgleiten und Streckung mit bewußtem Einsatz der beteiligten Muskeln

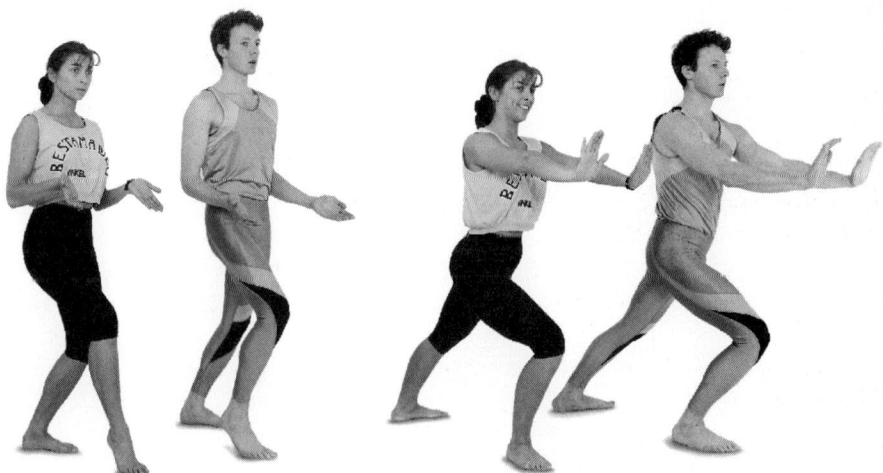

Zwei Partnerübungen ⌂

1. Die Partner stehen sich frontal gegenüber (etwa 1,5 m Abstand). Die Beine sind leicht gebeugt, der Oberkörper aufrecht und der Schulterbereich entspannt. Beide Partner heben das rechte (oder linke) Bein zur Brust und strecken es anschließend nach vorn. Die Aufgabe besteht nun darin, die gestreckten Beine umeinander kreisen zu lassen. Dabei sollte die Hüfte so weit wie möglich in die Richtung des Partners geschoben werden.
2. Die Partner stehen seitlich zueinander (wieder etwa 1,5 m Abstand). Das zum Partner gerichtete Bein wird jeweils angehoben. Wir lassen die Beine wieder umeinander kreisen. Die Hüfte wird so gut wie möglich in der Seitachse gehalten (keine Beckendrehung).

Eine Kata ⌂

Ähnlich wie beim Tai Chi können mit Hilfe der relativ einfachen Übungen kleine Bewegungsfolgen aufgebaut werden. Im japanischen Karate nennt man festgelegte Bewegungsabläufe «Kata», wobei jeder Schritt, jede Bewegung vorgeschrieben sind und ein Kampf gegen gedachte Gegner (ähnlich dem Schattenboxen) durchgeführt wird.

Wir wollen in Anlehnung daran eine einfache Kata zur Haltungsschulung und Förderung der Bewegungsbewußtheit entwerfen und üben. Das kann als Muster dienen, wenn wir selbständig Übungen verschiedener Schwierigkeitsgrade zusammenstellen wollen.

Bewegungsfolge verschiedener Einzelübungen

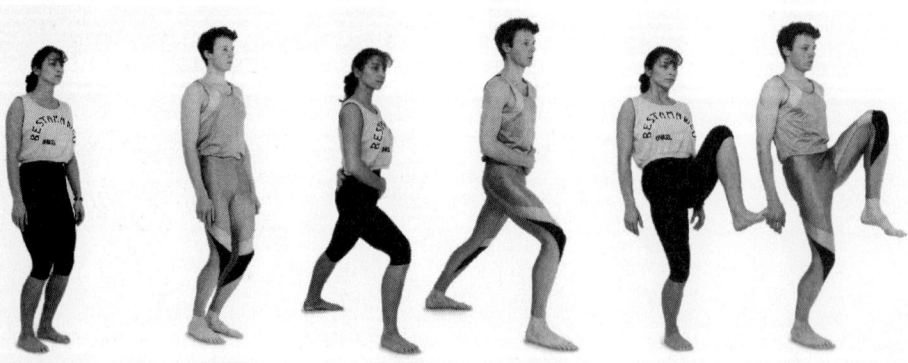

Die einfachste Variante einer Kata ist das Bewegen auf der Stelle. Nach der Ausgangsstellung gleiten wir links in die Vorwärtsstellung, dann wird das rechte Bein herangeführt (also wieder Ausgangsstellung). Mit dem Führen des linken Beines nach hinten nehmen wir die Vorwärtsstellung rechts ein. Diese Bewegungsfolge auf der Stelle kann schon anstrengen, wenn sie oft wiederholt wird. Eine weitere Form sind das Vor- und Rückgleiten in der Vorwärtsstellung, Zwischenstellung ist immer die Ausgangsposition.

Eine schwierigere Variante: nach der Ausgangsstellung gleiten wir in die Vorwärtsstellung, führen dann das hintere Bein zur Brust, strecken es langsam nach vorn durch und gleiten – nachdem das Bein wieder zur Brust zurückgeführt wurde – in die nunmehr seitenveränderte Vorwärtsstellung. Dieselbe Übung kann mit dem Führen des Beines zur Seite oder nach hinten im Schwierigkeitsgrad erhöht werden. Wenn die Übungen schon gut beherrscht werden, können alle drei Beinbewegungen hintereinander ausgeführt werden (anfangs mit Zwischenschritten).

Die Varianten können selbständig schwieriger gestaltet werden, indem z. B. das Wegdrücken einer Wand oder auch Drehungen integriert werden. Zum guten Gelingen der Übungen sollen folgende Regeln beitragen:

- Führe anfangs alle Bewegungen sehr langsam aus (Zeitlupe)!
- Kontrolliere deine Haltung nach Schwerpunkten (aufrechte Haltung, kein Hohlkreuz, Schultern sind entspannt)!
- Kontrolliere deine Beckenstellung durch Kontakt mit den Händen!
- Wenn du glaubst, die Übung zu beherrschen, wiederhole sie mit geschlossenen Augen!

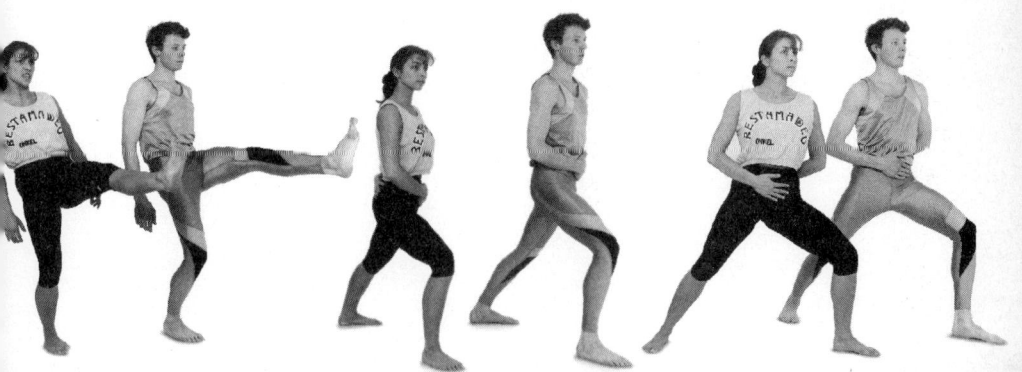

Haltungsfördernde Yoga-Elemente

Ein asiatischer Spruch sagt: Yoga ist auf Jahre, auf Menschenleben, angelegt.
- Es gibt keinen Wettbewerb um die beste Haltung, kein Training zum Besiegen.
- Wesentlich ist die individuelle Befindlichkeit.
- Wiederholungen beim Üben sind unbedingt nötig, sie sollten sinnvoll miteinander verbunden werden und in regelmäßigen Abständen über längere Zeiträume erfolgen.
- Der Schmerz ist beim Üben die Grenze.
- Ausgangs- und Mittelpunkt des Übens ist die Entspannung im Einklang mit Atemübungen.
- Günstig sind 8–16 Elemente in einer Folge, die zunächst einzeln geübt werden, um sie dann miteinander zu verbinden und schließlich individuell differenziert zu nutzen.
- Die durchschnittliche Dauer einer elementaren Körperhaltung oder Bewegungsform ist abhängig vom Übungsstand (z. B. Entspannungssitz «Vajrasana»: Anfänger ca. 15 Sek., Fortgeschrittener ca. 2 Min.).
- Polaritäten sind wichtig, um den Weg zur Harmonie überhaupt finden zu können; zum Beispiel:
  Haltung – Gegenhaltung
  Anspannung – Entspannung
  Bewegung – Ruhe
  Töne – Stille
- Die Übungen bestehen im wesentlichen (bei allen einbezogenen Elementen) aus drei Phasen:
  einer dynamisch gestalteten Einleitungsphase,
  einer entspannt gestalteten Hauptphase und
  einer dynamisch gestalteten Aus- oder Überleitungsphase.
- Die Übungen sollten in guter Stimmung und ohne Zeitdruck durchgeführt werden.
- Ausdrucksreiche Bewegungsformen und Übungsfolgen, die eine enge Beziehung zur Imitation und zur Pantomime besitzen, können auch zu Choreographien entwickelt und mit Musik verbunden werden. Sie fördern die Empfindungs-, Wahrnehmungs-, Vorstellungs- und Gestaltungsfähigkeit.
- Neugierigsein und gutes Beobachten sind mit dem Körperbewußtsein eng verbunden. Dieser Prozeß braucht aber seine Zeit. Er ist an individuelle Erfahrungen und Erkenntnisse gebunden.

△

Die Übungen sollten unter Anleitung erlernt werden. Beim fortgeschrittenen Üben kann Musik mit einbezogen werden. Alle Übungen können gezielt ausgewählt oder zu Übungsfolgen beliebig miteinander kombiniert werden.
Entspannungslagen nutzen wir vor allem am Anfang und am Ende eines Übungskomplexes.

Seitenlagen:
Kopf auf Arm legen
oder
Arme und Beine anwinkeln
entspannen

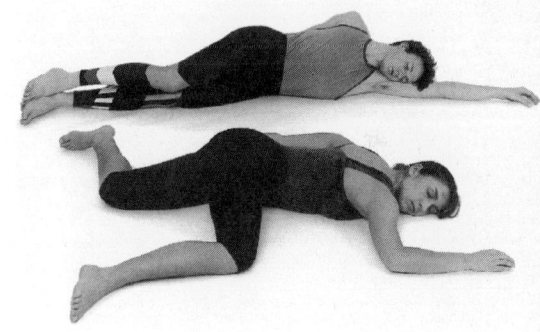

Rückenlagen:
vorn:
Wirbelsäule am Boden
Füße stabilisieren
entspannen
hinten:
«Yastikasana»/Streckhaltung:
rechten Arm und rechtes Bein dehnen
linken Arm und linkes Bein dehnen
entspannen

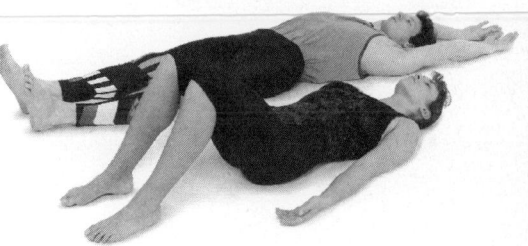

Toter Mann:
in Rückenlage «Savasana»:
Handflächen nach oben
Zehen nach außen
Augen geschlossen
entspannen
in Bauchlage «Advasana»:
Arme neben Körper
Kopf zur Seite
entspannen

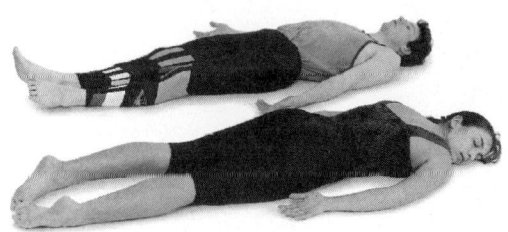

Standhaltungen ermöglichen ein vielseitiges Üben wie z. B.: Entspannung, Kräftigung der Fuß-, Bein-, Rumpfmuskulatur, Gleichgewichtsfähigkeit, Wirbelsäulen-Haltungen, Atmung usw.

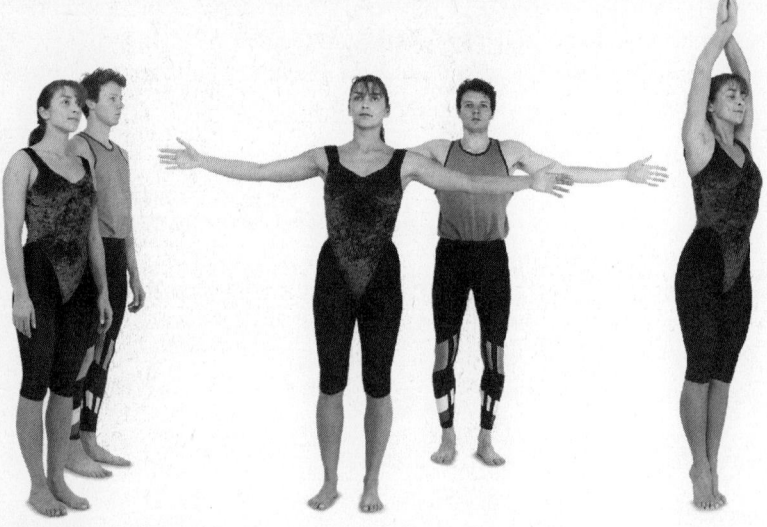

«Padasana»/Stand-
Entspannungshaltung:
im Sohlenstand «wurzeln»
Savasana-stehend
entspannen

«Parsvottanasana»/Kreuz-
Runen-Haltung: Arme seitlich,
dehnend öffnen
entspannen

«Ekapada hast-
asana»/Ballenstand:
Streckhaltung
fußkräftigend
Gleichgewicht

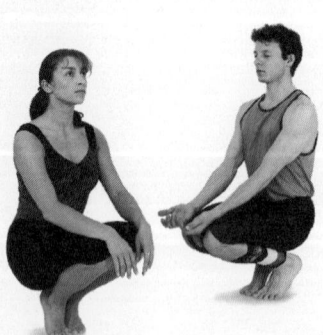

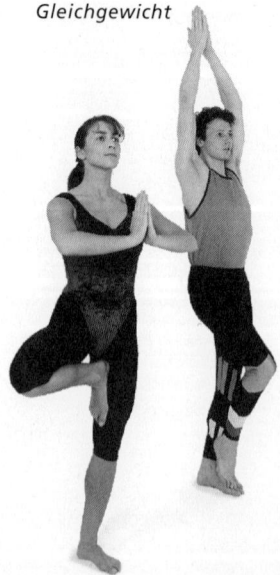

«Ardha utkatasana»/
Ballenhockstand:
Gleichgewicht
Konzentration
(nicht bei Knieproblemen!)

«Vrksasana» (Baum)/
Einbeinstand:
Gleichgewicht
haltungsschulend
Konzentration

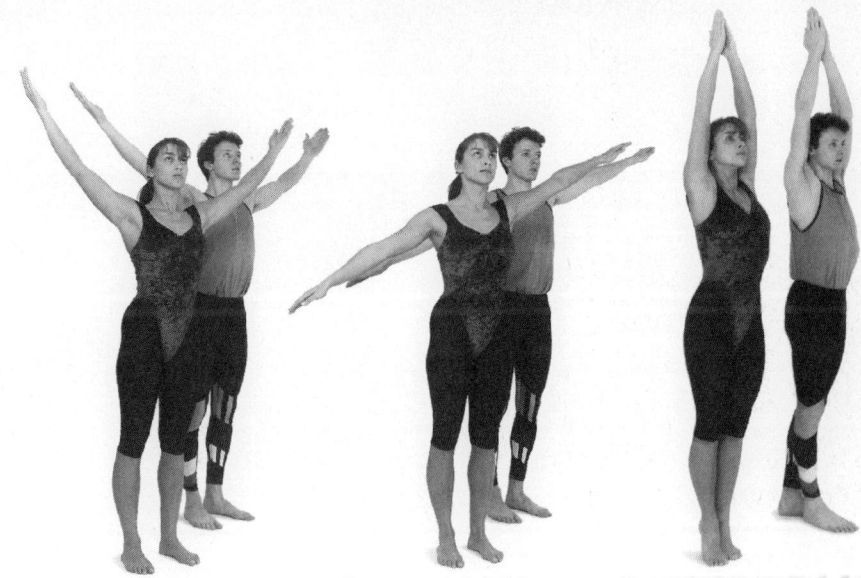

MAN-Runen-Haltung:
«Antennenhaltung»
differenzierte Spannung
Konzentration
haltungsschulend

EH-Runen-Haltung:
Arme diagonal
differenzierte Spannung
Konzentration
haltungsschulend

IS-Runen-Haltung:
Handflächen aneinander
auch im Ballenstand möglich
differenzierte Spannung
Konzentration / Gleichgewicht
haltungsschulend

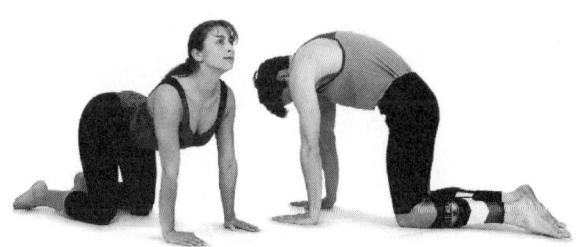

Unterschenkel-Handstütz:
links «Ardha makarasana» (Pferderücken)
rechts «Ardha dandasana» (Kleiner Katzenbuckel)
Wirbelsäulen-Beweglichkeit
entspannen

Sitzhaltungen ermöglichen ein elementares Üben und ein interessantes Kombinieren von ausgewählten Elementen.

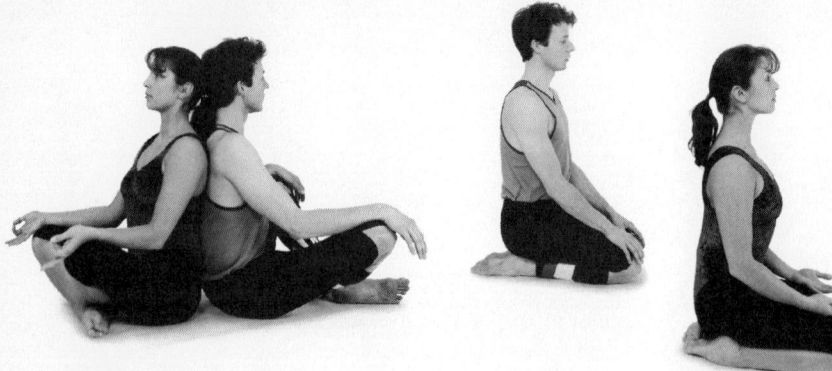

«Sukhasana»/Schneidersitz:
Rumpf/gerade
Knie/öffnen
entspannen

«Vajrasana»/Fersensitz
rechts Diamantsitz:
nur Zehen berühren sich
links Japanischer Festsitz:
Füße geschlossen
haltungsschulend
entspannen
(nicht bei Knieproblemen!)

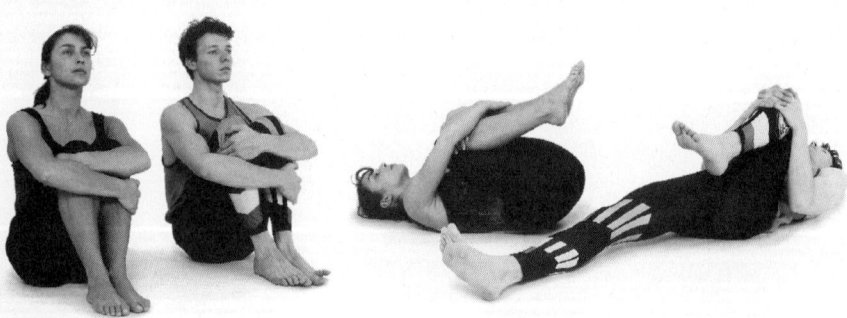

«Pavana muktasana»/Klammersitz:
bewußtes
Spannen und Entspannen
haltungsschulend

«Pavanamuktasana»/
Rücken-Klammerlage:
bewußtes
Spannen und Entspannen
haltungsschulend

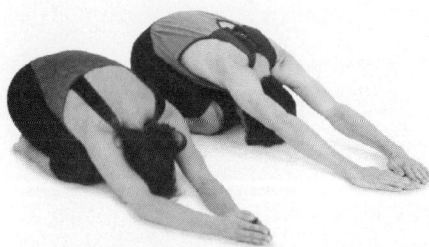

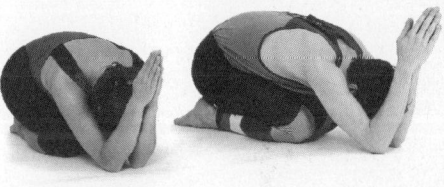

«Kurmasana» (Kleine
Schildkröte) / Fersensitz
mit Rumpfvorbeugen:
Dehnung
entspannen

«Yoga-Mudra» / Demutshaltung:
Rumpf neigen
Ellenbogen aufstellen
Handflächen aneinander entspannen

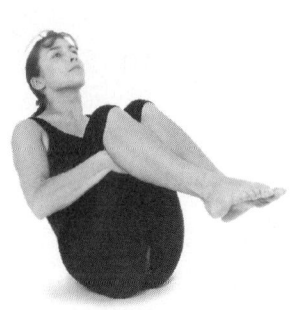

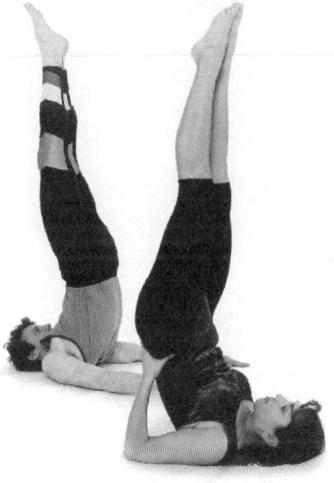

«Pastchimotasana» (Spirale) / Rückenrolle:
Kopf anheben
sanft rollen
entspannen

«Sarvangasana» / Kerze:
Gleichgewicht
Kräftigung
Dehnung
Entlastung
entspannen
(nicht bei Problemen mit der Halswirbel-
säule!)

Eine Übungsfolge

Es erklingt eine Musik in mittlerem Tempo und geradem Takt, die sich für ein differenziertes Gehen besonders eignet.

Diese Übungsform greift auf ein interessantes Bewegungsgebiet zurück, das es auch in ostasiatischen Bewegungssystemen gibt. Vorstellungen und Stimmungen sind die Grundlage, um Bewegungen individuelle Inhalte und Gestaltungen zu verleihen, sie pantomimisch zu erweitern.

Der Gang zum Wasserbrunnen, das Wasserschöpfen und das erquickende Durststillen können z. B. ein Thema sein. Wir wollen durch Themenorientierungen das Spiel anregen und Übungsmöglichkeiten aufzeigen.

Wir sitzen in einer Entspannungshaltung am Boden. Jeder sucht verdeckt unter einem Tuch für sich ein Objekt, das er zunächst erfühlt und auf diesem Wege errät. Die Figuren passen in eine Hand und sind durch ihr Material, durch ihre Formen usw. bestimmbar. Jeder wählt sich ein Objekt aus und gestaltet es in Verbindung mit einem Gehen im Raum.

Alle Teilnehmer versuchen zu erraten, was ausgedrückt werden sollte.

• Wird die Figur erraten?
• Kann man überhaupt das Gehen verändern?
• Wie fühlt man sich beim veränderten Gehen?
• Kann man sich sprachlich oder durch Bewegung deutlich machen, und bleibt man dabei locker und entspannt?

Objekte, die wir erfühlen und darstellen wollen

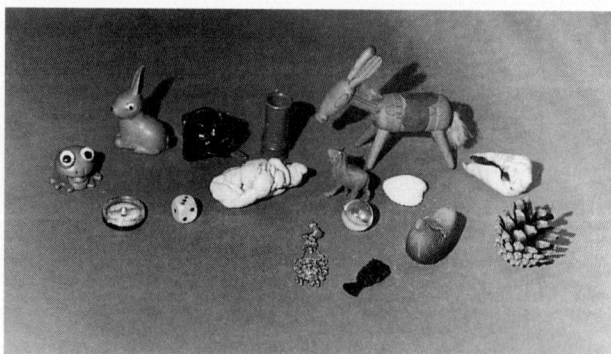

Alltagsbewegungen

Die Beanspruchung durch Alltagsbewegungen hängt einerseits davon ab, welchen Lebensverhältnissen wir uns aussetzen und andererseits, wie wir uns selbst in diesem Rahmen verhalten.

Während wir unser Verhalten zu einem großen Teil beeinflussen können, ist es uns nur bedingt möglich, unsere Arbeitsbedingungen zu bestimmen. Trotzdem können wir versuchen, einige Regeln umzusetzen.

Regeln für die körpergerechte Gestaltung von Arbeitsbedingungen

- Organisiere die Arbeit so, daß du gezwungen bist, dich ab und zu von deinem Stuhl zu erheben und zu bewegen. Wenn alles in Griffweite deines Sitzplatzes ist, kannst du alle Verrichtungen aus der Sitzhaltung heraus erledigen und wirst zum Dauersitzer. Kleine Unterbrechungen des Sitzens sind nicht nur für die Entlastung der Wirbelsäule sinnvoll, sondern auch aus Sicht der Arbeitsökonomie. Schon Minipausen verringern die Ermüdung.
- Benutze Sitzmöbel, die eine natürliche dynamische Sitzhaltung erlauben und häufigen Haltungswechsel möglich machen (siehe nächstes Kapitel). Wenn du einen schlechten Arbeitsstuhl hast, weise deinen Arbeitgeber darauf hin. Viele haben inzwischen erkannt, daß sich die Investition in einen guten Arbeitsstuhl lohnt, denn er spart Arbeitsausfallkosten.
- Plane den Wochenablauf so, daß Zeit für regelmäßigen Ausgleichssport oder Körperschule bleibt. Ein fester Termin sowie Bewegung in einer Gruppe erleichtern das Aufraffen. Ideal wäre auch eine tägliche zehnminütige Übungseinheit. Hier können das individuelle Übungsprogramm der Körperschule, einfache Entspannungsverfahren oder andere Ausgleichsübungen durchgeführt werden.
- Die Wahl des richtigen Schuhwerks ist wichtig. So sollten bei einem Hohlkreuz nach Möglichkeit hochhackige Schuhe vermieden werden. Wenn wir einen harten Gang haben, aber auch bei gestörten Federfunktionen zum Beispiel im Beckenring oder bei einem hohen Becken mit Steilstellung des Kreuzbeines, entlasten wir die Wirbelsäule, wenn wir Schuhwerk mit stoßfedernder Sohle im Fersenbereich tragen. Hierfür sind bestimmte Turnschuhe geeignet, aber auch spezielle Einlagen erfüllen diesen Zweck. Wichtig ist jedoch die sichere seitliche Stabilisierung der Ferse. Gravierende Fußdeformitäten sollten orthopädisch versorgt werden.

Regeln für körpergerechtes Verhalten

- Vermeide einseitige Dauerhaltungen oder – wenn das nicht möglich ist – unterbreche sie nach höchstens 30 Minuten.

Treibe Ausgleichsgymnastik!

- Ungünstige Arbeitshaltungen (z. B. ständige Vorneige) lassen sich oft durch Abstützung «entschärfen». Jedes Kilogramm Körpermasse, das wir über die Arme abstützen, muß nicht von der Wirbelsäule getragen werden. Aufgestützte Ellenbogen sind zwar nicht bei jeder Gelegenheit salonfähig, aber rückenfreundlich.
- Denke im Alltag an die erlernten und geübten Grundbewegungen! Wir können uns bestimmte wiederkehrende Alltagsverrichtungen zum Anlaß nehmen, uns an die Basismuster zu erinnern. Der Alltag wird zur Körperschule! So können wir beispielsweise die ökonomischen Haltungen von Kopf, Hals, Schultern und Armen trainieren, während wir essen, etwas aus dem Schrank nehmen, zeichnen, den Computer bedienen, Auto fahren, Zähne putzen, etwas tragen etc. Die Beckenaufrichtung und Hüftgelenksstreckung üben wir völlig unbemerkt etwa beim Anstehen an der Supermarktkasse, beim Einkaufsbummel, Treppensteigen, auf dem Arbeitsweg etc.

Treibe Sport, bewege dich in der Freizeit!

- Eltern sollen auf die körperliche Aktivität ihrer Kinder achten! Sie dürfen – je nach Alter – höchstens eine Stunde am Tag vor ihren Elektronikspielzeugen sitzen! Danach sollten sie herumtollen!

Alltagsbewegungen – richtig gemacht

Die Körperschule ist für Gesunde konzipiert. Sie unterscheidet sich deshalb in einigen Punkten etwas von der vorwiegend für den Rückenpatienten gedachten Orthopädischen Rückenschule. Während dort die vorgeschädigte und damit leistungsgeminderte Wirbelsäule ständig gerade und möglichst senkrecht gehalten wird, sollen beim präventiven Ansatz die natürlich gegebenen Bewegungsmöglichkeiten erhalten bleiben. Wir wollen der gesunden Wirbelsäule ihre Mobilität nicht nehmen, indem wir sie zum unbeweglichen «Stock» umfunktionieren. Wichtig ist aber immer die bewußte muskuläre Kontrolle.

Selbst wenn wir verhältnismäßig triviale Alltagsbewegungen verbessern wollen, besteht die Gefahr, diese fehlerhaft auszuführen. Deshalb ist die fachkompetente Anleitung empfehlenswert. Durch tägliches Üben im Alltag oder gezieltes Training zu Hause sollten die Bewegungen automatisiert werden.

Vermeide:
- Dauerhaltungen
- Vorneige über längere Zeit
- Arbeiten über Augenhöhe
- zu schweres Heben
- Kombination von Heben, Vorneige und Rumpfdrehung

Bücken

Im Alltag werden wir alle Variationen des Bückens beobachten können. Dabei gibt es zwei Extreme: Das eine (und häufigere) Extrem besteht darin, die Beine gestreckt zu halten und die Bewegung und Last voll der Wirbelsäule zu überlassen. Das andere vollzieht sich als Tiefkniebeuge und stellt damit eine hohe Belastung der Knie dar. In beiden Fällen beteiligen wir die Gelenke von Wirbelsäule und Beinen nicht gleichmäßig an der Aktion, sondern schonen eine Region auf Kosten der anderen.

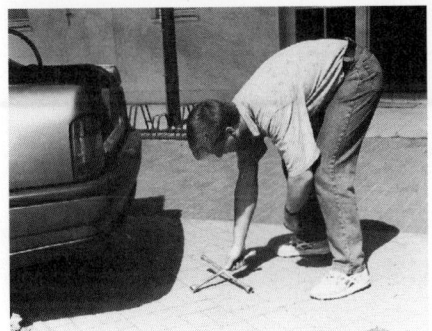 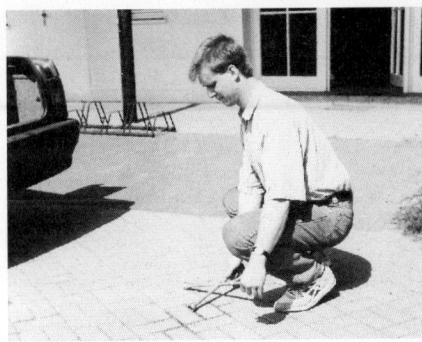

Hohe Wirbelsäulenbelastung beim Bücken mit fast gestreckten Beinen

Hohe Kniebelastung in der Tiefkniebeuge

Wenn es nicht darum geht, schwere Lasten zu heben, sollten wir Knie-, Hüftgelenke und Wirbelsäule gleichmäßig in die Bewegung einbeziehen. Dabei kommt es auch zu einer mäßigen Vorbeuge der Wirbelsäule. Wir schließen einen Kompromiß zwischen Bücken und Kniebeuge, und keines der beteiligten Gelenke wird in eine Extremstellung gezwungen und überlastet. Wenn wir noch darauf achten, den Kopf nicht zu weit nach vorn zu nehmen, bleiben wir nahe an der Lotlinie des Körperschwerpunkts, was die Lastarme kurz macht und damit die Belastung minimiert.

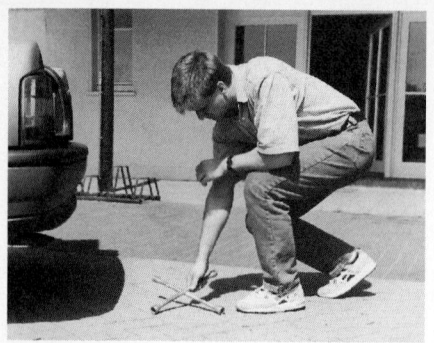 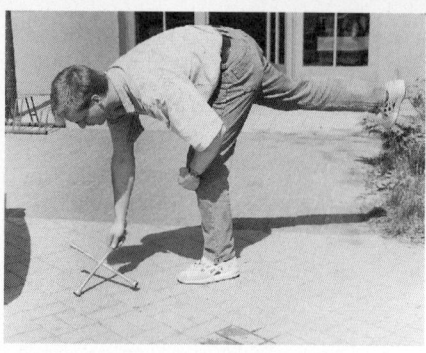

Mäßige Beteiligung der Gelenke beim
Aufheben eines Gegenstands. Durch
Abstützen mit dem Ellenbogen erreichen
wir eine weitere Entlastung der Wirbelsäule

Die «Standwaage» als Alternative.
Muskuläre Sicherung und Abstützung sind
wichtig

Eine weitere Möglichkeit, einen leichten Gegenstand vom Fußboden aufzuheben,
ist die «Standwaage». Hier bleibt die Wirbelsäule eher in ihrer natürlichen Form.
Es kommt zu einer Beugung im Hüftgelenk. Wir sollten aber das Kreuz durchdrücken, um die nun waagerecht gestellte Wirbelsäule zu stabilisieren. Entsprechende Standsicherheit ist ebenfalls Voraussetzung.

Haben wir für längere Zeit etwas am Boden zu tun, ist es besonders wichtig, die
oben genannten Extremstellungen zu vermeiden. Als Alternative bietet sich das
Arbeiten in Bauchlage oder im Sitzen auf der Erde an. Oft ist auch das nicht ohne
weiteres möglich (z. B. bei der Gartenarbeit). Hier ist der Einsatz eines kleinen

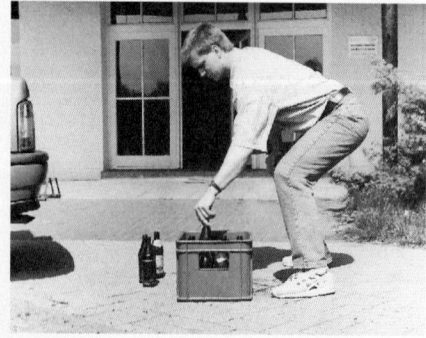 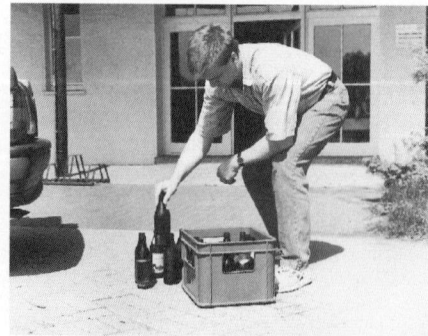

Vorgeneigtes Arbeiten mit muskulär
geschütztem geradem Rücken. Nach
Möglichkeit abstützen!

Abstützen entlastet die Bandscheiben!

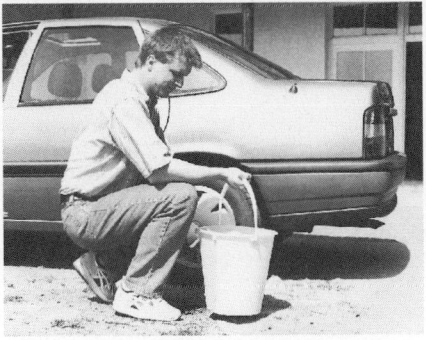 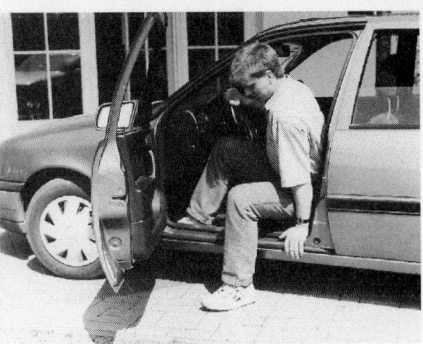

Die Last wird über den Unterarm auf den Oberschenkel abgestützt, das Kreuz entlastet

Prophylaxe von Wirbelsäulenüberlastung und Stromschlägen durch das Abstützen auf der Einstiegsleiste

Fußbänkchens oder eines Melkschemels etc. zur Unterstützung der Hocke wertvoll. Eine weitere Alternative ist das Vorneigen mit durchgedrücktem Kreuz und damit muskulär gesichertem Rücken. Es kommt zu einer Hüftgelenksbeugung. Die Beine können etwas gebeugt werden oder gestreckt bleiben. Wenn möglich (bei einhändiger Arbeit), stützen wir zudem die freie Hand bzw. den Ellenbogen auf einem Oberschenkel ab. Solange diese Haltung durch unsere Rückenmuskeln aktiv fixiert wird, bietet sie einen guten Schutz. Wir sollten allerdings unbedingt vermeiden, dabei schwere Gewichte zu heben oder häufige Rumpfdrehungen zur Seite auszuführen. Wenn Seitrotationen nötig sind (etwa zum seitlichen Ablegen von Gegenständen), bewegen wir aus den Beinen heraus den gesamten Körper.

Manchmal ist es nötig, in der tiefen Arbeitsposition einen schweren Gegenstand zu bewegen. Wenn wir diesen bei gebückter Haltung aufnehmen, belasten wir das Kreuz extrem ungünstig. Wir können das umgehen, indem der die Last hebende Arm mit dem Ellenbogen auf einem Oberschenkel abgestützt wird. Das Gewicht des Gegenstandes belastet die Wirbelsäule jetzt nicht. Allerdings ist genügend Armkraft erforderlich. Auch beim Aussteigen aus dem Auto können wir die Wirbelsäule entlasten. Gerade die kritische Phase, bei der die Füße auf die Straße gesetzt werden, erleichtern wir durch das Abstützen auf der Einstiegsleiste. Außerdem können wir so unangenehme elektrostatische Entladungen vermeiden.

Heben und Tragen von schweren Lasten

Beim Heben von schweren Lasten sollte die erste Überlegung der Entscheidung gelten, ob man das Gewicht unter den gegebenen Umständen alleine bewältigen will. Übertriebener «Sportsgeist» hat dabei schon manches Unheil angerichtet. Man bedenke, daß kein Gewichtheber ohne ausgiebige Vorbereitung an ein Gewicht her-

angeht. Im Zweifelsfall sollten wir Hilfe holen. Wollen wir es doch allein versuchen, gelten folgende Regeln:
- Halte den Rücken senkrecht und gerade! Die Streckung kommt aus den Beinen.
- Schütze die Lendenwirbelsäule durch Anspannen der Bauchmuskeln!
- Vermeide Rotationen im Körper! Drehe dich mit dem gesamten Körper aus den Beinen heraus!
- Verteile die Last nach Möglichkeit auf beide Seiten gleichmäßig!
- Bringe die Last so nah wie möglich an den Körper(-schwerpunkt) heran!

Bei sperrigen Gegenständen, wie etwa einer Kiste, drehen wir diese so, daß wir im Moment des Anhebens bei gespreizten Beinen mit dem Körperschwerpunkt mög-

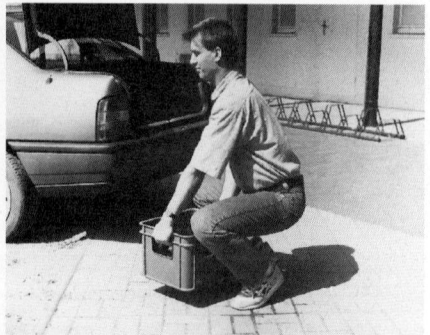

Bei schweren Lasten die Wirbelsäule gerade und senkrecht halten!

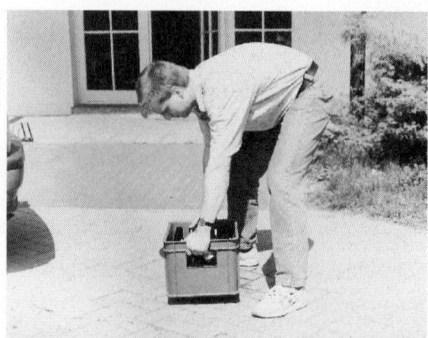

Fehler! Schwere Lasten nie «aus dem Kreuz heben»!

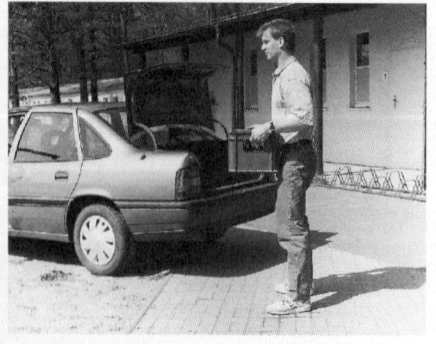

Die Last muß an den Bauch heran, den wir fest machen!

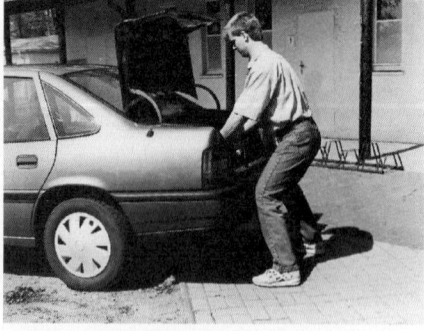

Auch beim Absetzen den Rücken fixieren!

lichst nahe an die Last herankommen. Beim Anheben denken wir an den geraden Rücken. Indem wir den Kopf bewußt aufrecht halten, nutzen wir die Wirkung der Kopfsteuerung auf die Rückenstellung. Bauchanspannung nicht vergessen! Beim Absetzen, wenn nötig, wieder in die Hocke gehen, nicht in der Wirbelsäule rotieren!

Einen Bierkasten befördern wir rückengerecht in den Kofferraum, indem ein Bein auf der Ladefläche Halt findet. Abgestützt schieben wir die Last dann in die Tiefe des Kofferraums.

Beim Aufnehmen und Absetzen zweier Lasten (Eimer) gelten die gleichen Prinzipien. Wichtig ist hier, die Gewichte nicht vor den Füßen aufzunehmen bzw. abzusetzen, sondern mit den Beinen zwischen den Gewichten zu bleiben. Beim Tra-

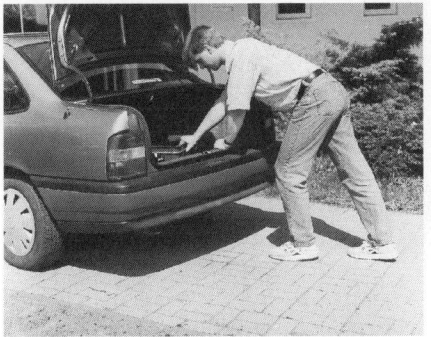

Auf diese Weise entlasten wir das «Kreuz» auch beim Verschieben der Last im Kofferraum

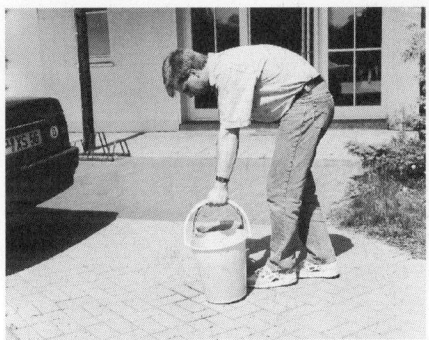

Fehler! Zwei Lasten nicht vor den Beinen aufnehmen oder absetzen!

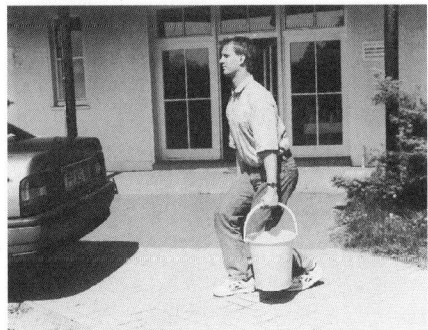

Richtiges Aufnehmen der seitlich vom Körper befindlichen Lasten. Die Kopfsteuerung der Bauchanspannung unterstützt das Strecken der Wirbelsäule

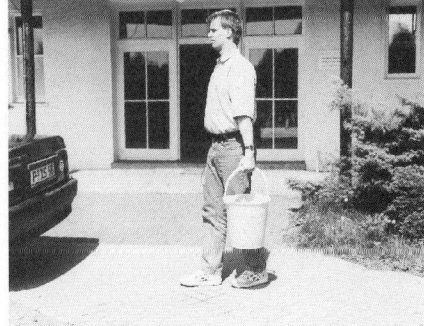

Bei Beachtung einer optimalen Statik werden die Schultergürtel und die Wirbelsäule minimal beansprucht. Wir empfinden weniger Anstrengung

gen sollten die Schultern genau seitlich auf dem Brustkorb liegen, also nicht nach vorn oder hinten fallen. Wenn wir nun auf die richtige Kopf- und Halsposition achten («Giraffe»), wird der Schultergürtel optimal eingesetzt. Zur Stabilisierung der unteren Wirbelsäule wieder den Bauch fest anspannen.

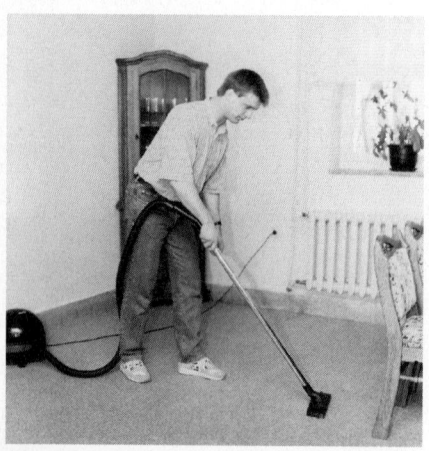

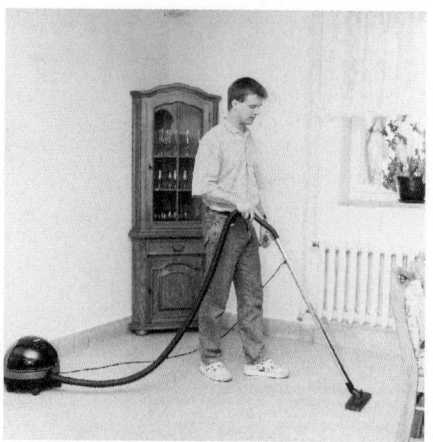

Fehler! Ein zu kurzes Staubsaugerrohr oder falsche Griffweise zwingt in die wirbel-säulenunfreundliche Vorneige

Korrekte Haltung!

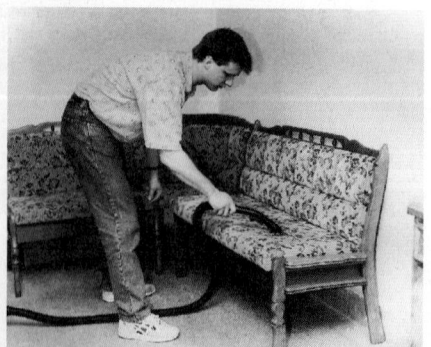

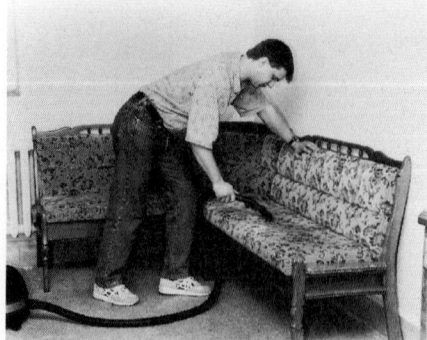

Fehler! Wenn es nicht ohne Vorneige geht, sollten wir abstützen oder das «Kreuz durchdrücken»

Abstützen entlastet die Wirbelsäule auch bei Haushaltsverrichtungen

Haushaltsverrichtungen

Häufig ist das Rohr des Staubsaugers oder der Besenstiel zu kurz. Das zwingt in die ungünstige Vorbeugehaltung. Wir sollten deshalb nur Geräte verwenden, die eine aufrechte Haltung erlauben. Beim Fegen, Wischen oder Staubsaugen arbeiten wir nicht aus der Körperrotation heraus, vor allem, wenn wir nicht völlig aufrecht sind. Wenn sich die Vorneige nicht vermeiden läßt (etwa beim Absaugen einer Couch), denken wir wieder an das Abstützen und an das Fixieren des Rückens, indem wir das Kreuz durchdrücken.

Alle Arbeiten, die wir in leichter Vorbeuge durchführen müssen (Abwaschen), versuchen wir zu entschärfen, indem wir bewußt die untere Rückenmuskulatur anspannen, das Kreuz durchdrücken. Eine andere, besser praktizierbare Entlastung bei einsetzendem Kreuzschmerz ist das Stehen mit minimal gebeugten Knie- und Hüftgelenken, das wir mit der Beckenaufrichtung koppeln. Das können wir im freien Stand durchführen oder zur weiteren Unterstützung an einer Wand. Längerdauernde Arbeiten über Augenhöhe sollten wir vermeiden. Das gilt besonders, wenn größere Gewichte bewegt werden. Wir gehen dabei etwas in das Hohlkreuz, nehmen den Kopf in den Nacken und zwingen die Nackenmuskeln zur Verspan-

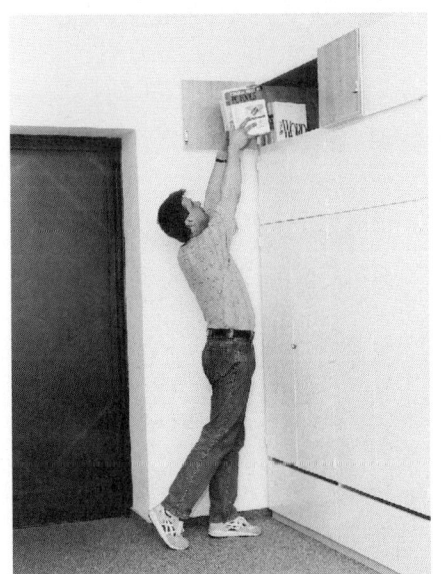

Fehler! Nach Möglichkeit Lasten nicht über Kopf bewegen. Nacken und «Kreuz» werden ungünstig beansprucht

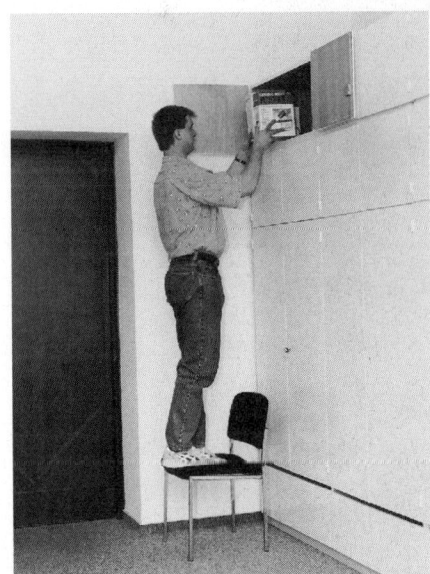

Die erhöhte Standposition erlaubt ökonomische Haltungen und Bewegungen

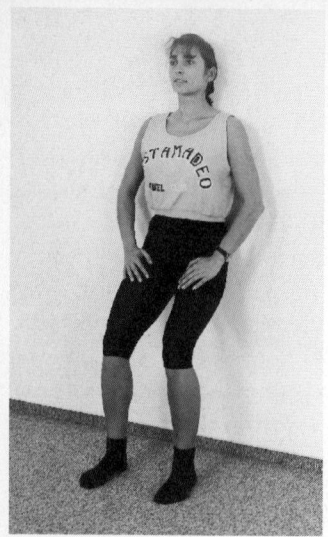

Entlastungshaltung mit aufge-
richtetem Becken an der Wand

nung. Besonders wenn derartige Anforderungen beruflich gestellt werden (Bibliothekare, Buchhändler…), sollte man sich angewöhnen, eine Leiter oder Trittstufe zu benutzen. Auf diese Weise können wir in Schulterhöhe arbeiten, was eine bessere Kontrolle der Haltung erlaubt.

Der kritische Leser wird Hinweise zum richtigen Sitzen und Liegen vermißt haben. Da dieses Thema von sehr wesentlicher Bedeutung ist, haben wir ihm ein eigenes Kapitel gewidmet.

Sitzen und Liegen

Statik und Dynamik – alternatives Sitzen

Statistiker berechneten für den deutschen «Durchschnittsbürger» einen Zeitraum von etwa 14 Stunden, der im wahrsten Sinne des Wortes vom Frühstücksstuhl bis zum abendlichen Fernsehsessel «versessen» wird. Wir sitzen zuviel und zu schlecht. An einigen Stellen haben wir bereits darauf hingewiesen, daß Sitzen – wie wir es betreiben – die am wenigsten natürliche Weise ist, unseren Körper zu betten. Da wir es aber nicht vermeiden können, sollten wir es zumindest haltungsfördernder gestalten. Dabei können wir von unseren Kindern einiges lernen:

Kinder versuchen instinktiv der Fessel des statischen Sitzens zu entfliehen, indem sie nach einiger Zeit unruhig werden und immer neue Haltungswechsel vornehmen. Wir können sie oft dabei beobachten, daß sie nach vorn kippeln oder an der vordersten Stuhlkante sitzen. Dadurch kann sich das Becken nach vorn neigen und die natürliche Wirbelsäulenform einstellen. Der Körper bleibt in einer muskulär regulierten Balance. Mit herkömmlichen statischen Stühlen, die eine rechtwinklige Sitzhaltung erzeugen, verstoßen wir gegen die natürlichen Bedürfnisse unseres Bewegungssystems.

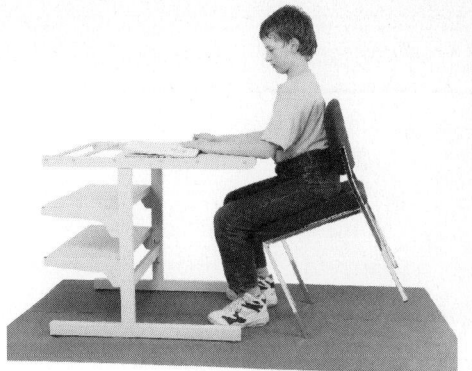

Wenn wir so sitzen wollen, wie es unseren natürlichen Gegebenheiten entgegenkommt, so sollten wir also zwei Dinge tun:

1. die naturgegebene Statik respektieren,

2. dynamisch sitzen.

Wir wollen diese beiden Punkte kurz erläutern:

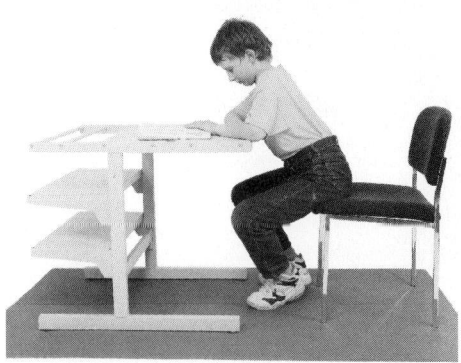

Kinder finden unbewußt die günstige Sitzposition

1. Unsere Wirbelsäule, die normalerweise im Lenden- und Halsbereich nach vorn konvex geschwungen ist, wird im Sitzen allzuoft komplett nach hinten gerundet. Die Folgen wurden bereits beschrieben. Wir sollten auch im Sitzen die natürliche Wirbelsäulenform beibehalten, die *naturgegebene Statik respektieren.*

Wir müssen deshalb verhindern, daß das Becken beim Sitzen nach hinten rollt (sich aufrichtet) und damit die Wirbelsäulenform verändert. Dies erreichen wir, indem wir den Winkel zwischen Oberschenkeln und Rumpf öffnen, also den rechten Winkel aufgeben. Wir erzielen diesen Effekt mit Hilfe einer vorgeneigten Sitzfläche, wie wir sie bei einigen alternativen Sitzmöbeln finden. Dabei sitzen wir automatisch höher, so daß auch der Arbeitstisch angepaßt werden muß. Das gute alte Stehpult, wie es zum Beispiel Goethe nutzte, ist – so gesehen – eigentlich sehr aktuell. Insbesondere wenn wir wie unser Dichter den Stand mit einer Stehhilfe unterstützen, wird diese Form zu einer körpergerechten Alternative. Irgendwo zwischen dem konventionellen rechtwinkligen Sitzen und dem Stehen dürfte das Optimum liegen.

Doch nicht immer können wir gleich neue Möbel anschaffen. Zur Überbrückung taugt ein Sitzkeil, der die Sitzfläche eines «normalen» Stuhls sehr preiswert in eine vorgeneigte Unterlage verwandelt.

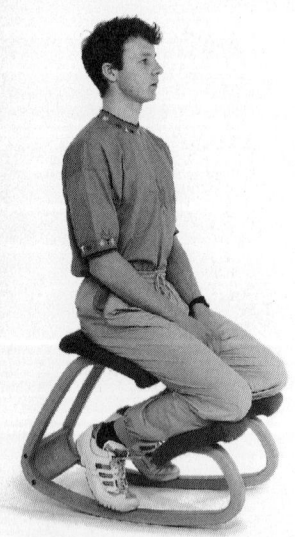

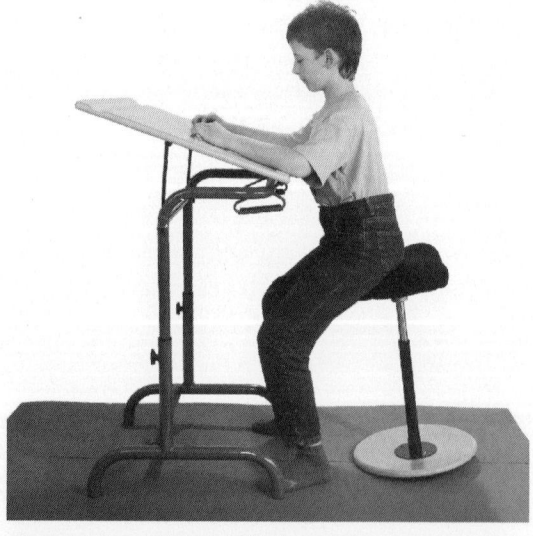

Öffnung des Winkels zwischen Rumpf und Oberschenkeln durch Vorneigung der Sitzfläche

Die natürliche Wirbelsäulenform behalten wir, wenn wir den Winkel zwischen Rumpf und Oberschenkel öffnen. Sitz- und Arbeitsfläche müssen hierfür höher liegen. Die Neigung des Pults führt zu besserer Kopfstatik

Die Beckenregion im Vergleich von
stehender und sitzender Haltung

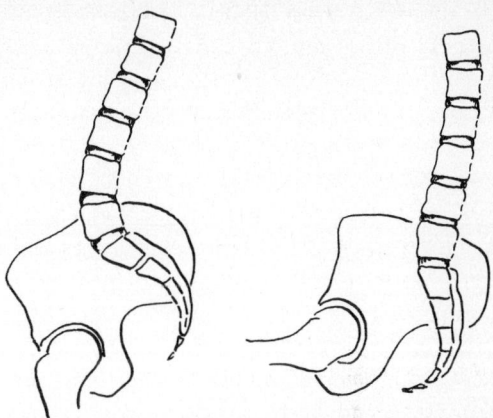

Aber auch die richtige «Sitztechnik», die Art und Weise, wie wir den Untersatz benutzen, bietet Möglichkeiten. Beim Sitzen auf konventionellen Stühlen können wir uns behelfen, indem wir – zumindest als Entlastung für zwischendurch – die von Brügger (1980) empfohlene Sitzhaltung einnehmen. Wir konzentrieren uns

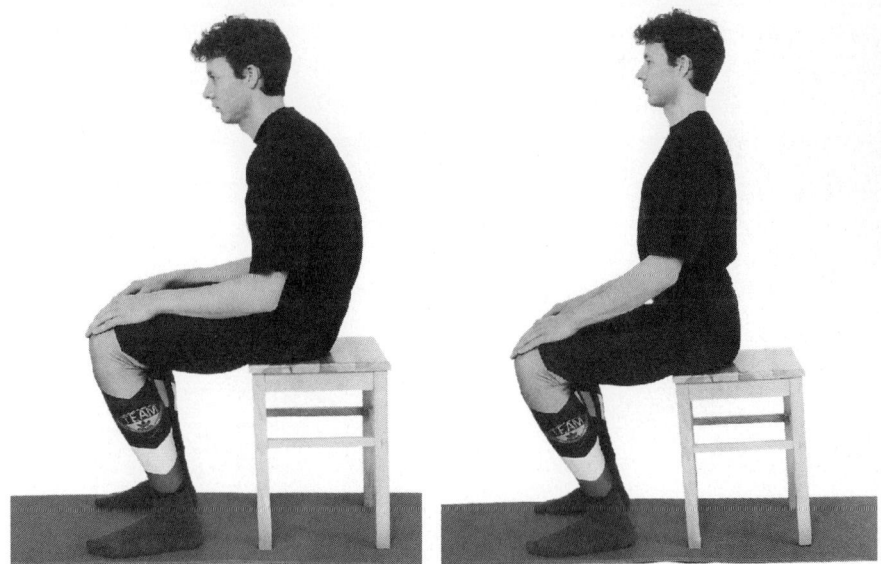

Entlastungs-Sitzhaltung nach Brügger:
Durch das Vorschieben des unteren Brustbeinendes drehen
sich Becken, Brustkorb und Kopf in die optimale Statik

darauf, den unteren Teil des Brustbeines nach vorne zu schieben. Dabei werden wir spüren, daß gleichzeitig das Becken nach vorne kippt und der Kopf fast automatisch in unsere «Giraffenstellung» geht. Wenn wir dies häufig wiederholen und den Kraftaufwand nach und nach senken, können wir eine hilfreiche alternative Sitzposition erwerben.

Kritisch ist zu vermerken, daß die Haltungen, die mit einem Vorkippen des Beckens verbunden sind (vordere Sitzhaltung, Brügger-Sitz), ein bereits vorhandenes ausgeprägtes «Hohlkreuz» noch verstärken können. Hier ist sinnvoll zu dosieren.

2. Starre Dauerhaltungen sind für Muskeln, Knochen, Knorpel und Bänder unnatürlich. Sie brauchen die Abwechslung, um gesund zu bleiben. Natürliche Haltung ist eigentlich (fast) «angehaltene Bewegung». Wir kommen dem Charakter guter Haltung als Balanceleistung entgegen, wenn wir auch das Sitzen beweglich und abwechslungsreich gestalten. Wir sollten *dynamisch sitzen*.

Beobachten wir uns einmal selbst, können wir feststellen, daß wir nach kurzer Zeit unsere Sitzposition ändern; wir schlagen die Beine übereinander, lehnen uns aktiv zurück, stützen uns auf dem Arbeitstisch auf oder rutschen auf unserem Stuhl hin und her. Wir sind permanent in Bewegung, auch wenn wir das nicht so bewußt wahrnehmen – und von der Bewegung lebt unsere Bandscheibe. Der ständige Wechsel von Be- und Entlastung läßt sie langsamer altern.

Zur Dynamik beim Sitzen gehört zunächst, die Sitzhaltungen öfter zu wechseln. Haltungswechsel beinhaltet das Variieren zwischen vorderer und hinterer Sitzhaltung. Ein guter Stuhl sollte beide zulassen.

Vordere Sitzhaltung auf
einem alternativen Stuhl

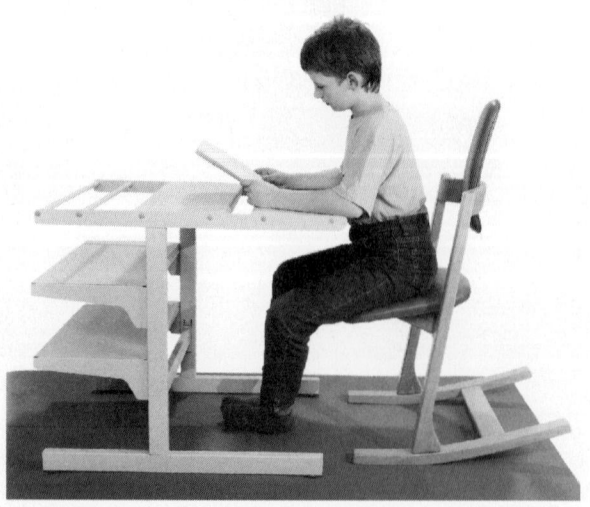

Die vordere Sitzhaltung ist durch das Nachvornerollen des Beckens gekennzeichnet. Die natürliche Wirbelsäulenform wird eingenommen. Wir koppeln die
Haltung mit der erlernten Kontrolle von Kopf, Hals und Schultern.

Dies ist eine günstige Arbeitshaltung, wenn wir etwas auf einer Arbeitsfläche zu
tun haben.

Wenn wir zuhören, telefonieren, nachdenken oder dösen, sollten wir zur Abwechslung die *hintere Sitzhaltung* einnehmen. Dabei laden wir uns auf die Rückenlehne des Stuhles. Wenn diese gut konstruiert ist, so hebt sie uns etwas an, was eine
Entspannung für die Bandscheiben bringt.

Dynamisch sitzen heißt jedoch auch, ständig sensorisch und feinmotorisch aktiv
zu sein, Haltung als Balanceleistung zu leben. Oft hindert uns aber schon der Stuhl
daran. Ein starrer Stuhl ist kaum in der Lage, Bewegungen beim Sitzenden hervorzurufen. Kinder machen es sich – wie wir schon sahen – meist ganz einfach, indem
sie mit ihren Stühlen kippeln. Sie versuchen instinktiv, die Statik des Sitzens zu umgehen.

Alternative Sitzmöbel erzwingen ständig neue Sitzpositionen zur Aufrechterhaltung des Körpergleichgewichts. Im unbewußten Spiel mit der Balance trainieren
wir unsere sensomotorischen Qualitäten unmerklich und mit niedrigem Kraftaufwand nebenbei. Die Rumpfmuskulatur arbeitet also auch, wenn wir dem äußeren
Schein nach still sitzen. Eine ständige – jedoch nicht störende – Dynamik wird
während des Sitzens erreicht.

Für den Arbeits- und Freizeitbereich wurden noch weitere Stuhlformen entwor-
fen. Sie fordern den Sitzenden zu einem alternativen und dynamischen Sitzen auf.
Allerdings tun sie es nicht automatisch. Wir müssen lernen, bewußt mit ihnen um-

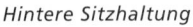

Hintere Sitzhaltung

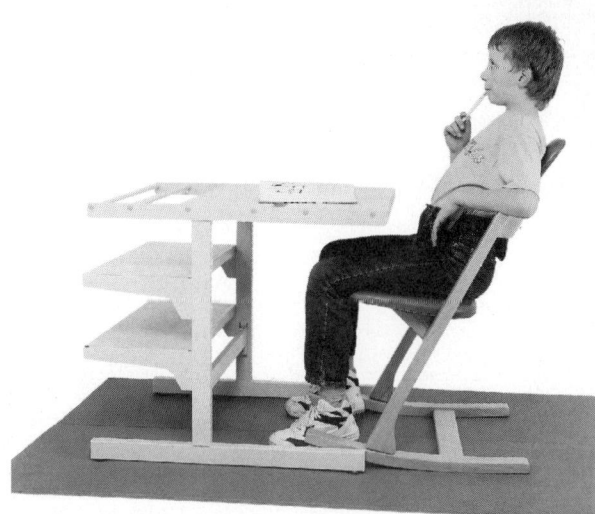

Dynamisches Sitzen auf dem Sitzball

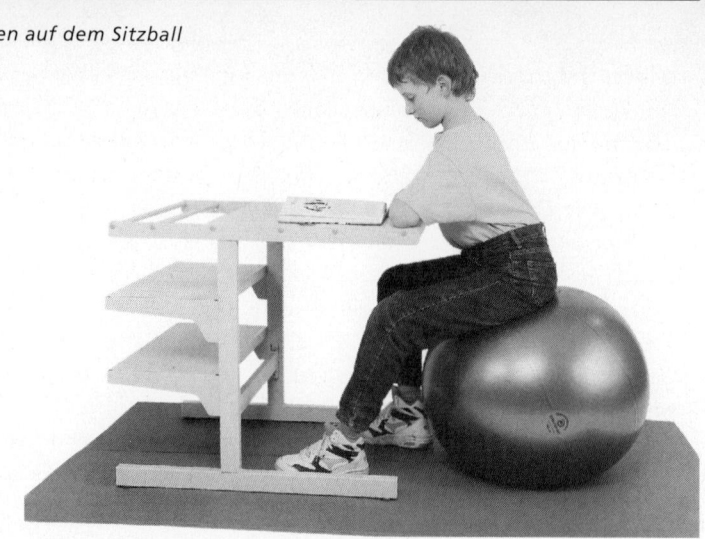

zugehen. In der Regel genügen zwei Wochen, um uns so an alternative Sitzweisen zu gewöhnen, daß wir die alte Form als zu einengend und starr empfinden werden.

Alternatives und dynamisches Sitzen heißt aber auch, das Sitzen einmal anders auszuprobieren. Setzen wir uns doch zu Hause beispielsweise so auf einen Stuhl, daß wir die Rückenlehne vor der Brust haben, oder hocken wir uns einfach vor oder auf den Stuhl. Auch in einem Sessel lassen sich viele Sitzpositionen einnehmen, die wir variieren können.

Besondere Aufmerksamkeit gehört wiederum den Kindern. Wenn wir sie recht-zeitig an alternatives Sitzen gewöhnen, wird es ihnen ein lebenslanges Bedürfnis

Sitzmöbel, die dynami-
sches Sitzen ermöglichen

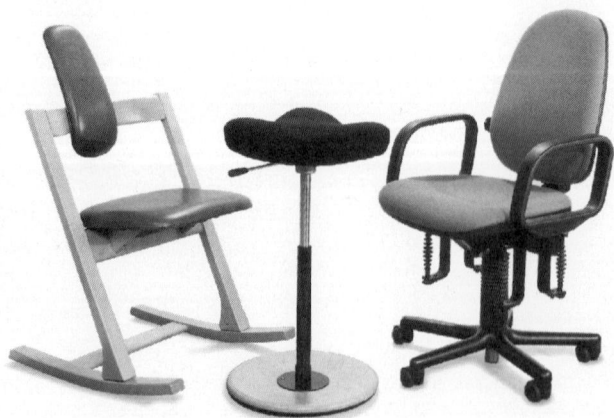

sein. Kinder müssen nicht immer auf einem Stuhl sitzen, wenn sie basteln, malen, lesen oder Hausaufgaben machen. Sie sitzen sowieso schon zuviel in der Schule. Warum für zu Hause nicht einen Sprungball anschaffen? Er ist nicht nur ein wunderbares Spielgerät, sondern auch eine ausgezeichnete Sitzmöglichkeit. Für größere Kinder und Jugendliche empfehlen sich Gymnastik- oder Pezzibälle.

Sitzen am Arbeitsplatz

Wenn die am Arbeitsplatz vorhandenen Stühle nicht zum alternativen Sitzen einladen und auch keine Besserung in Sicht ist, sollte man folgendes beachten:

Verändere deine Sitzhaltungen!

Vermeide es, über längere Zeit ein und dieselbe Sitzposition einzunehmen. Nutze den gesamten Bewegungsspielraum, der vom Stuhl geboten wird. Das beste Rezept ist aber immer noch, langes Sitzen so oft es geht zu unterbrechen und Bewegungspausen einzulegen.

Nutze Entlastungshaltungen!

Du wirst selbst bemerken, die Rückenlehne deines Stuhls spielt beim Sitzen nur eine untergeordnete Rolle. Eine Bedeutung erlangt sie für die Entlastung des Rückens während des Zurücklehnens. Besonders günstig sind Rückenlehnen, die dabei nachgeben und auf das eigene Körpergewicht eingestellt werden können. Wenn dabei durch eine entsprechende Mechanik ein «Aufladen» des Rückens zustande kommt, wird der Druck auf die Bandscheiben wesentlich vermindert. Wir erreichen damit einen intensiven Entlastungseffekt.

Eine weitere Möglichkeit ergibt sich aus dem schon beschriebenen Brüggerschen Entlastungssitz.

Richte deinen Arbeitsplatz auf deine Körpermaße ein!

Viele Arbeitsplätze lassen sich an den Stühlen und Tischen speziell auf individuelle Körpermaße einrichten. Achte darauf, daß dein Stuhl in der Höhe so eingestellt ist, daß ein ständiger Bodenkontakt der Füße gewährleistet wird. Die Tischplatte sollte so hoch sein, daß die Unterarme bequem auf der Tischplatte aufliegen können. Eine einstellbare Unterstützung des Lendenbereichs ist sinnvoll.

Stütze dich beim Arbeiten auf!

Ein aktives Aufstützen der Arme auf der Tischplatte oder den Armlehnen bewirkt ein Anheben des Schultergürtels. Die Verringerung des Bandscheibeninnendrucks ist die Folge. Die Wirbelsäule wird kurzfristig entlastet.

Arbeiten am Bildschirm

Mit dem stärkeren Einsatz von Computern nimmt auch die Zahl der Beschwerden des Kopfes, des Schulter-Nacken-Bereichs und der Arme und Hände zu.

Achte bei der Einrichtung eines Bildschirmarbeitsplatzes auf folgende Dinge:

- Die Tastatur sollte so angebracht sein, daß im Ellenbogen der Winkel nicht kleiner als 90 Grad wird. Als ungünstig erweist sich bei den gebräuchlichen Tastaturen, daß wir die Hände nicht in Richtung der Unterarme halten können, sondern im Handgelenk nach außen abwinkeln müssen. Das kann bei «Vielschreibern» zu Beschwerden führen. Unterbreche deshalb in regelmäßigen Abständen die Tätigkeit, um Handgelenke und Unterarmmuskulatur durch gymnastische Übungen zu lockern und zu entspannen. Alternativ kann man sich ein ergonomisch geformtes Keyboard anschaffen, das sich entsprechend einstellen läßt.
- Der Bildschirm ist auf die Augenhöhe zu positionieren. Der Bildschirmmittelpunkt sollte auf gleicher Höhe mit den Augen liegen. Der Abstand der Augen zum Bildschirm ist individuell einzustellen, wobei 60 cm das Minimum darstellen (bei älteren Geräten 80 cm). Bei Neuanschaffungen sollten nur strahlungsarme und kontrastreiche (dunkel getönte) Screens in Betracht gezogen werden.
- Der Bildschirmarbeitsplatz ist so einzurichten, daß keine Behinderung durch Fremdlicht erfolgt. Jedes Spiegeln auf der Bildschirmoberfläche führt zu einer erhöhten Belastung unserer Augen.

Sitzen im Auto

Für viele Menschen ist das Auto ein Teil des Arbeitsplatzes geworden. Wir verbringen täglich Stunden hinter dem Lenkrad.

Die Mehrzahl der Autositze erfüllt die Grundforderungen der Verstellbarkeit des Abstandes zu den Pedalen und der Rückenlehne. Auch die Höhenverstellbarkeit des Fahrersitzes ist häufig Standard. Die optimale Einstellung des Fahrersitzes ist neben einer guten Fahrtvorbereitung und regelmäßigen (Bewegungs-)Pausen die beste Voraussetzung für ein entspanntes und ermüdungsfreies Fahren. Dabei beachten wir folgende Dinge:

Sitzabstand und -höhe

Das Gesäß ist so weit wie möglich an die Lehne heranzurücken. Gas-, Brems- und Kupplungspedal sind in einer entspannten Haltung bequem zu erreichen, ohne daß

Die Einstellung des Fahrersitzes
bestimmt über die Sitzqualität mit.
oben: entspannte Haltung;
unten: ungünstige Position

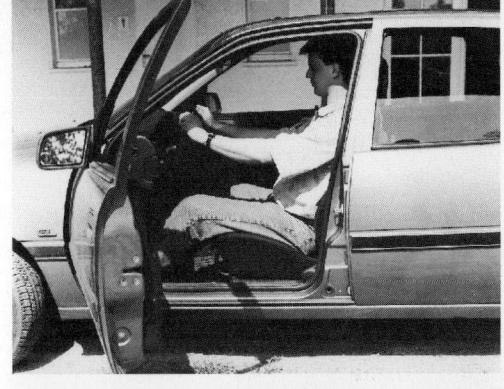

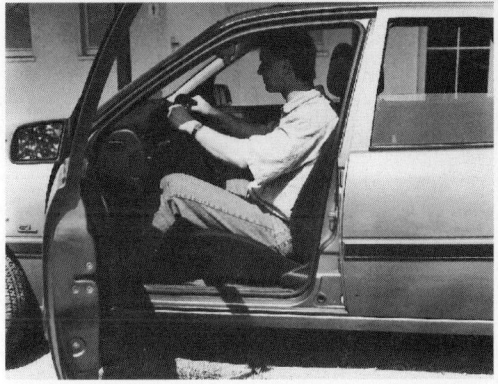

die Sitzposition verändert werden muß. Den optimalen Abstand zu den Pedalen haben wir dann, wenn mit dem rechten Fuß das diagonal liegende Kupplungspedal bequem durchgetreten werden kann. Es ist die höchstmögliche Sitzposition zu wählen, ohne die Kopffreiheit zur Fahrzeuginnendecke einzuschränken.

Sitzfläche

Optimal ist die Sitzfläche dann, wenn die Oberschenkelmuskulatur voll unterstützt wird und nur ein geringer Spalt für das Spiel im Kniekehlenbereich bleibt. Die Sitzposition wird durch seitliche Randwülste ausreichend stabilisiert.

Rückenlehne

Nach dem Einstellen von Sitzabstand und -höhe sowie der Ausrichtung auf der Sitzfläche wird die Rückenlehne so geneigt, daß der obere Lenkradkranz bei angelehntem Rücken mit leicht gebeugten Armen erreicht werden kann. Die Kopfhaltung sollte ohne große muskuläre Anspannung senkrecht sein. Eine zu weit nach hinten geneigte Lehne führt besonders im Nacken- und Schulterbereich zu Verspannungen. Zusammen mit der Sitzflächenneigung ergibt sich in den meisten Fällen im Hüftgelenk automatisch ein Winkel von ca. 95 bis 115 Grad. Der Bauchraum wird so nicht eingeengt.

Wichtig sind Sitze mit verstellbarer Lendenstütze. Bei nicht vorhandener integrierter Lendenstütze ist ein spezielles Lendenkissen ein gutes Hilfsmittel, um die natürliche Krümmung der Lendenwirbelsäule zu unterstützen.

Kopfstütze

Die Höhe der Kopfstütze ist so einzustellen, daß ihre Oberkante mindestens die Höhe der Augen erreicht. Die Neigung der Kopfstütze ist dann optimal, wenn zwischen ihr und dem Hinterkopf höchstens zwei Zentimeter Abstand bestehen. Achte darauf, daß während der Fahrt kein ständiger Kontakt des Hinterkopfes zur Kopfstütze besteht. Die resultierende Übertragung der Fahrzeugvibrationen verstärkt Streß und Ermüdung.

Nachdem der Sitz die optimale Position hat, richten wir den Rückspiegel ein. Hier können wir nach einiger Zeit am besten ablesen, ob wir bequem und sicher sitzen, nämlich dann, wenn sich das Blickfeld nicht verändert hat. Sollte sich das Blickfeld im Rückspiegel verschoben haben, überprüfen wir als erstes die Sitzposition.

Gesundes Liegen

«Der Schlaf ist Balsam der Natur für Leib und Seele.» Pestalozzi

Erholt und entspannt möchten wir nach einer Nacht in den neuen Tag gehen. Obwohl das Liegen für unsere Wirbelsäule eine minimale Belastung darstellt, kommt es nicht selten vor, daß wir morgens mit Rückenschmerzen aufstehen.

Wir haben nicht die Möglichkeit, uns im Schlaf rückengerecht zu verhalten. Unsere muskuläre Grundspannung sinkt während des Schlafes ab. Damit fallen die Muskeln als Halteinstrumente weitgehend aus. Wir werden jetzt in erster Linie von unseren Bändern «zusammengehalten». Mechanische Belastungen treffen jetzt die Band- und Knorpelstrukturen.

Unser Körper sollte deshalb so gebettet sein, daß auch im Schlaf die individuell normale Wirbelsäulenform beibehalten wird. Weicht sie davon ab, so sind Dauerzugspannungen an Bändern zu erwarten, die vor allem die Lendenwirbelsäule treffen. Diese Zugbelastungen sind zwar nicht hoch, dafür aber über lange Zeit wirksam. Ebendiesen Dauerzug vertragen unsere Bandstrukturen schlecht, sie geben nach. Da sich diese Prozedur täglich und stundenlang wiederholt, sollten wir die Verhältnisse, denen wir uns im Schlaf hingeben, besser gestalten. Einige Tips:

Die Matratze

Es gibt Matratzen mit verschiedenen Härtegraden. Achte darauf, daß die Matratze nicht zu weich ist, so daß der Körper darin einsinkt. Andererseits bedeutet eine zu harte Unterlage, daß die Lendenregion und eventuell auch der Kopf «in der Luft hängen», weil Becken und Schulter nicht einsinken können. Mit der Muskelentspannung ergeben sich ungünstige Dauerzugspannungen für die untersten Wirbelsäulensegmente. Eine wichtige Eigenschaft guter Matratzen ist deshalb deren Punkt-Elastizität. Sie geben nur dort nach, wo der größte Druck auftritt. So können hervorstehende Körperpartien, wie die Becken- und die Schulterregion, tiefer einsinken. Dagegen werden Kopf, Taille und Beine stärker abgestützt.

Die Unterlage

Als Unterlage bieten sich Lattenroste an, deren Streben federnd ausgebildet sind. Damit wird ein optimales Zusammenspiel zwischen Matratze und Unterlage gewährleistet.

Der Bettrahmen

Wir sollten darauf achten, daß der Bettrahmen hoch genug ist, um bequem und rückenfreundlich «aus-» und «einsteigen» zu können. Wenn sich die Höhe des Lattenrostes verstellen läßt, können wir die Liegehöhe individuell regulieren.

Wie Stühle können wir auch unser Bett mit einfachen Hilfsmitteln rückenfreundlicher machen. Spezielle Nackenkissen, mehrere kleinere Kissen oder Lendenrollen sind sinnvolle Hilfsmittel.

Teil II:
Hinweise für den Körperschulleiter

Nachfolgend werden einige Hinweise für die Arbeit des Körperschulleiters gegeben. Sie sind so gehalten, daß sie dem ausgebildeten Leiter fachliche Unterstützung bieten. Andererseits eignen sie sich auch als theoretischer Hintergrund für die Ausbildung. Aufgrund der fachlichen Kompetenz der angesprochenen Zielgruppe werden Fachbegriffe zum Teil ohne nähere Erläuterung verwandt.

Kontraindikationen –
Die Zusammenarbeit mit dem Mediziner

Bevor ein Interessent in einen Kurs der Körperschule aufgenommen wird, sollte er sich ärztlich beraten lassen. Es gilt besonders Störungen und Erkrankungen auszuschließen, die als Kontraindikationen für eine Teilnahme angesehen werden müssen. Voraussetzung für eine sachkundige Stellungnahme des Arztes sind Kenntnisse über die Inhalte der Kurse einschließlich ihrer Belastungsstruktur. Deshalb sollte der potentielle Teilnehmer ein Merkblatt erhalten, aus dem der inhaltliche Ablauf eines Kurses erkennbar wird. Es empfiehlt sich für den Leiter der Körperschule auch, mit einem interessierten Arzt dauerhaften Kontakt zu pflegen, um ihn sowohl mit spezifischen Themen am Kurs zu beteiligen als auch seine Hilfe beim unerwarteten Auftreten von gesundheitlichen Störungen zu erbitten.

Obgleich den meisten Interessenten die Teilnahme an einem Körperschulkurs empfohlen werden kann, sind doch einige individuelle Voraussetzungen als Kontraindikation anzusehen. Es besteht die Gefahr, daß durch das Beanspruchungsprofil der Kurse vorhandene Grundkrankheiten aktiviert werden. Andererseits können bestehende Erkrankungen die Belastbarkeit des Organismus so einschränken, daß die Teilnahme am Körperschulkurs eine zu hohe Gesamtbelastung darstellt. Schließlich müssen auch solche individuellen Voraussetzungen zumindest als relative Kontraindikationen angesehen werden, bei denen eine Teilnahme zwar nicht schadet, jedoch auch keinen Nutzen bringt. Eine ärztliche Bescheinigung über die Unbedenklichkeit der Teilnahme und den Ausschluß von Kontraindikationen muß in den folgenden Fällen die Regel sein:

- bei bestehenden oder regelmäßig wiederkehrenden Beschwerden am Muskel-Skelett-System,
- wenn der Teilnehmer in noch nicht abgeschlossener ärztlicher Behandlung steht,
- wenn während der Untersuchungen Auffälligkeiten zutage treten,
- wenn andere Systemerkrankungen oder Störungen bestehen, die eine Teilnahme als nicht sinnvoll oder gar gefährlich erscheinen lassen könnten (Herz-Kreislauf-Erkrankungen, Diabetes...).

Der Arzt sollte nach Abschluß seiner Untersuchungen in der Lage sein, eine Eignung, eine Nichteignung oder eine bedingte Eignung für die Teilnahme an einem Körperschulkurs auszusprechen. Bei einer bedingten Eignung sollte er die Bedingungen formulieren. Eine Nichteignung ist im Fall absoluter Kontraindikationen auszusprechen.

Relative Kontraindikationen erlauben die Teilnahme unter bestimmten Voraussetzungen. Dazu kann z. B. der Verzicht auf ungeeignete (und vom Arzt zu benennende) Abschnitte des Kursprogramms oder die Absolvierung bestimmter Übungen mit geringerer Intensität gehören.

Absolute Kontraindikationen

* Akute entzündliche Prozesse (z. B. Infekte, Arthritiden, rheumatische Schübe...)
* Chronische Erkrankungen des Bewegungsapparates im Endstadium
* Nicht-kompensierte Herzinsuffizienz.

Relative Kontraindikationen

* Herzrhythmusstörungen, kompensierte Herzinsuffizienz
* Maligner Hypertonus
* Hochgradige Sehbehinderung
* Mangelnde intellektuelle Lernfähigkeit
* Ataxieformen aufgrund neurologischer Erkrankungen.

Hinweise zum kinesiologischen Untersuchungsgang

Aufgrund der Individualität jedes einzelnen empfiehlt es sich, daß vor Beginn der Übungseinheiten eine Funktionsdiagnostik erfolgt. Diese kann von einem Mediziner, Physiotherapeuten/Krankengymnasten oder auch erfahrenen Sportpädagogen durchgeführt werden. Voraussetzung ist deren Qualifikation. Sollte der Durchführende nicht selbst Arzt sein, so ist die Zusammenarbeit mit solchen zu empfehlen, um mögliche Kontraindikationen kompetent und sicher abklären zu können. Sicher wird der Untersuchende sein eigenes Diagnoseprogramm entwerfen und einsetzen. Aus material- und zeitökonomischen Gründen muß dies immer ein Kompromiß sein, der versucht, mit vertretbarem Untersuchungsaufwand einen möglichst großen diagnostischen Informationsgewinn zu erhalten. Als Beispiel und Anregung soll nachfolgend das Programm der Potsdamer Körperschule skizzenhaft dargestellt werden. Es bedeutet einen zeitlichen Gesamtaufwand (für Diagnostik, Dokumentation, Erarbeitung und Herstellung eines Reports einschließlich Heimübungsprogramm) von ca. 60 bis 80 Minuten je Teilnehmer.

Wichtigstes Prinzip der funktionsdiagnostischen Untersuchung ist, die Grenze zur pathologischen Qualität genau zu respektieren. Das ist jedoch schwierig, da der Übergang dorthin fließend ist. So ist damit zu rechnen, daß sich Menschen für die Teilnahme an der Körperschule interessieren, die aus medizinischer Sicht dafür nicht geeignet sind.

Die folgenden Inhalte der Untersuchungsabschnitte werden nur in der Übersicht dargestellt. Eine nähere Beschreibung würde den Rahmen dieses Buches überschreiten. Wichtigste Quelle für die dargestellten Untersuchungsmethoden ist die Manuelle Therapie. Entsprechende Literaturhinweise finden sich im Anhang.

Untersuchungsabschnitte

Anamnese

Neben der Aufnahme von Alter, Körperhöhe und -masse sind Informationen über folgende Punkte aufzunehmen:
- gegenwärtige oder frühere Beschwerden
- frühere Erkrankungen und Operationen

- gegenwärtig laufende oder abgeschlossene ärztliche Behandlungen
- Sportaktivität
  Was?
  Wie oft?
  Seit wann bzw. seit wann nicht mehr?
  Leistungssport?
- dominierende körperliche und psychische Belastungsart des Berufsalltags
  (sitzen, stehen, heben, psychische Belastung, Monotonie, Auto...)

Somatoskopische Beurteilung der Statik

Bei *Betrachtung von dorsal* werden folgende Abweichungen in der Frontalebene
eingeschätzt:
- Gesamteindruck (Körperbautyp, Ausprägung der Muskulatur, Atrophien,
  Asymmetrien)
- Fußanomalien
- Seitenabweichungen der Dornfortsatzlinie, Kopfhaltung
- Ausgeglichenheit der Gesamtstatik (Lot von der Mitte der Hinterhaupts-
  schuppe)

Somatoskopische Begutachtung von dorsal

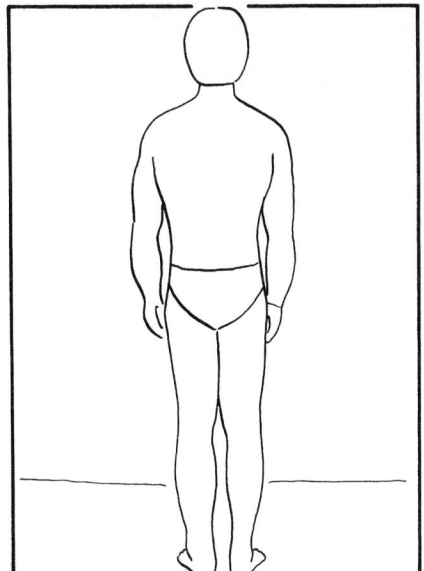

Beurteilung der Beckenstatik
(Schiefstand, Verwringung)

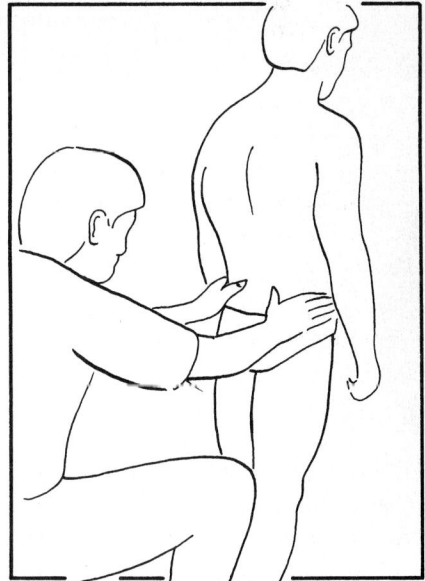

- Schultertiefstand und Schulterasymmetrien
- Schulterform (verspannt, «gotische Schultern»)
- ungleichmäßige Taillendreiecke und Michaelis-Raute
- Beckentyp (Normal-, Überlastungs-, hohes Assimilationsbecken)
- Beckenschiefstand (u. U. -verwringung) anhand der Positionen der Darmbein-kämme, der hinteren und ggf. vorderen Spinae des Darmbeins
- Rippenbuckel in der Vorbeuge als Hinweis auf eventuelle skoliotische Einstellungen

Bei *Betrachtung von lateral* wird die Statik in der Sagittalebene beurteilt:
- Einschätzung der Wirbelsäulenform
  (Flachrücken, Hohlrücken, Rundrücken, Hohlrundrücken, Besonderheiten)
- Liegen Zeichen für ein oberes gekreuztes Syndrom vor?
  (Schulter, scapula alata, BWS, Hals, Kopfstellung)
- Liegen Zeichen für ein unteres gekreuztes Syndrom vor?
  (Beckenkippung, vorgewölbtes Abdomen, atrophierte Glutaealmuskulatur, muskuläre Verspannungen lumbal, Kniewinkel)

Überprüfung der Thoraxsymmetrie in der Vorneige (Rippenbuckel?)

Somatoskopische Begutachtung von lateral

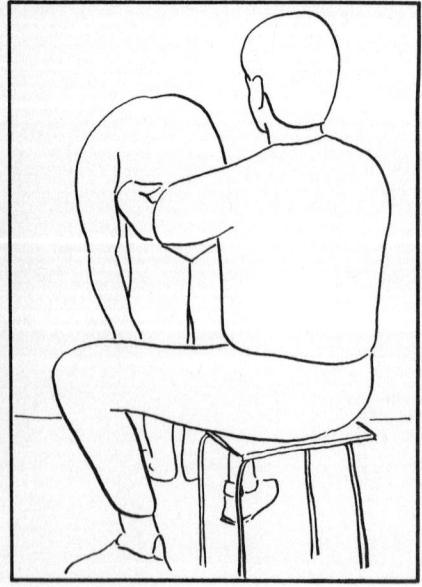

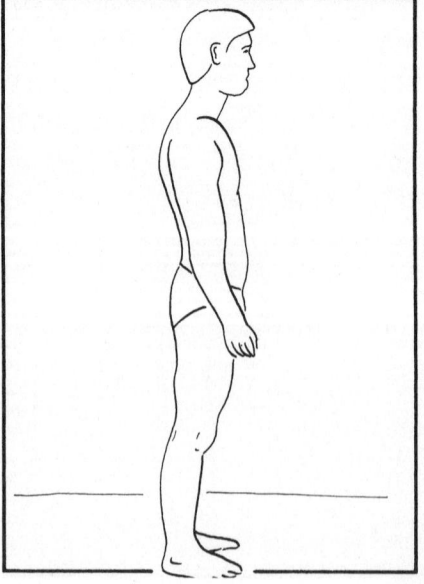

Muskelfunktionsdiagnostik (nach JANDA)

Hier lehnen wir uns an die verbreitete Methodik nach JANDA (1994) an. Eine sechsstufige Skalierung (wie im Originalsystem) erfolgt nicht. Es hat sich bewährt, bei Gesunden folgende Dreigliederung vorzunehmen:

1 ...... volle Funktionstüchtigkeit,
2 ...... eingeschränkte Funktion,
3 ...... deutlich eingeschränkte Funktion.

Folgende Muskeln werden auf ihre *Muskelkraft* hin geprüft:

- M. rectus abdominis (gerader Bauchmuskel).
  Bei Ventroflexion des Rumpfes aus der Rückenlage Abheben des Schultergürtels.

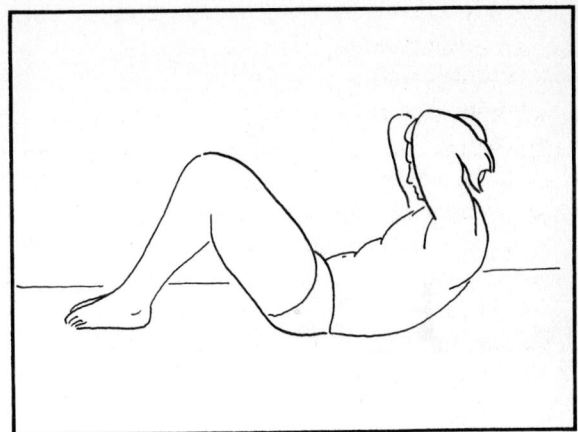

- Mm. glutaei in der Extension (Gesäßmuskeln, extendierende Anteile).
  Abheben der gebeugten Knie aus der Bauchlage.

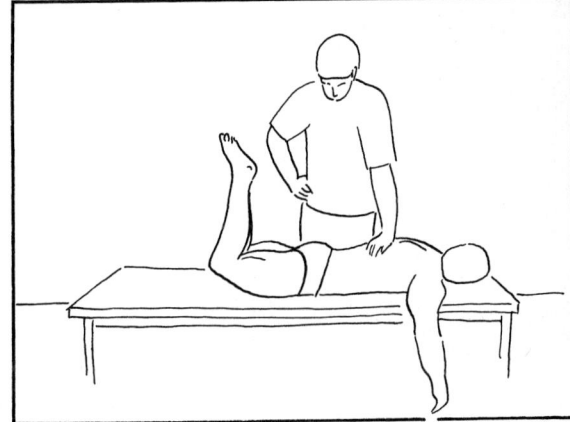

- M. erector spinae
  (Rückenstrecker).
  Maximale und stabile
  Aufrichtung aus der
  Bauchlage über min-
  destens 15 sec.

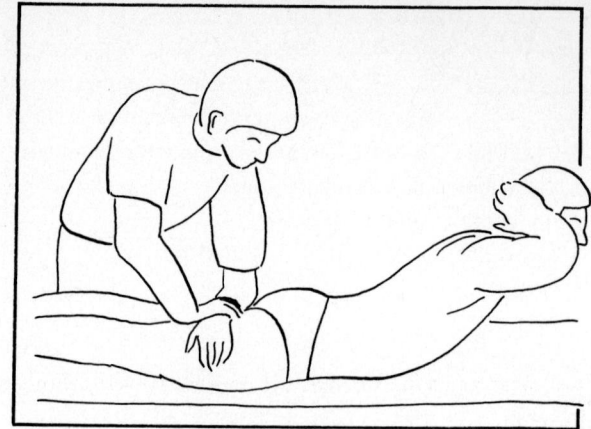

- M. serratus anterior
  (Übersichtstest des
  vorderen Sägemus-
  kels).
  Die Schulterblätter
  sollten mindestens
  15 sec. am Thorax
  anliegen (abstehende
  Schulterblätter sind
  Zeichen für unzurei-
  chende Stabilisation).

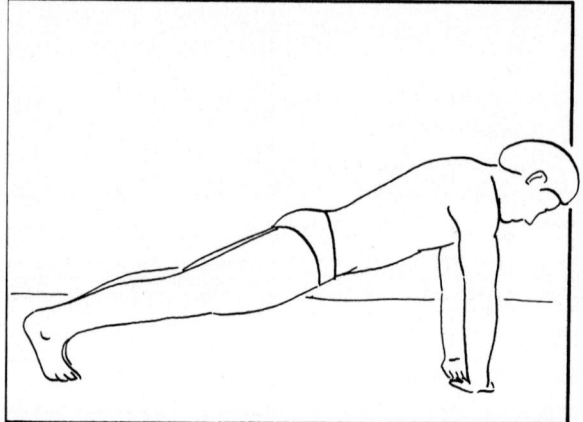

- Untere Schulterblatt-
  fixatoren.
  Gegen Widerstand
  werden die Schulter-
  blätter nach caudome-
  dial gezogen.

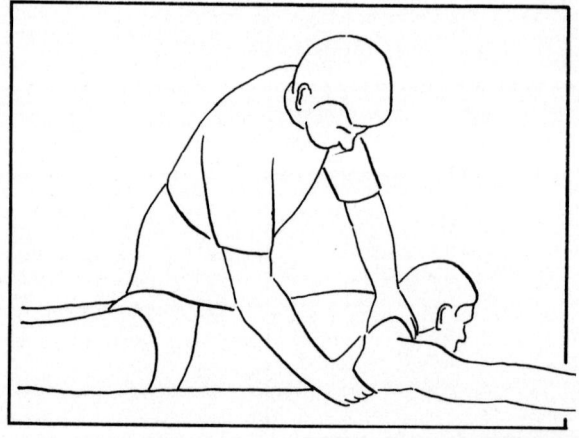

- Hüft-Abduktoren.
  In Seitenlage wird
  das obere Bein
  abduziert. Die
  Stabilität über 15 bis
  20 sec. wird zur
  Beurteilung herange-
  zogen.

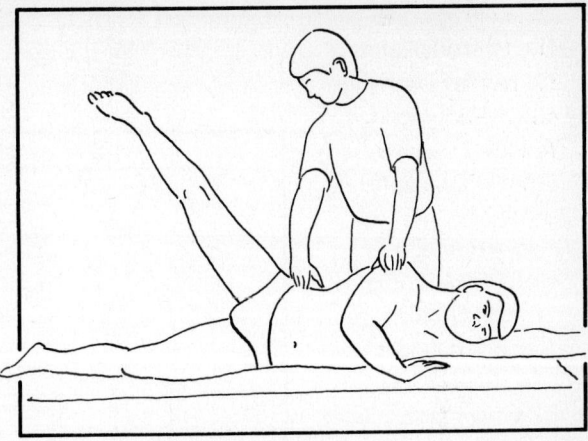

Folgende Muskeln werden auf ihre *Dehnbarkeit* hin geprüft:

- M. triceps surae (Übersichtstest der
  Wadenmuskulatur).
  Die Fersen sollten auch in der Tief-
  kniebeuge am Boden bleiben.

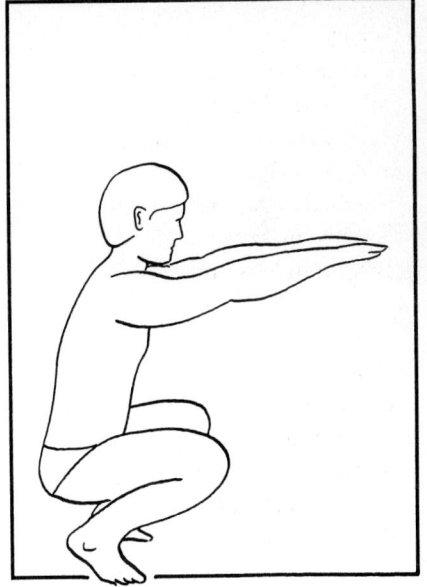

In der folgenden Testposition können wir gleich drei Muskeln bzw. Muskelgruppen prüfen: die Hüftbeuger M. iliopsoas und M. rectus femoris sowie M. tensor
fasciae latae, wobei letzterer in erster Linie abduzieren und stabilisieren soll.

- M. iliopsoas (Lendendarmbeinmuskel als wichtigster Hüftbeuger).
  Die Hüftgelenksstreckung ist Indikator für die Elastizität der Muskelgruppe.
- M. rectus femoris (gerader Oberschenkelmuskel).
  Durch die passive Kniebeugung wird differentialdiagnostisch abgeklärt, ob eine verminderte Hüftflexion durch den geraden Quadrizeps-Anteil verursacht wird oder nicht.

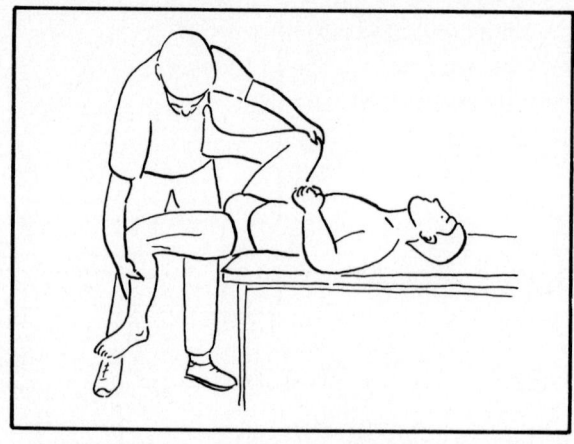

- M. tensor fasciae latae (Schenkelbindenspanner).
  Eine Verspannung dieses Muskels ist an scharf umschriebenen Einziehungen längs der lateralen Oberschenkelseite (MAISSIATscher Streifen), an

Komplexer Test zur differentialdiagnostischen Erfassung der Verspannung des M. iliopsoas und des M. rectus femoris. Außerdem ergeben sich Hinweise auf mögliche Verspannungen des M. tensor fasciae latae

einer Abduktionsstellung in der entspannten Haltung und manchmal an einer Lateralverschiebung der Patella zu erkennen.

Der M. rectus femoris läßt sich auch isoliert durch passive Flexion in Bauchlage testen. Die Ferse sollte mindestens bis zu einer Handbreite an das Gesäß herangeführt werden können. Vorsicht bei Knieproblemen!

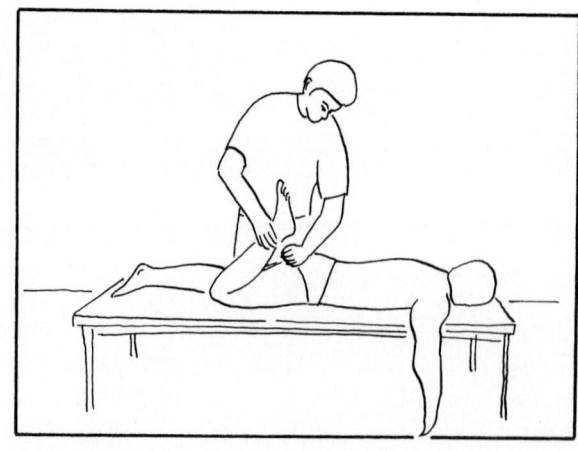

Test der Dehnbarkeit des M. rectus femoris

- Mm. adductores (kurze und lange Hüftgelenksanzieher).
  Bei eingeschränkter Elastizität der Adduktoren treten Faserzüge und Sehnen dieser Muskeln an der Oberschenkelinnenseite heraus. Fakultativ kommt es zu Schmerzpunkten an den Ansätzen. Die kurzen Anteile werden bei gebeugtem Knie geprüft, die langen bei gestrecktem.

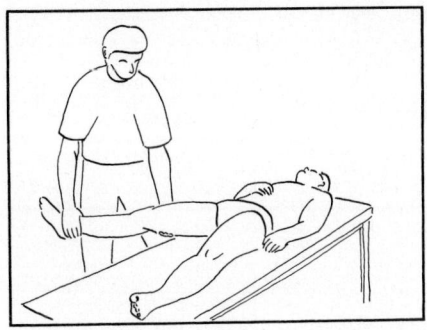 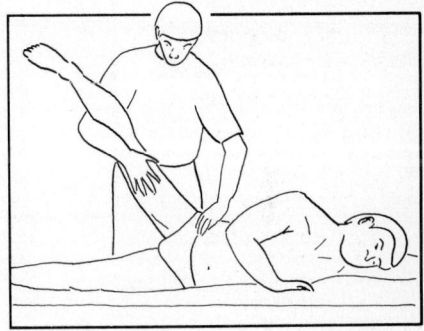

Prüfung der Dehnbarkeit der Adduktorengruppe in Rücken- oder alternativ in Seitenlage. Die eingelenkigen Anteile werden bei gebeugtem Knie getestet, die zweigelenkigen bei gestrecktem Knie

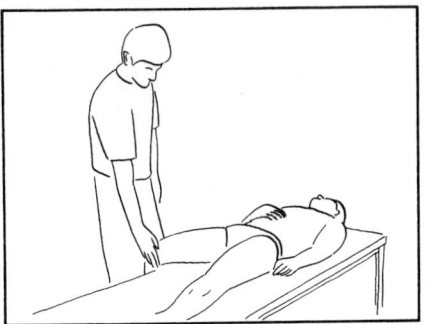 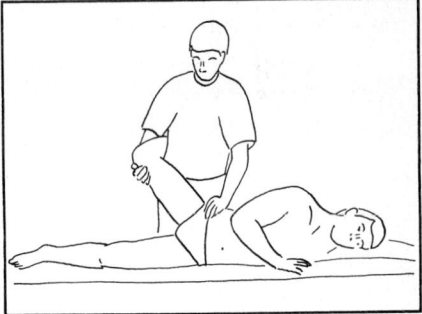

- ischiocrurale Gruppe (rückseitige Oberschenkelmuskeln).
Die Hüftbeugung wird bei gestrecktem Knie durch diese Gruppe begrenzt. Als Indikator gilt der Hüftgelenkswinkel beim Einsetzen des Dehnungswiderstandes.

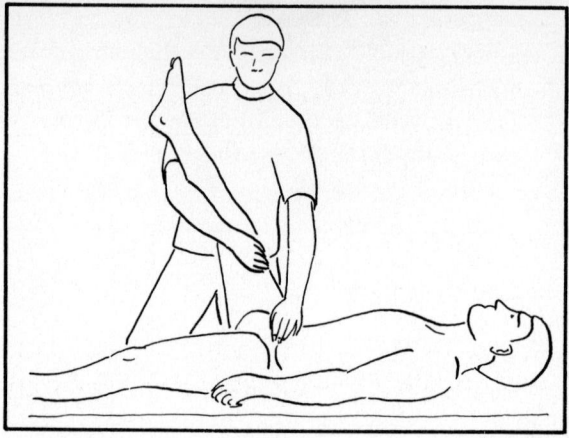

Inspektion in der Bauchlage

Die entspannte Bauchlage wird genutzt, um reflektorische Zeichen länger bestehender Funktionsstörungen zu suchen.

- Die KIBLER-Hautfalte gibt Aufschluß, ob Hautverquellungen auf bestimmten Etagen der Wirbelsäule bestehen. Sie sind regelmäßig im Zusammenhang mit Störungen des lumbalen und des cervikothorakalen Bereichs – aber auch in anderen Segmenten – zu finden.
- In der entspannten Bauchlage palpieren wir außerdem Verspannungen der paravertebralen Rückenstrecker. Auch sie sind Zeichen von Segmentstörungen. Der Vergleich zwischen Bauchlage und Stand bringt weitere Aufschlüsse.

Palpation von Weichteilauffälligkeiten in der Bauchlage

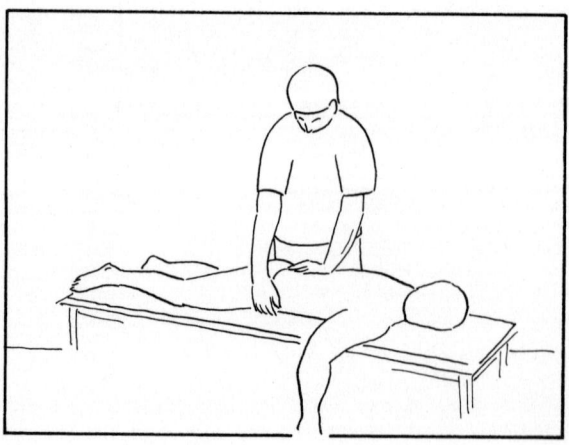

Mobilitätsprüfungen

Die Prüfungen der Gelenkbeweglichkeit erfolgen weitgehend nach der Methodik von SACHSE. Diese graduiert die Befunde nach folgender Systematik:

A ...... verminderte Mobilität,

B ...... normale Mobilität,

C ...... erhöhte Mobilität.

Im Ergebnis der Einzeltests soll ein Eindruck über den jeweiligen konstitutionellen Beweglichkeitstyp erarbeitet werden. Aber auch lokale Anomalien (vor allem isolierte Hypermobilität) sind von Interesse. Die Beurteilungskriterien sollten nicht mechanistisch angewandt werden. Wir beachten, daß die Mobilität durch Training, Geschlecht, Alter und die Seitenzugehörigkeit der Extremität beeinflußt werden kann.

Im einzelnen werden durch Übersichtstests geprüft:

• Anteflexion der Wirbelsäule im Stand.
  Alle Segmente bis zu L5 sollen möglichst gleichmäßig beteiligt sein. Es ist zu beachten, wie die Gesamtbewegung im Zusammenspiel mit den Hüftgelenken zustande kommt. Unter Umständen kommt es bei sehr mobilen Hüftgelenken im letzten Teil der Vorbeuge wieder zu einer teilweisen Aufgabe der Anteflexion. Der Finger-Boden-Abstand wird dokumentiert.

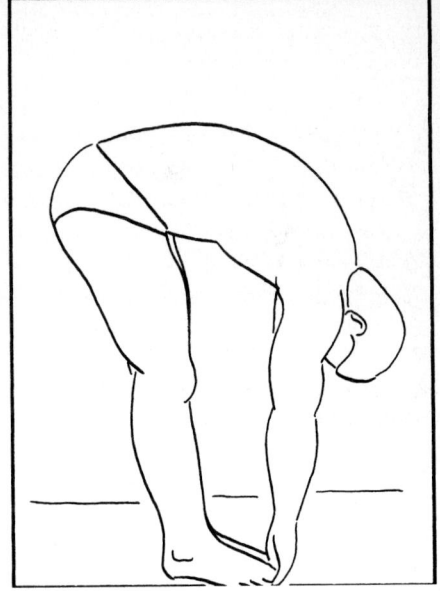

- Seitneige der Wirbelsäule im Stand.
  Es soll eine gleichmäßige Biegung der Dornfortsatzlinie bis zu S1 entstehen. Die Symmetrie der Bewegung wird daran überprüft, ob die gestreckten Finger auf beiden Seiten gleich weit nach unten gleiten. Das Lot der kontralateral zur Neigungsrichtung gelegenen Achselfalte gibt Aufschluß über den Grad der Mobilität.

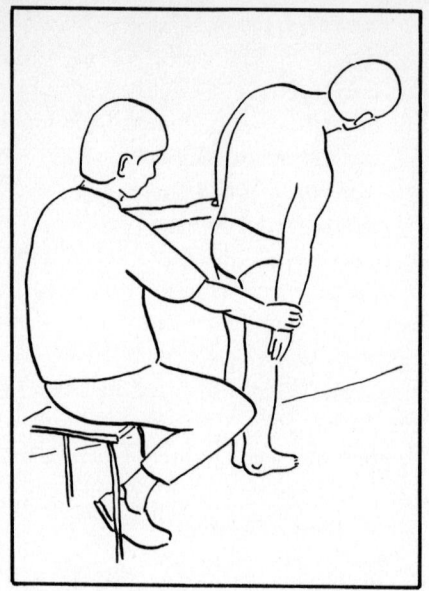

- Retroflexion der Wirbelsäule in der Bauchlage.
  Bei definierter Position der Handflächenauflage wird der Winkel des Ellenbogens als Indikator für die Mobilität genutzt. Wichtig ist aber auch, die Harmonie der Retroflexion des Rumpfes zu beachten. Außerdem spielen Besonderheiten der anthropometrischen Bedingungen eine Rolle.

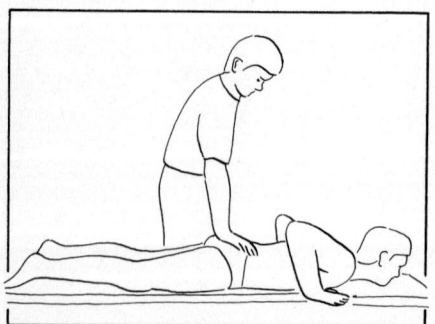 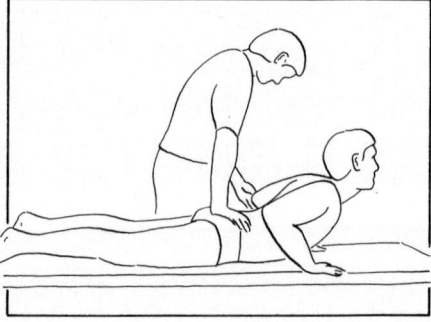

- Rotation der Wirbelsäule im Sitz.
  Die vor dem Kopf zusammengeführten Ellenbogen dienen als «Zeiger» zum Ablesen des auf die Sagittalebene bezogenen Rotationswinkels. Dieser wird für die Beurteilung herangezogen. Er liegt normalerweise bei etwa 45 Grad zu jeder Seite.

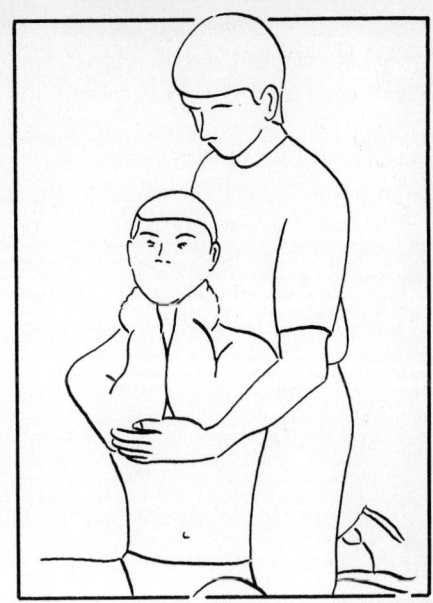

- Rotation der Halswirbelsäule im Reitsitz.
  Bei leicht geführter Kopfdrehung wird der Rotationswinkel an der «Zeigerstellung» der Nase abgelesen. Dieser beträgt bei normaler Mobilität in jede Richtung 45 bis 80 Grad – bezogen auf die Sagittalebene.
  Vorsicht, keine Kraft einsetzen! Der sehr sanfte Druck eines Fingers muß genügen! Widerstände respektieren!

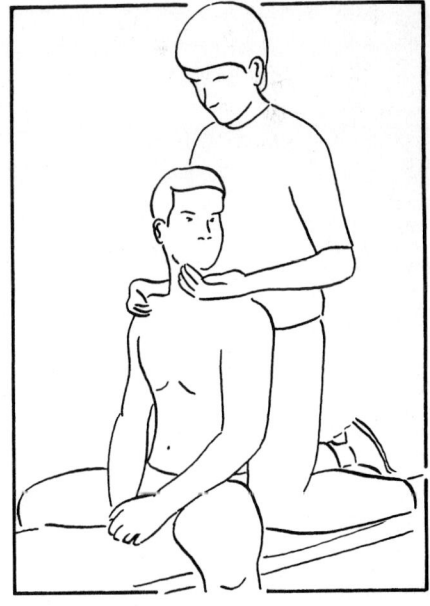

- Schultergürtelmobilität im Sitz.
  Am Handgelenk ziehen wir den Arm in Schulterhöhe zur Gegenseite. Die Lage des Ellenbogens zur Sagittalebene wird zur Beurteilung herangezogen. Sie liegt zwischen 0 und 45 Grad. Bei der Beurteilung sollten wir bedenken, daß die Bewegung Gesamtergebnis komplexer Bewegungen in Schultergelenk und Schultergürtel ist.

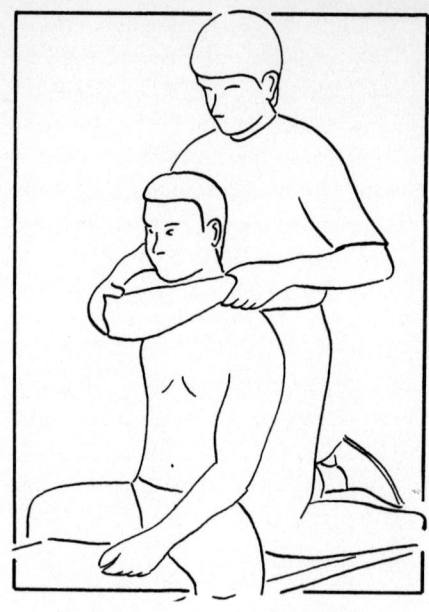

Prüfung einfacher Koordinationsmuster

Mit einigen einfachen Bewegungs- bzw. Halteaufgaben sollen wichtige haltungsrelevante koordinative Grundmuster geprüft werden.

- Armabduktion.
  Beim langsamen Abduzieren der gestreckten Arme werden von dorsal Einsatzzeitpunkt und Intensität der Unterstützung durch die Nackenmuskulatur eingeschätzt.

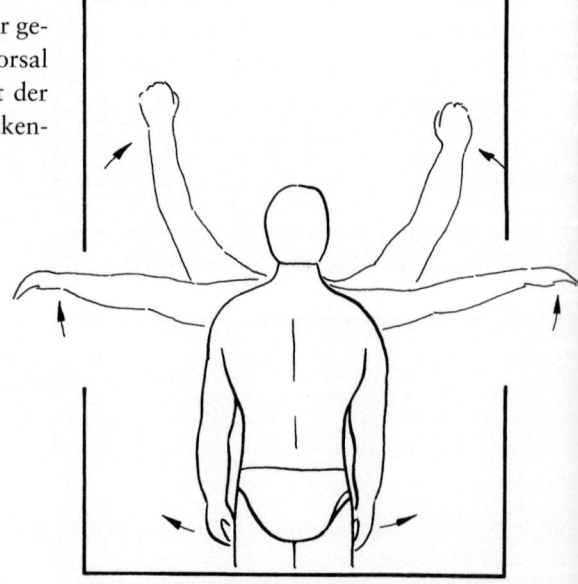

- Atemsynkinese der Nackenmuskulatur.
  Ebenfalls von dorsal wird die Arbeit der Nackenmuskeln bei langsamer maximaler Einatmung beobachtet. Zu früher und intensiver Einsatz spricht für gestörte Synkinesen.

- Armvorhaltetest nach MATTHIAS.
  Die Armvorhalte wird über maximal 30 Sekunden durchgeführt. Veränderungen der Haltung in Richtung Hohlkreuz, Unruhe oder Asymmetrien zeigen Probleme bei der Rumpfstabilisierung. Außerdem beobachten wir, ob die Schultern hochgezogen werden. Ist das der Fall, fordern wir auf, die Schultern nach unten zu nehmen, die Hände aber am selben Ort zu lassen. Gelingt das nur mit Mühe, oder kommt es zu weiterer Verschlechterung der Haltung (Verstärkung des Hohlkreuzes), so gilt dies als weiterer Hinweis auf das Unvermögen zur Stabilisierung des Rumpfes.

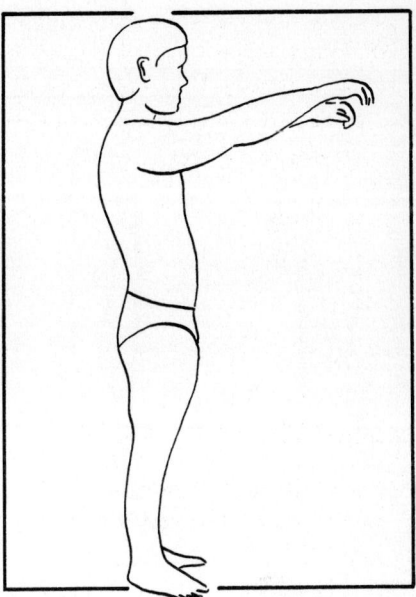

- Kopfheben.
  In Rückenlage wird der Kopf angehoben, etwa zum Lesen eines Textes, der sich am Fußende befindet. Die initiale Bewegung des Kopfhebens wird eingeschätzt. Werden die Mm. scaleni schon zu Beginn mit einbezogen, so finden wir eine harmonische Kopplung von Kopfabheben und Kopfnicken. Bei einer Störung ist das Kopfnicken initial nicht vorhanden. In der ersten Phase findet eine Reklination statt. Das Kinn wird vorgeschoben.

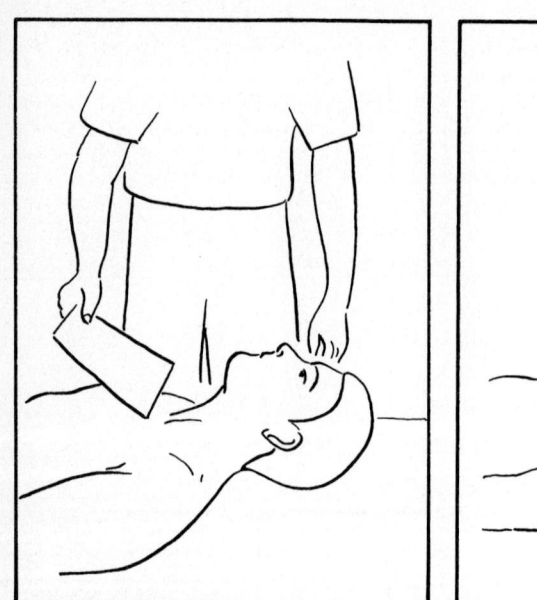 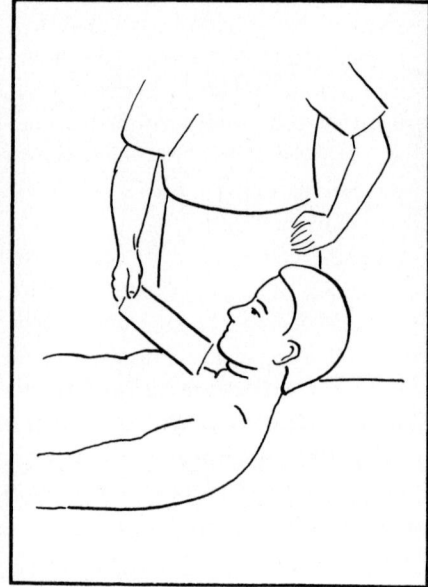

Test der Halsflexion beim Abheben des Kopfes in der Rückenlage
links: Störung, es kommt initial zu einer Reklination
rechts: gute Halsflexion

- Die muskuläre Entspannung ist eine wichtige Voraussetzung für ökonomische Bewegungen. Wir erhalten an verschiedenen Stellen des Untersuchungsgangs Aufschluß über diese Qualität. So beobachten wir, ob der Körperschulteilnehmer ruhig stehen kann oder «zappelig» ist. Bei bestimmten Tests, die die Entspannung des Untersuchten voraussetzen (Prüfung der Kopfgelenke oder der ischiokruralen Gruppe), spüren wir, wie die Fähigkeit zum «Loslassen» ausgeprägt ist.

Weitere Aufschlüsse ergeben sich durch Beobachtung bei normalen Verrichtungen wie dem Gehen, Bücken oder Tragen. Auch die Inspektion von der Seite liefert Informationen über Haltungsstereotypien, so zum Beispiel die Kopfhaltung.

Gelenkfunktionsprüfungen

Die Tests der Gelenkfunktionsprüfungen sind ausschließlich Medizinern vorbehalten. Es geht dabei um die Prüfung des natürlichen Gelenkspiels, wie sie in der Diagnostik der Manuellen Medizin üblich ist. Gelenkfunktionsstörungen sind in der Regel reversibel und hängen kausal primär oder sekundär mit anderen Störungen des Muskel-Skelett-Systems zusammen. Entscheidende Indikatoren sind die Qualität des Endanschlags der Funktionsbewegung und der Nachweis eines weichen Gelenkspiels (joint play). Mit der Methodik nach LEWIT (siehe dort) werden folgende Gelenkfunktionen geprüft:

- Kopfgelenke CO/C1 in Anteflexion und Seitneige
- Kopfgelenke C1/C2 in Seitneige
- Iliosakralgelenke
- Fibulotibialgelenke

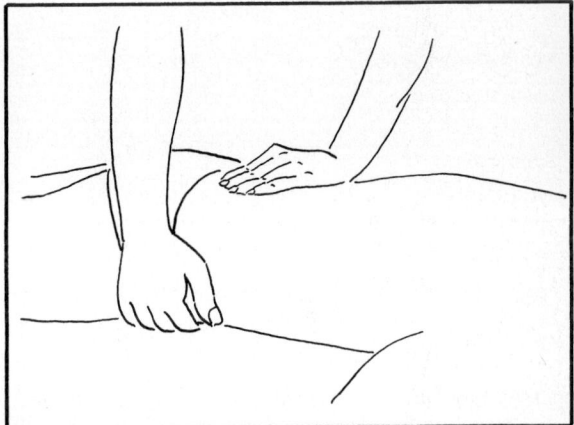

Um einen zügigen Ablauf der Untersuchung zu erreichen, organisieren wir die Reihenfolge der Tests nicht nach ihrem Inhalt, sondern nach der einzunehmenden Patientenposition, um Zeitverlust durch überflüssige Stellungswechsel zu vermeiden. Bei der Erstellung der Checkliste zum Untersuchungsgang ist das beachtet worden.

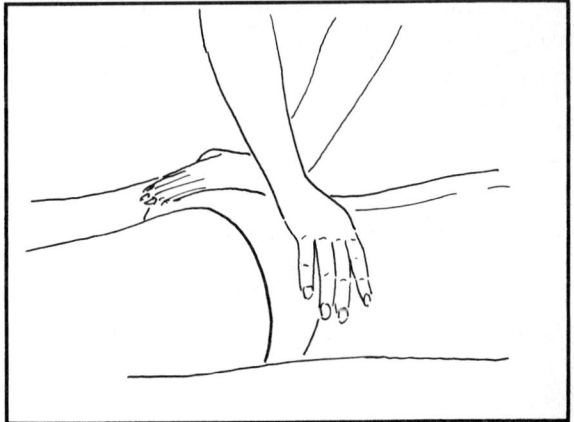

*Zwei Techniken zur Prüfung des Gelenkspiels der Iliosakralgelenke
oben: a-p-Federung, unten: Kreuzgriff NACH STODDARD*

Untersuchungsgang Funktionsdiagnostik Potsdamer Körperschule

Datum:
Name: Vorname:
Körpergewicht: Körpergröße:
Alter:

Untersuchung im Stand
von dorsal
Dornfortsatzreihe:
Schultertiefstand: Taillendreieck:
Beckenhochstand:
Schulterform:
Atmung: Abduction:
von lateral
Kopfhaltung:
Schultern:
Wirbelsäule:
MATTHIASS:
Vorneige:
Finger-Boden-Abstand: Rippenbuckel:
Seitneige:
triceps surae: serratus:

Sitz
Kopfrotation: Schultergelenk:
WS-Rotation:

Bauchlage
Rückbeuge liegend: untere Schulterblattfixatoren:
erector trunci: ISG:
piriformis:

Seitlage
Abductoren:

Rückenlage
Kopfgelenke
AF CO – C1:
SNCO / C1:   SNC1 / C2:
oberer Trapez: Schulterblattheber:
sternocleido: pectoralis:

Becken
Patrick: kurze Adductoren:
psoas: iliacus:

Kraft
Bauchmuskulatur:
scaleni: Halsflexion:

Verkürzungen
ischiocrurale: lange Adductoren:
iliopsoas:
rectus femoris: tensor fasciaeatae:

Wie die Übungsinhalte umsetzen?

Um die Übungen und Informationen der Körperschule sinnvoll umzusetzen, sind methodische und organisatorische Fragen zu klären. Nachfolgend sollen hierzu einige Hinweise gegeben werden, die aus mehrjähriger Erfahrung in der praktischen Körperschularbeit resultieren. Für an der Leitung derartiger Kurse Interessierte empfiehlt sich jedoch eine Ausbildung zum Körperschulleiter. Hierzu eignen sich Lehrgänge, wie sie regelmäßig vom Brandenburgischen Verein für Gesundheitsförderung (Adresse im Anhang) angeboten werden.

Es hat sich bewährt, zwölf Gruppenveranstaltungen von jeweils 90 Minuten Dauer in wöchentlichem Abstand durchzuführen. Wenngleich individuelle Übungsarbeit das Optimum darstellen würde, ist aus personal-, zeit- wie auch finanzökonomischen Gründen Gruppenarbeit realistisch. Die Begrenzung auf eine Teilnehmerzahl von maximal 14 (optimal 10) erlaubt jedoch noch hinreichende Individualität.

Die Gruppenveranstaltungen sollten thematisch aufbereitet und für alle Teilnehmer gleichermaßen angeboten werden. Durch die Funktionsanalyse können im Rahmen des Programms individuelle Schwerpunkte gesetzt werden. Zusätzlich erhält jeder ein persönliches Übungsprogramm für zu Hause, das vorwiegend aus Kräftigungs- und Dehnübungen besteht. (Ein Beispiel für eine solche Analyse und für ein persönliches Übungsprogramm sind angefügt.)

Die Übungseinheiten beinhalten einerseits wiederkehrende Standardabschnitte wie einen Erwärmungsteil zur Einstimmung, das individuelle Übungsprogramm (10 Min.), Entspannungstechniken (10 Min.) und Elemente vorangegangener Sitzungen zur weiteren Festigung. Diese Standardprogrammpunkte kommen in jeder Veranstaltung vor. Die Sitzungen konzentrieren sich andererseits aber auf Schwerpunktthemen im Sinne einer sinnvollen inhaltlichen Abfolge. Nachfolgend soll ein Zyklus von zwölf Doppelstunden der Potsdamer Körperschule in seiner thematischen Gliederung grob skizziert werden:

1. Was ist Körperschule?
Lebensumwelt richtig gestalten!

Diese Veranstaltung dient als theoretische Einstimmung. Das Anliegen der Körperschule wird verständlich gemacht, eine Übersicht auf das zu Erwartende gegeben. Wichtige funktionell-anatomische Grundlagen sind Thema.

Im zweiten Teil werden Sitz- und Liegemöbel, aber auch die Art, mit ihnen umzugehen, besprochen. Einerseits soll ihre Bedeutung für die Entstehung von Gesundheitsschäden erkannt, andererseits Nachdenken über eine Umgestaltung der eigenen Arbeits- und Freizeitumwelt sowie über individuelle Bewegungsmuster provoziert werden. Die Erfahrung zeigt, daß dies ein Prozeß ist, der einige Zeit erfordert. Aus diesem Grund steht das Thema am Anfang des Zyklus. Die folgenden Zusammenkünfte können zu weiterer Diskussion genutzt werden.

2. Verspannung in Kopf und Muskeln lösen.
   Wir fühlen unseren Körper.

Es werden einfache Entspannungstechniken vorgestellt und geübt, die in den folgenden Einheiten regelmäßig wiederkehren werden. Durch Übungen des Körpergefühls sollen die Teilnehmer ihre sensorischen Qualitäten entdecken. Den Schwerpunkt bilden Relaxationstechniken für verspannte Muskeln. Sie sind eine Grundlage für das individuelle Programm, so daß jedem Teilnehmer die für ihn wichtigen Übungen nahegelegt werden.

3. Muskelkraft – eine Voraussetzung für gute Körperhaltung.

Die gezielte Kräftigung der abgeschwächten Muskeln schließt sich an. Hierbei erfolgt wiederum eine Differenzierung entsprechend den Ergebnissen der Analyse. Das individuelle Übungsprogramm wird ergänzt. Es wird besonders auf eine saubere Ausführung geachtet, um falsche Stereotypien nicht noch zu fördern. Notfalls werden Übungen der Bewegungskoordination vorgezogen.

4. Kopf und Arme richtig bewegen und halten!

In dieser Sitzung stehen die Basisstereotypien des Schultergürtels im Mittelpunkt. Falsche Haltungen und Bewegungen des Kopfes und der Arme werden bewußt gemacht. Mit einer Reihung von Techniken erfolgt die Korrektur. Der Einsatz von Biofeedback erfolgt hier sehr effektiv. In den folgenden Zusammenkünften muß «penetrant» wiederholt werden, um Automatie zu erzeugen. Das gilt für alle Bewegungsübungen.

5. Die Stellung des Beckens – wichtig für Haltung und Gang!

Nach den Basisstereotypien des Schultergürtels sind die des Beckengürtels zu üben. Damit sind Basisbewegungsmuster der beiden Schwerpunkte möglicher Störungen Gegenstand des Übens. Bewußtmachung und aufmerksame Kontrolle sind die Hauptziele.

6. Atmung und Haltung – Atemübungen.

Atemmuskeln sind auch posturale Muskeln. Falsche Bewegungsmuster der Atmung, die uns zudem nicht bewußt sind, beeinträchtigen Haltung und Bewegung. Atmung bewußt zu steuern bedeutet Körperkontrolle. Deshalb sind Übungen der Atemregulation wichtiger Teil der Körperschule. Sie stehen in dieser Sitzung im Mittelpunkt.

7. Richtig bewegen im Alltag.

Alltagsbewegungen sollen als Endziel der Bewegungsschulung bereits hier geübt und korrigiert werden. In den folgenden Zusammenkünften ist Gelegenheit zur Wiederholung. Unter Einsatz von Besen und Wassereimer werden Trivialbewegungen neu gelernt.

Die nun folgenden Übungsstunden haben das Ziel, die erworbenen Grundfähigkeiten variabel zu trainieren. Die Grundelemente der Bewegung (Basisstereotypien) werden hierzu, in verschiedenste Anwendungen «verpackt», in vielen Variationen angewandt. Haltungs- und bewegungsrelevante Elemente verschiedener körperbezogener und psychosomatisch orientierter Systeme unterstützen hierbei. Verschiedene Kleingeräte werden als Hilfsmittel eingesetzt. Sie lockern die Sitzungen ebenso auf wie kleine Wettbewerbsformen.

8. Haltung ist Balance – Balanceübungen.

Alte Stereotypien werden durch veränderte Afferenzen des Gleichgewichtsorgans und der Propriozeptoren der unteren Extremitäten gebrochen – Chance zur Bahnung neuer Abläufe.

9. FELDENKRAIS: «Bewegen wie von selbst».

Einzelne Elemente des Psychosomatik-Systems eignen sich für unser Ziel.

10. Wir lernen Bewegung und Haltung von alten asiatischen Körperkulturen.

Budo-Sportarten enthalten Elemente, die von dem hohen Körperbewußtsein der Asiaten seit Jahrtausenden künden.

11. Psychomotorik – Spaß an der Bewegung.

Positive Emotionen fördern gute Haltung.

Die abschließende zwölfte Veranstaltung soll der Zusammenfassung des erreichten Standes dienen. Die Teilnehmer haben ein umfangreiches Methodenrepertoire erprobt. Systematisierung tut Not. Auf der Basis der dem einzelnen zusagenden Übungen können Übungskonzepte für die weitere Arbeit zusammengestellt werden.

Damit ist der Übungszyklus abgeschlossen. Die Teilnehmer haben Möglichkeiten der Haltungs- und Bewegungskorrektur kennengelernt und geübt. Ein bleibender Effekt ist zu diesem Zeitpunkt jedoch nicht zu erreichen. Es bietet sich daher an (und Absolventen der Körperschule wünschen das auch), einen zweiten Zyklus durchzuführen, der der vielseitigen Übung und Festigung dient. Dieser sollte wiederum über zwölf Veranstaltungen laufen.

Doch auch hiervon ist letztlich kein Langzeiteffekt zu erwarten. Ziel sollte es sein, die Teilnehmer für eine dauernde gesundheitsfördernde Aktivität zu gewinnen. In unserem Potsdamer Modell der Körperschule hat sich die Zusammenarbeit mit gesundheitsorientierten Sportgruppen bewährt, die ein sinnvolles «Auffangbecken» für die interessierten Absolventen der Zyklen I und II bieten können.

Potsdamer Körperschule

Analysereport zur kinesiologischen Funktionsdiagnostik

Für *Karin Muster* 02. 03. 1993

Körperhaltung

Bei Betrachtung von hinten zeigt sich eine geringfügige Ausbiegung der Wirbelsäule nach links. Außerdem gab es Hinweise auf einen möglichen geringfügigen Schiefstand des Beckens. Die linke Schulter steht etwas erhöht. Bei Betrachtung von der Seite findet sich ein hohlrunder Rücken, der gekoppelt ist mit einem Vorschieben des Kopfes sowie der Schultern. Das Becken ist vorgeneigt und unterstützt somit das bestehende langbogige Hohlkreuz.

Beweglichkeit

Die Beweglichkeit der Gelenke ist allgemein etwas erhöht. Einige Zeichen deuten darauf hin, daß die Gelenkstabilität leicht beeinträchtigt ist. Die Lendenwirbelsäule ist in Vorneige vermindert beweglich, dafür aber in Rückneige vermehrt, was im Zusammenhang mit dem Hohlkreuz stehen dürfte.

Ökonomie der Bewegungsabläufe

Bei Bewegungen der Arme sowie verstärkter Atmung findet man die Nackenmuskulatur übermäßig stark einbezogen. Die Steuerung von Kopf und Schultern ist nicht optimal, auch das Vorneigen des Beckens wird durch eine Fehlsteuerung der Muskeln begünstigt.

Verspannte Muskeln

Im Zusammenhang mit der starken Belastung des Lendenbereiches ist die Rückenstreckermuskulatur der Lendenwirbelsäule ständig verspannt. Ebenso die Rückenstrecker im Bereich der linksseitigen Ausbiegung der Brustwirbelsäule. Nicht hinreichend dehnbar sind die rückseitige Oberschenkelmuskulatur sowie die hüftbeugenden Muskeln. Die bewußte Entspannung der Muskeln ist gut möglich.

Muskeln mit verminderter Kraft

Hierzu zählen vor allem die Bauchmuskulatur sowie die unteren Schulterblattmuskeln. Leichte Abschwächungen zeigen die Abspreizer der Beine.

Bemerkungen/Mögliche Risiken

Die Statik der Wirbelsäule wird durch die verstärkten Ausbiegungen im Lendenbereich aber auch im Bereich der Brustwirbelsäule gestört. Das erfordert Stabilisierung durch die Muskulatur, die wie auch die passive Gelenkstabilität durch Bänder und andere Bindegewebe etwas vermindert scheint. Da im Lendenbereich keine Beschwerden bestehen, kompensiert der Organismus diese Störungen offenbar gut. Prophylaktisch ist eine Harmonisierung der muskulären Funktionen und auch der Beckenposition sinnvoll. Im Nackenbereich bietet sich Entspannung an. Dem gegenüber sollten die unteren Schulterblattmuskeln, die für eine günstige Schulterposition zuständig sind, gekräftigt werden. Im Hinblick auf die erhöhte Beweglichkeit ist auf mobilisierende Übungen (bis auf die angegebenen) zu verzichten, speziell Übungen, die verstärkt in das Hohlkreuz führen.

Schwerpunkte für die Übungsarbeit

1. Allgemeine Kräftigung des Rumpfes, speziell der Bauchmuskulatur
2. Dehnung der hüftbeugenden Muskeln und vorsichtige Entspannung der Rückenstreckermuskeln im Lendenbereich (Wirkung beachten)
3. Training der Korrektur der Beckenposition im Zusammenhang mit der Verminderung des Hohlkreuzes
4. Entspannung und Dehnung der Nackenmuskulatur
5. Training der Koordination von Kopf- und Armbewegungen zur Entlastung der Nackenmuskulatur
6. Parallel dazu, Kräftigung der unteren Schulterblattmuskeln
7. Überprüfung und Korrektur des Arbeitsumfeldes, speziell Arbeitsmittel und Arbeitsmöbel

Potsdamer Körperschule

Persönliches Übungsprogramm zur Kräftigung und Dehnung

für *Karin Muster*

Bitte beachten Sie die Hinweise zu Ausführung und Dosierung, die Ihnen während der Übungsstunden gegeben werden.

Dehnung gerader Schenkel-muskel

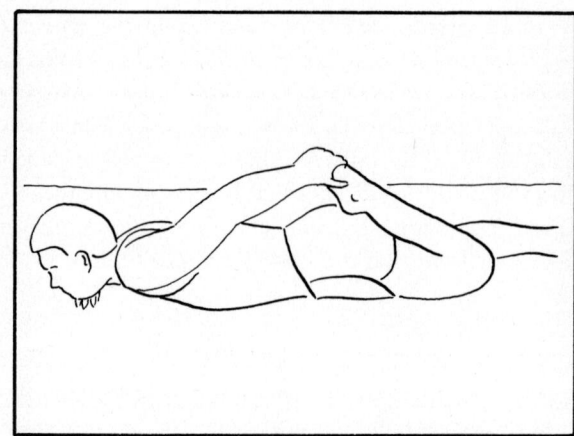

Dehnung Hüftbeuger

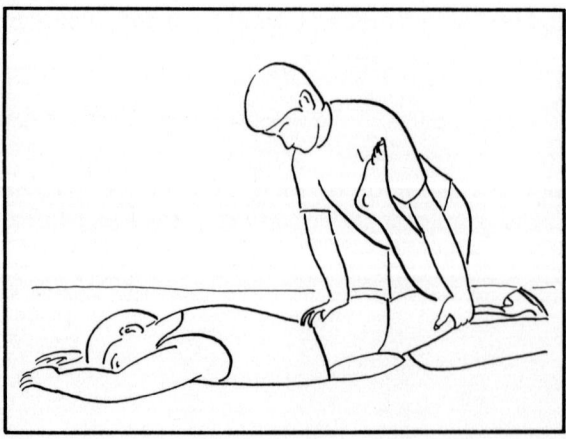

Dehnung Rückseite
Oberschenkel

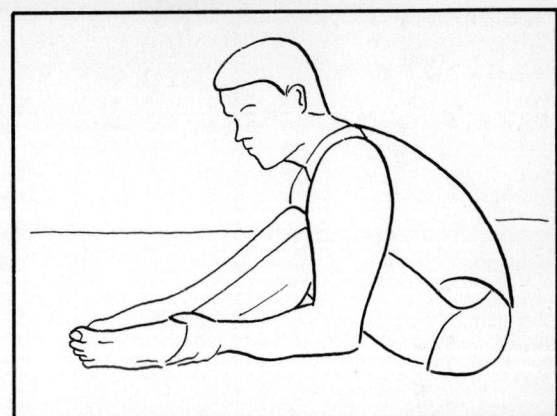

Bauchkräftigung

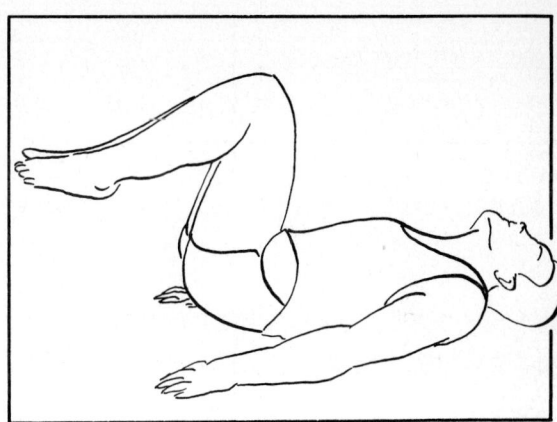

Bauchkräftigung

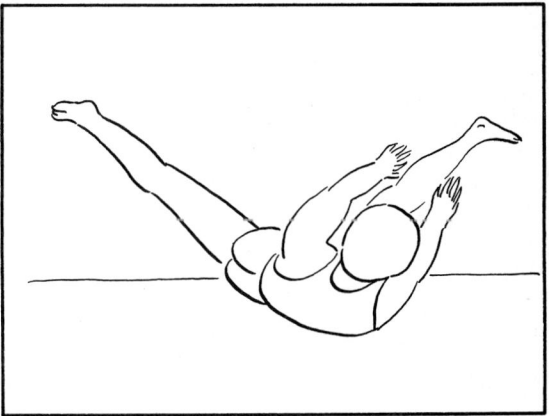

Bauchkräftigung

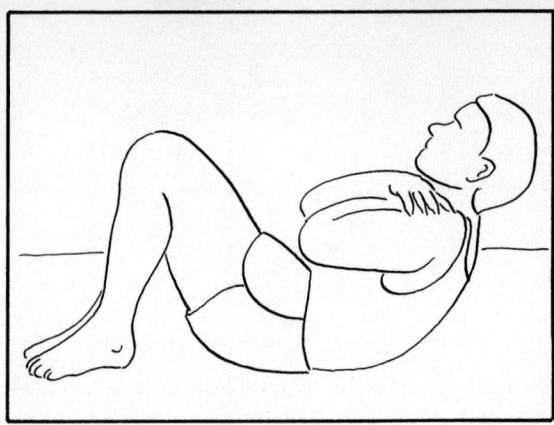

*Kraft untere
Schulterblattmuskeln*

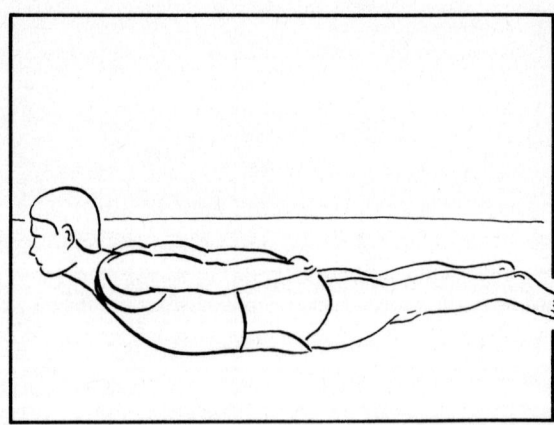

Rumpfkraft

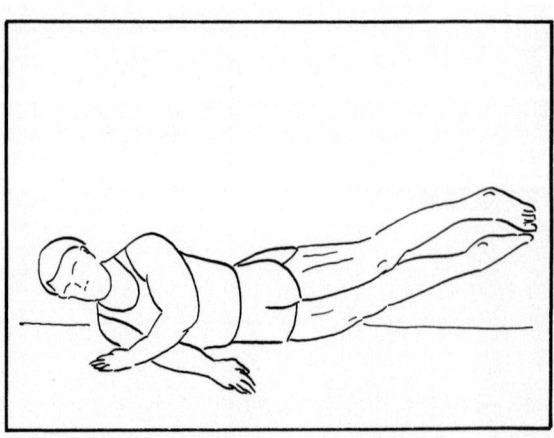

Literaturempfehlungen

Anatomie, Physiologie, Sportmedizin, Motorik

BADTKE, G. et al.: Sportmedizinische Grundlagen der Körpererziehung und des sportlichen Trainings. Frankfurt a. M. 1989

BRANDT, TH./PAULUS, W./BLES, W./DIETERICH, M./KRAFCZYK, S./STRAUBE, A.: Disorders of Posture and Gait 1990. Stuttgart 1990

BRÜGGER, A.: Die Erkrankungen des Bewegungsapparates und seines Nervensystems. Stuttgart 1980

DE MARÉES, H.: Sportphysiologie. Medizin von heute. Bd. 10. Köln-Mülheim 1989

GUTMANN, G.: Zur Frage der konstruktionsgerechten Beanspruchung von Lendenwirbelsäule und Becken beim Menschen. In: Asklepios, 1956, 163–169

HEIPERTZ, W.: Sportmedizin. Stuttgart 1985

HOLLMANN, W./HETTINGER, TH.: Sportmedizin – Arbeits- und Trainingsgrundlagen. Stuttgart–New York 1990

HOTZ, A./WEINECK, J.: Optimales Bewegungslernen. Erlangen 1983

JANDA, V.: On the Concept of Postural Muscles and Posture Man. Austr. J. Physiotherapy 1983

KLEIN-VOGELBACH, S.: Funktionelle Bewegungslehre. In: Rehabilitation und Prävention. Bd. 1. Berlin–Heidelberg–New York–Tokio 1984

MELLEROWITZ, H.: Gesundheit und Leistung. Berlin 1985

POLAND, J. I./HOBART, D. J./PAYTON, O. D.: The Musculosceletal System. Bern–Stuttgart–Wien 1981

STAFFEL, F.: Die menschlichen Haltungstypen und ihre Beziehungen zu den Rückgratverkrümmungen. Wiesbaden 1889

TITTEL, K.: Beschreibende und funktionelle Anatomie des Menschen (11. Aufl.). Jena 1990

Manuelle Medizin

EDER, M./TILSCHER, H.: Schmerzsyndrome der Wirbelsäule (4. Aufl.). Die Wirbelsäule in Forschung und Praxis. Bd. 81. Stuttgart 1988

FRISCH, H.: Programmierte Untersuchung des Bewegungsapparates (4. Aufl.). Berlin 1991

JANDA, V.: Manuelle Muskelfunktionsdiagnostik. Berlin 1994

LEWIT, K.: Manuelle Medizin (6. Aufl.). Leipzig 1992

SACHSE, J.: Manuelle Untersuchung und Mobilisationsbehandlung der Extremitätengelenke. Berlin 1991

SACHSE, J./SCHILDT-RUDLOFF, K.: Manuelle Untersuchung und Mobilisationsbehandlung der Wirbelsäule – Methodischer Leitfaden. Berlin 1992

WIEBEN, K./FALKENBERG, B.: Muskelfunktion – Prüfung und klinische Bedeutung. Erlangen 1991

Rücken – Haltung – Bewegung

BEITEL, H.: Wirbelsäulengymnastik. München 1985

BERGER, W. et al.: Haltung und Bewegung beim Menschen. Berlin–Heidelberg–New York–Tokio 1984

BERQUET, K.-H.: Sitzen und Haltungsschäden. Auswahl und Anpassung der Schulmöbel. Stuttgart 1988

«Haltung und Bewegung». Schriftenreihe der Bundesarbeitsgemeinschaft zur Förderung haltungs- und bewegungsauffälliger Kinder und Jugendlicher e. V., Fischtorplatz 17, 55116 Mainz

KEMPF, H.-D.: Die Rückenschule. Reinbek 1990

KENDALL, F. P./KENDALL-MCCREARY, E.: Muskeln, Funktionen und Tests. Stuttgart 1988

KRÄMER, J.: Bandscheibenbedingte Erkrankungen. Stuttgart 1986

KRÄMER, J./ULLRICH, K.-H./NENNTWIG, C.: Die Rückenschule. Stuttgart 1990

MANDAL, A. C.: The Seated Man (Homo Sedens). Dafnia Publications. Denmark 1985

OLDENKOTT, P.: Bandscheibenschäden. Stuttgart 1988

REINHARDT, B.: Gesunder Rücken – Besser leben. Erlangen 1988

RIEDER, H./EICHLER, J./KALINKE, H. (Hg.): Rückenschule interdisziplinär. Medizinische, pädagogische und psychologische Beiträge. Stuttgart–New York 1993

Gymnastik – Spiel

CARR, R.: Bewegungsspiele und Yoga mit Kindern. München 1987

FREIWALD, J.: Prävention und Rehabilitation im Sport. Reinbek 1989

GRIMMER, E.: Untersuchungen zur Entwicklung der individuell-schöpferischen

Tätigkeit durch den Einsatz von Phantasiemethoden im Gymnastikunterricht der Abiturstufe. – Diss. A. Potsdam 1983

GRIMMER, E.: Kompositorische Grundkenntnisse, Fähigkeiten und Fertigkeiten in der Gymnastik – Lehrmaterial, Pädagogische Hochschule Potsdam 1986
GUSTAVSON, R.: Trainingstherapie. Stuttgart 1984
JOST, E. (Hg.): Spielanregungen – Bewegungsspiele. Reinbek 1985
KNEBEL, K.-P.: Funktionsgymnastik. Reinbek 1985
LAGERSTROM, D./BJARNASON, B.: Fit durch gezielte Gymnastik. Erlangen 1985
OPPENHEIMER, M. P.: Dehnübungen: Die Oppenheimer-Methode. Waldeck 1986
ZIMMER, R./CICURS, H.: Psychomotorik. Schriftenreihe zur Praxis der Leibeserziehung und des Sports (Bd. 190). Schorndorf 1987

Sensomotorik – Entspannung

BARLOW, A.: The Alexander Principle. Arrow Books. London 1986
BERNSTEIN, D. A./BORKOVEC, T. D.: Entspannungstraining. München 1987
FELDENKRAIS, M.: Bewußtheit durch Bewegung. Der aufrechte Gang. Frankfurt 1968
FELDENKRAIS, M.: Die Feldenkraismethode in Aktion: Eine ganzheitliche Bewegungslehre. Paderborn 1990
KRAHMANN, H./HAAG, G.: Die Progressive Relaxation in der Krankengymnastik. München 1987

Asiatische Körperkultur

DALIN, A.: Kempo. Die Kunst des Kampfes. Berlin 1988
DURCKENHEIM, K. Q.: Hara, die Erdmitte des Menschen. München 1978
EBERT, D.: Physiologische Aspekte des Yoga. Leipzig 1986
ENGELHARDT, U.: Die Klassische Tradition der Qi-Übungen (Qigong). Stuttgart 1987
FEIERABENDT, S./HAMMER, O.: Yogatherapie: Der natürliche Weg zur Gesundheit. München 1987
FILLA, M.: Grundlagen und Wesen der altjapanischen Sportkunst. Würzburg 1939
HARI-DASS, B.: Kinder im Garten Yoga. Tanner und Stachelin. Zürich 1989
LUKOSCHIK, A./BAUER, E.: Die richtige Körpertherapie. Ein Wegweiser durch westliche und östliche Methoden. München 1989
LYSEBETH, A. VAN: Yoga. München 1990
METZGER, W./ZHON, P.: Richtig Taijiquan. München 1990

MOEGLING, K.: Sanfte Körpererfahrung. Bd. 2 (Autogenes Training, Sensory Awareness, Stretching, Tai Chi, Aikido, Yoga, Zen). Kassel 1984

NAKAMURA, T.: Das große Buch vom richtigen Atem. Bern, München, Wien 1992

TEGNER, B.: Kung Fu und Tai Chi. Grundlagen – Bewegungsabläufe – Körperschule. Niedernhausen 1989

WICHMANN, W.-D.: Karate Kata 1. Niedernhausen 1991

Rückenschulleiter-Ausbildung in Deutschland

An einer Ausbildung zum Rückenschulleiter Interessierte können sich in Deutschland an folgende Institutionen wenden:

Bundesverband der Deutschen Rückenschulen
Rosenheimer Straße 53
83043 Bad Aibling
Tel.: 0 80 61 / 59 00

Deutsche Gesellschaft für Orthopädie und Traumatologie (DGOT)
Allmeygang 6
65929 Frankfurt / M.-Hoechst
Tel. und Fax: 0 69 / 21 85 61

Deutscher Verband für Gesundheitssport und Sporttherapie e. V. (DVGS)
Vogelsanger Weg 48
50354 Hürth-Efferen (b. Köln)
Tel.: 0 22 33 / 6 50 17
Fax.: 0 22 33 / 6 45 61

Deutscher Verband für Physiotherapie –
Zentralverband der Krankengymnasten / Physiotherapeuten e. V. (ZVK)
Deutzer Freiheit 72 – 74
50679 Köln
Tel.: 02 21 / 88 40 31

Forum Gesunder Rücken – besser leben e. V.
Rheingauer Straße 41
65343 Eltville
Tel.: 0 61 23 / 27 94

Verband für Physikalische Therapie –
Vereinigung für die Physiotherapeutischen Berufe e. V. (VPT)
Hauptgeschäftsstelle Hamburg
Hofweg 15
22085 Hamburg
Tel.: 0 40 / 24 55 90

Fortbildungen zum Leiter der Potsdamer Körperschule werden vom
Brandenburgischen Verein für Gesundheitsförderung e. V.
in Kooperation mit dem
Institut für Sportmedizin und Prävention
der Universität Potsdam
Postfach 60 03 33
14403 Potsdam
Tel.: 03 31 / 97 71 768
Fax.: 03 31 / 97 71 2 96
angeboten.

Das Autorenteam der Körperschule

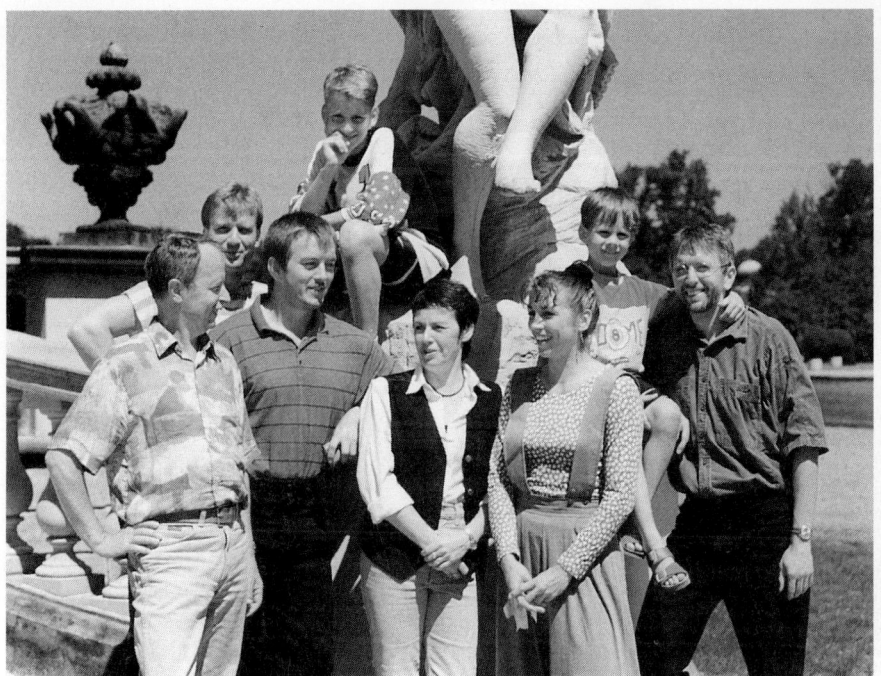

V.l.n.r.: Gernot Badtke, Peter Amlung, Dieter Lazik, André Bittmann, Ellen Grimmer, Diana Thomas, Erik Bittmann und Frank Bittmann.

Dr. rer. nat. Peter Amelung (geb. 1963) ist Diplomlehrer für Sport und Geografie. Er arbeitet als Sporttherapeut an der Hellmuth-Ulrici-Klinik in Sommerfeld bei Berlin. 1994 promovierte er an der Universität Potsdam zum Thema «Ermüdungsverhalten der Wirbelsäule bei Langstreckenlauf». Er ist Vorstandsmitglied des Brandenburgischen Vereins für Gesundheitsförderung e. V.

Prof. Dr. med. Gernot Badtke (geb. 1939) ist Direktor des Institus für Sportmedizin und Prävention und Inhaber des Lehrstuhls für Sportmedizin an der Universität Potsdam. Er lehrt Chirotherapie und andere reflexmedizinische Verfahren und leitet die Sektion Forschung und Lehre an den Hochschulen im Deutschen

Sportärztebund. Er ist Vorsitzender des Landessportärzteverbandes Brandenburg und 2. Vorsitzender des Brandenburgischen Vereins für Gesundheitsförderung e. V. Potsdam.

Dr. rer. nat. habil. Frank Bittmann (geb. 1956) ist Diplomlehrer für Sport und Geographie. Er promovierte und habilitierte in Potsdam zu Fragen der Prävention von Erkrankungen des Muskel-Skelett-Systems. Er ist stellv. Direktor des Instituts für Sportmedizin und Prävention der Universität Potsdam, Vorsitzender des Brandenburgischen Vereins für Gesundheitsförderung e. V. Potsdam und Begründer der Potsdamer Körperschule.

Dr. paed. Ellen Grimmer (geb. 1947) ist Diplomlehrerin für Sport und Germanistik. Sie arbeitete als Lehrkraft an der Sektion Sportwissenschaft der Universität Halle. Über zehn Jahre war sie der verantwortliche Lehrwart für die Übungsleiteraus- und -weiterbildung in der Rhythmischen Sportgymnastik. Seit 1978 lehrt sie an der Universität Potsdam und ist Fachschaftsleiterin des Bereiches Bewegung–Gymnastik–Tanz. Zwischen 1973 und 1974 arbeitete sie als Lehrkraft am National Institute of Sports in Indien und studierte asiatische Bewegungskulturen. Sie promovierte im Jahre 1983 und beschäftigt sich fortführend mit Zusammenhängen von Bewegung und Phantasie für die Entwicklung der Kreativität.

Dr. rer. nat. Dieter Lazik (geb. 1961) ist Diplomlehrer für Sport und Geschichte sowie Masseur. Er ist als wissenschaftlicher Mitarbeiter am Institut für Sportmedizin und Prävention der Universität Potsdam tätig. 1992 promovierte er zu Fragen des Be- und Entlastungsverhaltens der Wirbelsäule. Dieter Lazik leitet den Karate-Doyo des Universitätssportvereins in Potsdam. Er ist Vorstandsmitglied im Brandenburgischen Verein für Gesundheitsförderung e. V.